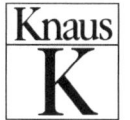

Sytze van der Zee

SCHMERZ

EINE BIOGRAPHIE

Aus dem Niederländischen
von Christiane Burkhardt

Mit einem Vorwort
von Prof. Dr. Jürgen Osterbrink

Knaus

Die Originalausgabe erschien unter dem Titel
»Pijn. Een Biografie« 2012 bei De Bezige Bij, Amsterdam.

Der Text wurde für die deutsche Ausgabe überarbeitet und nimmt, so weit
möglich, auf Fallzahlen und Therapien im deutschsprachigen Raum Bezug.

Geschützte Warennamen von Arzneimitteln werden nicht besonders kennt-
lich gemacht. Aus dem Fehlen eines solchen Warenzeichens kann nicht
geschlossen werden, dass es sich um einen freien Warennamen handelt.

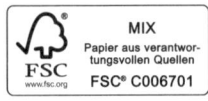

Verlagsgruppe Random House FSC® N001967
Das für dieses Buch verwendete FSC®-zertifizierte Papier
Munken Premium liefert Arctic Paper Munkedals AB, Schweden.

1. Auflage
Copyright der Originalausgabe © 2012 by Sytze van der Zee
Copyright © der deutschen Ausgabe 2013
beim Albrecht Knaus Verlag, München,
in der Verlagsgruppe Random House GmbH
Lektorat: Heike Gronemeier, Susanne Warmuth
Gesetzt aus der Sabon von Uhl + Massopust, Aalen
Druck und Einband: CPI – Ebner & Spiegel, Ulm
Printed in Germany
ISBN 978-3-8135-0569-6

www.knaus-verlag.de

*Gewidmet meinem viel zu früh
verstorbenen Freund Piet.*

Inhalt

Vorwort zur deutschen Ausgabe

Von Univ.-Prof. Dr. Dr. h.c. Jürgen Osterbrink

Jedes Wissen basiert bekanntlich auf Erfahrungen. Und genau solche beschreibt der niederländische Autor Sytze van der Zee in seiner Schmerz-Biographie, in der er den Leser mitnimmt auf eine Reise auf den Spuren des Schmerzes und ihm in kurzen Kapiteln unterschiedliche »Schmerzgestalten« vorstellt. Durch die Schilderung der verschiedenen Schmerzerfahrungen verdeutlicht van der Zee, dass Schmerz viele Gesichter haben kann. In eindrucksvoller Weise lernt der Leser dabei die vielfältigen Erscheinungsbilder des Schmerzes kennen und erfährt, wie Schmerz entsteht, welche Funktionen er erfüllt bzw. erfüllen kann.

Von chronischen Schmerzen sind in Deutschland etwa 8 bis 16 Millionen Menschen betroffen (Europäisches Weißbuch Schmerz/»Pain Proposal«). Nach dem Bericht zur »Versorgungssituation in der Schmerztherapie in Deutschland im internationalen Vergleich hinsichtlich Über-, Unter- oder Fehlversorgung« liegt die Häufigkeit chronischer Schmerzen in Deutschland bei 17 Prozent der Bevölkerung, in Österreich sogar bei 21 Prozent und in der Schweiz bei 16 Prozent (HTA-Bericht 111, 2011). Die häufigste Ursache chronischer Schmerzen in Deutschland sind Erkrankungen des Bewegungsapparates (16 Prozent). Dabei tritt am häufigsten Rückenschmerz auf (10 Prozent der Gesamtbevölkerung). Obwohl zahlreiche Konzepte und Einrichtungen zur Behandlung chronischer Schmerzen vorhanden sind, stellt der HTA-Bericht auch fest, dass sowohl die Forschungslage und in der Folge auch die Schmerzversorgung in Deutschland noch besser werden müssen. Somit stellt das Phänomen neben dem persönlichen Leid ein gesundheitspolitisches wie auch gesellschaftliches Problem dar.

Als Pflegewissenschaftler freut es mich, dass man erkannt hat, dass schmerztherapeutische Forschung und Entwicklung keiner Einzeldisziplin unterliegen und für eine gute Schmerzbehandlung alle zusammenarbeiten müssen: Ärzte, Psychologen, Pflegende, aber auch das private Umfeld. Bisherige Erkenntnisse haben uns gelehrt, dass wir Schmerz als ein multidimensionales Geschehen und damit auch aus den unterschiedlichen wissenschaftlichen Perspektiven betrachten sollten. Die unterschiedlichen Blickwinkel tragen dazu bei, das Gesamtbild der Erkrankung zu schärfen. Sie liefern Erkenntnisse, die einem besseren (Schmerz-)Verständnis zuträglich sind. Je mehr wir über den Schmerz eines Betroffenen wissen, je mehr Informationen ausgetauscht werden, desto gezielter können wir diesen behandeln.

Sytze van der Zees Buch liefert neben Informationen über die Physiologie des Schmerzes vor allem persönliche Einblicke ins Schmerzerleben und macht damit ein »unsichtbares Problem« sichtbar. Die Beispiele im Buch zeigen, dass es sich bei dem Phänomen Schmerz um eine sehr individuelle Erfahrung handelt, eine, die nicht nur Auswirkungen für die Betroffenen, sondern auch für ihre Angehörigen hat.

In einer kurzen historischen Darstellung der Schmerzbehandlung beleuchtet van der Zee, wie die kulturelle Konstruktion von Schmerz und der daraus resultierende Umgang mit Schmerzpatienten einem ständigen Wandel unterlagen. Während man beispielsweise zu Beginn des letzten Jahrhunderts noch davon ausging, dass Säuglinge kaum Schmerz verspüren, weiß man heute, dass dies ein fataler Trugschluss war. Auch die beschriebenen, zunächst als innovativ gelobten Behandlungsmethoden (zum Beispiel die Lobotomie) erinnern heute eher an Maßnahmen aus einem Folterkabinett als an eine seriöse medizinische Versorgung. Zwei Dinge werden dadurch besonders hervorgehoben. Zum einen veranschaulichen sie die kaum vorstellbare Verzweiflung der Betroffenen, wenn sie sich solch qualvollen Behandlungen unterziehen, auch wenn diese wenig Aussicht auf Besserung versprechen; zum anderen sind sie Zeugnis dafür, dass wir in puncto Schmerz und Schmerzbehandlung inzwischen viel gelernt haben.

Doch obgleich wir heute große forscherische Entwicklungen zu verzeichnen haben, ist die »Schmerzreise«, um in van der Zees Worten zu sprechen, noch nicht zu Ende. Noch immer leiden zu viele Patienten unnötig an Schmerzen und noch immer ist ein deutlicher Ruf nach Anerkennung des chronischen Schmerzes als eigenständige Krankheit zu vernehmen, denn gerade chronische Schmerzpatienten leiden häufig nicht nur an den körperlichen Beschwerden, sondern werden von ihrer Umwelt nicht selten als Simulanten oder Hypochonder abgestempelt. Für Betroffene ist es jedoch vor allem wichtig, dass sie sich mit ihren Anliegen ernst genommen fühlen, denn dies ist eine wichtige Voraussetzung für eine erfolgreiche schmerztherapeutische Behandlung.

Und auch wenn es (noch) keine »Wunderarznei« gegen den Schmerz gibt, lassen sich dennoch Rahmenbedingungen schaffen, die ein Leben mit dem Schmerz für Betroffene erträglich(er) machen. Leitlinien und Expertenstandards zum Schmerzmanagement können beachtliche Hilfestellungen liefern, aber langfristig ist hier die Politik genauso gefordert wie der einzelne Arzt oder Pflegende. Es bleibt also zu hoffen, dass wir unser bestehendes Wissen adäquat in die Praxis umsetzen und weiterentwickeln. Mit anderen Worten: *The journey must go on.*

Jürgen Osterbrink, im September 2013

Univ.-Prof. Dr. Dr. h.c. Jürgen Osterbrink absolvierte die Ausbildung zum Krankenpfleger sowie die Weiterbildung zum Fachkrankenpfleger für Anästhesie und Intensivpflege. Nach Abschluss des Masterstudiums der Pflegewissenschaften an der Universität Glasgow (Großbritannien) erlangte er den Ph.D. (Gesundheits- und Pflegewissenschaften) an der Universität Leuven (Belgien). 2010 wurde ihm die Ehrendoktorwürde der University of North Florida, Jacksonville verliehen.

Seit 2007 ist Jürgen Osterbrink Vorstand des Instituts für Pflegewissenschaft und -praxis an der Paracelsus Medizinischen Privatuniversität Salzburg. Seit 2003 ist er ebenfalls Professor (Tenure) für Pflegewissenschaft an der Universität von North Florida, Jacksonville.

Seine Forschungsschwerpunkte liegen in den Themenbereichen der pflegewissenschaftlichen Versorgungsforschung. Ein besonderer Schwerpunkt ist das Thema Schmerzmanagement. Jürgen Osterbrink ist der wissenschaftliche Leiter des Deutschen Expertenstandards »Schmerzmanagement in der Pflege« (www.dnqp.de), außerdem Leiter unterschiedlicher Projekte, etwa des Projektes OSiA (Optimierung des Schmerzmanagements in Altenpflegeheimen, eine Studie, die sich mit Schmerzerkennung, -management und -vermeidung in 49 österreichischen Pflegeheimen auseinandersetzt) oder des »Aktionsbündnis Schmerzfreie Stadt Münster«, das im letzten Kapitel des vorliegenden Buches vorgestellt wird.

Einleitung

Der britische Philosoph und Literaturnobelpreisträger Bertrand Russell (1872–1970) bezeichnete ständige Schmerzen einmal als »das Barbarischste überhaupt«. Während viele Krankheiten, die die Menschen im Lauf der Zeit erdulden mussten, aufgrund des medizinischen Fortschritts mittlerweile der Vergangenheit angehören, wächst die Zahl der Menschen mit chronischen Schmerzen stetig. In Deutschland leidet heute rund ein Viertel der Bevölkerung – das sind 12 bis 15 Millionen Menschen – unter länger andauernden oder immer wiederkehrenden Schmerzen. Ein Drittel dieser Patienten ist durch die Schmerzen stark beeinträchtigt, was die Lebensqualität angeht.

Als ich vor einigen Jahren einen Magendurchbruch hatte, wurde mir erstmals bewusst, welche Bedeutung Schmerz für einen Menschen bekommen kann: Ich hatte mich bereits seit mehreren Tagen krank gefühlt, etwa so, wie bei einer Grippe. Ich schwitzte heftig, außerdem spürte ich diffuse, ziehende Schmerzen auf Höhe des Zwerchfells und am rechten Schulterblatt. Alles fühlte sich taub an. Die Vertretung meines Hausarztes stellte an einem Freitagmorgen die Diagnose Lungenentzündung und verschrieb mir Antibiotika sowie ein Schmerzmittel. Am Abend begann mein Bauch plötzlich anzuschwellen, die Schmerzen wurden schlimmer. Meine Frau und mein Sohn brachten mich gegen acht in die Notaufnahme des nächsten Krankenhauses. Der diensthabende Arzt zog einen Internisten hinzu, anschließend wurden alle möglichen Untersuchungen vorgenommen. Es stellte sich heraus, dass ich ein Magengeschwür hatte. Die Ärzte vermuteten, dass es aufgebrochen war. Die Magenwand sei vermutlich durch die Einnahme zu vieler Medikamente – Aspirin, Ibuprofen, Schmerzmittel – so stark geschädigt worden, dass sie ein Loch hatte. Um halb zwei Uhr nachts wurde ich in den OP-Saal gefahren.

Als ich auf der Überwachungsstation aus der Narkose aufwachte, waren meine Schmerzen in Bauch und Schulter sowie die Taubheit wie durch ein Wunder verschwunden. Ich war sehr erleichtert. Vielleicht war ja doch alles gar nicht so schlimm? Andererseits hatte man in aller Eile ein Team zusammengetrommelt, um mich noch in der Nacht meiner Einlieferung zu operieren. Das konnte eigentlich nichts Gutes bedeuten … Der Chirurg, der am späten Samstagvormittag vorbeikam, sagte: »Zum Glück sind Sie noch rechtzeitig ins Krankenhaus gekommen. Vier Stunden später wären Sie tot gewesen.« Ich blickte ihn mit großen Augen an. »Nun, Sie haben auch noch eine Bauchfellentzündung.«

Eine Krankenschwester fragte mich gegen Mittag, ob ich im Vorfeld große Schmerzen gehabt habe. Ein Magendurchbruch gehe normalerweise mit höllischen Qualen einher. Ich hatte zwar Schmerzen gehabt, aber als »höllisch« hatte ich sie nicht empfunden.

Als ich das Krankenhaus nach einer guten Woche verlassen durfte, stieß ich zufällig auf einen Zeitungsartikel. Ein Mann, hieß es da, habe das Gesundheitsamt seiner Stadt verklagt, weil der Krankenwagen, den er für seinen Neffen gerufen hatte, ewig nicht gekommen war. Der Neffe, der wie ich einen Magendurchbruch hatte, habe sich vor Schmerzen auf dem Boden gekrümmt. Das machte mich stutzig. Ich wollte der Sache auf den Grund gehen und fragte meinen Hausarzt, warum ich nicht unter diesen massiven Schmerzen gelitten hatte, die normalerweise bei einer solchen akuten Erkrankung auftreten. Er meinte, ich hätte wohl »eine hohe Schmerztoleranzgrenze« und sei dadurch weniger empfindlich.

Ich war überrascht. Über solche Unterschiede im Umgang mit Schmerzen hatte ich bis dahin nie nachgedacht. Die Worte mei-

16

nes Hausarztes gingen mir lange nicht aus dem Kopf, und tatsächlich erinnerte ich mich plötzlich an Situationen aus meinem Leben, bei denen Schmerz eine Rolle gespielt hatte. Schon als Kind hatte ich anders reagiert als meine gleichaltrigen Freunde. Zum Beispiel bei Schulimpfungen oder bei Stürzen im Sport oder auf dem Pausenhof. Woran das gelegen haben könnte, dass ich nicht sofort zu brüllen anfing, darüber hatte ich mir keine Gedanken gemacht. Es war einfach so. Nun aber ließ mich das Thema Schmerz und Schmerzwahrnehmung nicht mehr los. Ich begann, darüber zu lesen: populärwissenschaftliche Bücher, medizinische Fachbücher und Erfahrungsberichte von Menschen, die ihr Schmerzsyndrom beschrieben.

Wie tief verwurzelt chronischer Schmerz in der westlichen Welt ist, wurde mir klar, als ich eine Untersuchung des norwegischen Anästhesiologie-Professors Harald Breivik las. Er hatte in fünfzehn europäischen Ländern und Israel telefonisch insgesamt 46 400 Männer und Frauen befragt. 19 Prozent davon litten an chronischen Schmerzen, also an Schmerzen, die länger als ein halbes Jahr andauerten und sie mindestens zwei Mal die Woche in ihrem Alltag stark einschränkten. Spanien bildete mit 12 Prozent das Schlusslicht im positiven Sinne, Norwegen brachte es auf 30, Italien auf 26 Prozent. Deutschland gehörte mit 17 Prozent zum Mittelfeld. Chronische Schmerzen kamen bei Frauen etwas häufiger vor als bei Männern; das Durchschnittsalter der Betroffenen lag bei vierzig Jahren. Der Großteil der Befragten hatte seit mindestens zwei Jahren Schmerzen, 20 Prozent blickten auf eine mehr als zwei Jahrzehnte andauernde Leidensgeschichte zurück. Die Hälfte der Patienten erklärte, ständig Schmerzen zu empfinden; und jeder Vierte gab an, so starke Schmerzen zu haben, dass es nicht mehr auszuhalten sei. Jeder Sechste wollte deshalb nicht mehr weiterleben. Die meistgenannten Ursachen für den Schmerz waren Arthritis und Arthrose sowie Probleme mit den Wirbeln und schwere Verletzungen im unteren Rücken. Über die Hälfte aller Befragten gab an, der Schmerz beeinträchtige ihr Leben erheblich.

In Deutschland hatten 14 Prozent wegen der Beschwerden ihren Job verloren, weitere 19 Prozent konnten ihre bisherige Tätigkeit nicht mehr ausüben und sahen sich gezwungen, eine andere Arbeit aufzunehmen. Bei 20 Prozent der deutschen Patienten hatte ein Arzt zudem schmerzbedingte Depressionen festgestellt. Das waren Zahlen, die sich nicht so einfach vom Tisch wischen ließen. Ich recherchierte weiter, sprach mit einer Reihe von Medizinern verschiedenster Fachgebiete und entschied mich, ein Buch zu diesem Thema zu schreiben.

Mit dieser »Biographie des Schmerzes« möchte ich einen möglichst umfassenden Blick auf die verschiedenen Aspekte dieses Leidens werfen. Den Anfang des Buchs bildet eine kurze Einführung in die Geschichte der Schmerzbehandlung, noch in der zweiten Hälfte des 20. Jahrhunderts eine verhältnismäßig junge Disziplin. Im darauffolgenden Kapitel erkläre ich, wie Schmerz auf der körperlichen Ebene funktioniert. Auch wenn bei der Schmerzwahrnehmung andere Dinge eine Rolle spielen, sind diese körperlichen Faktoren wichtig, um den Schmerzprozess zu verstehen. Der berühmten »Gate Control«-Theorie habe ich ein eigenes Kapitel gewidmet, denn sie hatte zahlreiche Konsequenzen für die Schmerzbehandlung, auf die ich ebenfalls näher eingehe.

Weitere wichtige Themen sind unter anderem Schmerz speziell bei Kindern, Frauen, Männern und älteren Menschen, das völlige Fehlen von Schmerz bei manchen Menschen sowie das Phänomen des Phantomschmerzes. Seit den 1990er-Jahren ist die Forschung zu einer ganzen Reihe neuer Erkenntnisse über bislang höchst rätselhafte Erscheinungen wie Phantomschmerz oder das Nichtempfinden von Schmerzen gelangt. Der Phantomschmerz galt jahrhundertelang als psychologische Störung, die betroffenen Patienten wurden als Simulanten abgestempelt, die halluzinierten oder sich ihren Schmerz nur einbildeten. Das

Phänomen, dass manche Menschen überhaupt keinen Schmerz empfinden, versteht man heute dank genetischer Untersuchungen besser. Von 250 000 Menschen hat im Schnitt einer keinerlei Schmerzempfinden. Ein Leben ohne Schmerz erscheint auf den ersten Blick paradiesisch, doch für die Betroffenen ist es der reinste Albtraum. Denn Schmerz ist auch ein wichtiger Signalgeber, ein grundlegender Selbstschutzmechanismus.

Überraschende Erkenntnisse haben auch Forschungen zur unterschiedlichen Schmerzwahrnehmung von Männern und Frauen ergeben. Dabei geht es weniger um die Frage, welches Geschlecht schmerzresistenter ist, sondern darum, ob Frauen und Männer dieselben Schmerzmittel in denselben Dosierungen verschrieben bekommen sollten.

Eine ebenso bemerkenswerte Entwicklung hat die Kinderheilkunde durchgemacht: Noch 1938 hieß es in einem chirurgischen Fachbuch, ein mit Zuckerwasser getränkter Schwamm genüge, um Babys zu betäuben. Und noch bis weit in die 1980er-Jahre war man der Auffassung, Säuglinge könnten keinen Schmerz empfinden. Als nicht weniger hartnäckig erwies sich die Vorstellung, dass Schmerzen zum Älterwerden dazugehören. Es gibt heute immer noch Ärzte, die ihre Patienten mit dieser Binsenweisheit abspeisen – sehr zum Ärger der Spezialisten, die sich schon seit Jahren für ein Umdenken in der Schmerzbehandlung älterer Menschen einsetzen. Das ist überhaupt ein ganz zentraler Aspekt: Wie gehen wir als Einzelne, als Gesellschaft mit Schmerz um? Eine Frage, die sowohl für Mediziner relevant ist als auch für alle, die bei ihnen Rat suchen.

Wenn möglich, wird jedes Kapitel mit einem passenden Fallbeispiel illustriert. Unter anderem beschreiben Menschen, die an chronischen Schmerzen leiden, was Schmerz für sie bedeutet und wie sie versuchen, damit zu leben. Eine Patientin, die infolge eines Verkehrsunfalls chronische Schmerzen hat, formuliert das in einem Interview so:

Ich möchte so leben wie jeder andere, aber Schmerz beeinflusst das Denkvermögen. Manchmal kann man sich einfach nicht verständlich machen. Ich habe mehrmals mit einem Psychologen gesprochen. Ich will keinen Stillstand, ich will mich weiterentwickeln und versuche, mich darauf zu konzentrieren – nicht zuletzt, um den Schmerz auszuschalten. Deshalb möchte ich auch so wenige Medikamente wie möglich einnehmen. Das Leben ist viel zu schön.

1 Schmerz

Das größte Übel der Menschheit

In der Antike verstand man Schmerz als Ungleichgewicht der Körpersäfte, im Mittelalter als eine Strafe Gottes. Descartes sprach im 17. Jahrhundert als Erster von einem »Reiz«, der von den Nerven zum Gehirn weitergeleitet wird. Diese mechanistische Auffassung erklärt jedoch nicht, wie es zu chronischem Schmerz kommen kann, der entsteht, obwohl die Schmerzursache längst behoben ist.

Kaum ein Forschungsbereich hat sich nach 1945 so rasant entwickelt wie die Medizin: Man denke nur an Impfungen gegen Kinderkrankheiten, die Polio-Schluckimpfung, die Ausrottung der Pocken, die Erfindung der Antibaby-Pille, ja an Herz-, Lungen- und Nierentransplantationen, um nur einige wenige Beispiele zu nennen. Der technische Fortschritt hat dazu geführt, dass uns heute außerdem zahlreiche lebensrettende Apparaturen wie Beatmungs- und Dialysegeräte zur Verfügung stehen. MRT-, PET- und CAT-Scanner helfen, Tumoren frühzeitig zu erkennen. Bestimmte Krebserkrankungen lassen sich immer besser bekämpfen: Für Brust- und Gebärmutterhalskrebs etwa liegt die Überlebensrate nach fünf Jahren bei 70 bis 90 Prozent.

All das kam jedoch nicht von ungefähr, sondern ist das Ergebnis einer Entwicklung: So wie Millionen Chinesen noch heute unbeirrt an das mehr als zweitausend Jahre alte Konzept von Yin und Yang glauben, hat man sich im Abendland fast tausendfünfhundert Jahre lang an den Lehren von Galen (129–ca. 200 n. Chr.) orientiert. Der römische Arzt und Philosoph griechischer Abstammung ging davon aus, dass alle Krankheiten durch ein Ungleichgewicht der vier Elemente (Erde, Luft, Feuer und Wasser) beziehungsweise der vier Körpersäfte oder *Humores* (Blut, Schleim, gelbe und schwarze Galle) verursacht würden. Galen berief sich dabei auf den griechischen Arzt Hippokrates, den Begründer der westlichen Medizin, entwickelte dessen Lehren jedoch weiter – auch was die Kenntnisse der Anatomie anging. Galen sezierte Schweine, Hunde und vor allem Affen, weil er fest davon überzeugt war, dass Letztere sich nicht allzu sehr vom Menschen unterschieden.

Dass die Doktrin der Vier-Säfte-Lehre so lange Gültigkeit behielt, liegt vermutlich auch an dem Pakt, den Ärzte seit der Verbreitung des Christentums offenbar stillschweigend mit der Kirche geschlossen hatten: Die Kirchenführer stellten es als menschliches »Privileg« dar, so zu leiden wie Jesus Christus am Kreuz, und ihre These, Schmerz und Krankheit seien gottgewollt, half den Ärzten, ihre eigene Unwissenheit zu vertuschen. Erst im 16. Jahrhundert kamen nach und nach Zweifel an den Lehren des Galen auf – nicht zuletzt weil Anatomen wie der flämische Arzt Andreas Vesal (1514–1564) bei der Obduktion von Leichen ganz neue Erkenntnisse gewannen. Wanderärzte und Bader wussten es schon damals besser, doch anders als die *doctores medicinae* hatten sie ihre Kenntnisse nicht durch ein Studium an der Universität erlangt; diese Heiler galten als Handwerker und durften deshalb nicht mitreden. Und so kam es, dass sich die Vorstellungen von Galen Humoralpathologie auch weiterhin hielten, bis sie zu Beginn des 19. Jahrhunderts von der sogenannten Organmedizin abgelöst wurden. Nun galt: Nicht in Ungleichgewicht geratene Körpersäfte und Elemente verursachten Krankheiten, sondern Organe, etwa eine vergrößerte Leber oder erkrankte Nieren, die nicht mehr richtig funktionierten. Konsequent versuchte man, alle Leiden auf organische Ursachen zurückzuführen.

Anhand der Erkenntnisse der frühneuzeitlichen Anatomen entwickelte sich eine neue Auffassung von Krankheit. Die französischen Humanisten Michel Montaigne (1533–1592) und vor allem René Descartes (1596–1650) waren mit die Ersten, die sich von der christlichen Auffassung distanzierten, der unreine Körper sei der Kerker der Seele. Auch Schmerz wurde von ihnen ganz neu bewertet. In seinem Buch *Essais* stellte Montaigne Schmerz nicht länger als etwas dar, das dem Menschen von Gott auferlegt worden ist. Für ihn zählte Schmerz vielmehr »zu den größten Übeln der Menschheit« – und als Nierensteinpatient wusste Montaigne nur zu gut, wovon er sprach:

> Gibt es etwas Wohligeres als den nach den jähesten und schärfsten Koliken eintretenden Umschwung, wenn man durch den Abgang eines Steins aus äußerstem Schmerz blitzartig wieder ins strahlende Licht einer völlig beschwerdefreien Gesundheit versetzt wird?

Seine kritischen Betrachtungen und seine Skepsis gegenüber der bisher herrschenden Lehre hatten großen Einfluss auf Descartes. Dieser entwickelte, inspiriert von Hippokrates und Aristoteles, ein philosophisches Modell, nach dem Leib und Seele strikt voneinander getrennt waren – den sogenannten kartesianischen Dualismus. In seinem Werk *Über den Menschen* legte er seine Vorstellung dar, dass der Organismus des Menschen mechanisch funktioniere wie eine Maschine. Aus Angst vor der Inquisition wagte er es allerdings nicht, diese Abhandlung zu veröffentlichen. Sie erschien erst zweiundzwanzig Jahre nach seinem Tod.

Descartes verstand Schmerz als eine heftige Bewegung der Lebensgeister innerhalb der Nerven infolge einer Gewebeschädigung. Er beschrieb eine direkte Leitung des Schmerzes von der Haut zum Schmerzzentrum im Gehirn – für ihn die Zirbeldrüse oder Epiphyse, die er auch als Sitz der Seele betrachtete. Laut

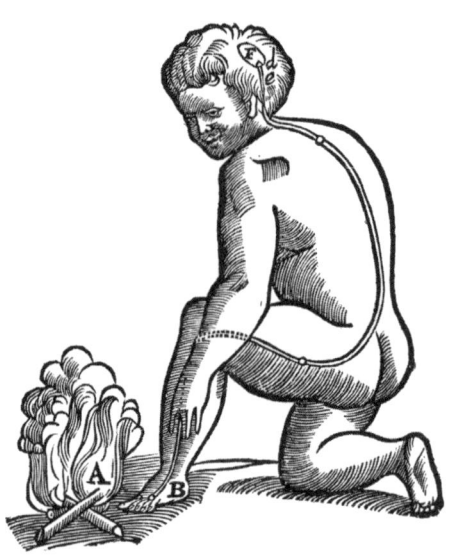

»Befindet sich zum Beispiel das Feuer A in der Nähe des Fußes B,
dann haben die kleinen, bekanntlich schnell bewegten Teilchen dieses
Feuers aus sich heraus die Kraft, die betroffene Stelle der Haut
dieses Fußes in Bewegung zu versetzen. Indem sie dadurch an der
kleinen Faser ziehen, die – wie man sieht – dort befestigt ist, öffnen
sie im gleichen Augenblick den Eingang der Pore d-e, an der diese
kleine Faser endet, ebenso wie man in dem Augenblick, in dem man an
dem Ende eines Seilzuges zieht, die Glocke (F) zum Klingen bringt,
die an dem anderen Ende hängt.«

Descartes sollte man sich die Schmerzreaktion wie eine Art Seil-
zugmechanismus vorstellen: Unten im Turm steht ein Mann und
zieht an einem Seil, daraufhin läutet oben die Glocke.

Tatsächlich ist Descartes' Theorie von der direkten Leitungs-
bahn bei akutem Schmerz durchaus zutreffend. Es ist wissenschaftlich erwiesen, dass ein Schmerzsignal vom verletzten Körperteil über die Nerven ins Rückenmark und von dort weiter bis
ins Gehirn geleitet wird, wo der Schmerz wahrgenommen wird.
Sobald die Nervenreizung nachlässt, kommt auch das Gehirn
zur Ruhe, der Schmerz verschwindet.

Chronischer Schmerz, also Schmerz, der länger anhält als drei oder sechs Monate, entzieht sich jedoch der kartesianischen Logik. Wie kann es sein, dass Rückenschmerzen unverändert andauern, obwohl die Ursache – etwa ein Bandscheibenvorfall – längst behoben wurde? Trotz solcher offener Fragen sollten die Vorstellungen des kartesianischen Dualismus von Körper und Seele noch bis weit ins 20. Jahrhundert vorherrschen. In dieser langen Phase erfuhr die Theorie von der direkten Schmerzleitung allerlei Abwandlungen. Eine davon war die sogenannte Spezifitätstheorie des deutsch-österreichischen Physiologen Max von Frey (1852–1932), der übrigens auch die Herz-Lungen-Maschine erfand. Er betrachtete Schmerz als Sinneswahrnehmung mit einem ganz eigenen Leitungs- und Wahrnehmungssystem: Über spezifische Rezeptoren und schmerzleitende Nervenbahnen würden die Reize an das Gehirn weitergeleitet, von wo sie dann ins Bewusstsein drängten. Schmerz funktioniere also genauso wie Fühlen, Sehen und Hören.

Ausgehend von dieser Theorie, kam man auf die Idee, die Schmerzleitung dauerhaft zu blockieren: 1907 wurde die erste neurolytische Blockade durchgeführt, ein Eingriff, bei dem man eine stark ätzende Substanz wie Alkohol oder Phenol in einen Nervenknoten spritzte. Zunächst wurden nur Patienten mit Gesichtsschmerz mit dieser Methode behandelt, später wurde das Verfahren auf weitere Anwendungsbereiche ausgedehnt. Doch die Schmerzlinderung war nie von langer Dauer, und so beschlossen die Neurochirurgen, zu drastischeren Methoden zu greifen: Fortan durchtrennten sie immer häufiger Nervenbahnen.

Die Erfindung der Narkose

Ein historischer Meilenstein in der Schmerzbehandlung war die erste erfolgreiche Operation unter Äthernarkose. Sie fand am 16. Oktober 1846 in Boston im Massachusetts General Hospital statt. Bis dahin hatte man sich mit anderen Methoden beholfen: Hypnose etwa, oder aber einem ordentlichen Rausch, indem man den Patienten Rum oder Laudanum einflößte, eine Tinktur, die zu 90 Prozent aus Wein und zu 10 Prozent aus Opium bestand. Es war auch vorgekommen, dass man Patienten einfach einen ledernen Helm aufsetzte – und sie dann vom Chirurgen mit einem Hammer k.o. schlagen ließ. Meist aber waren die Patienten schlicht an den OP-Tisch gefesselt oder von ein paar starken Männern festgehalten worden.

Nicht zuletzt wegen dieser ebenso drastischen wie ineffektiven Methoden hatten die Chirurgen gelernt, sehr schnell zu operieren. Und sich nicht von Schreien und Wehklagen ablenken zu lassen, wenn es einmal länger dauerte. Es galt immer noch, was Aulus Cornelius Celsus (ca. 25 v. Chr.–50 n. Chr.), Verfasser zahlreicher Enzyklopädien und medizinischer Schriften, von einem guten Chirurgen erwartete:

Furchtlos sei sein Gemüt, und mitfühlend sei er nur in der Weise, dass es sein fester Wille ist, den in Behandlung genommenen Kranken zu heilen, ohne sich durch das Geschrei desselben rühren und zu größerer Eile, als die Umstände erfordern, oder zu weniger und kleineren Schnitten, als nötig sind, bestimmen zu lassen: vielmehr führe er alles aus, als ob durch das Klagegeschrei des Kranken bei ihm gar kein Mitleid erregt würde.

Neben solchen Schreckensszenarien existieren auch frühe Beschreibungen von Operationen, die Patienten ruhig und ohne äußere Zwänge über sich ergehen ließen. Dominique Jean Larrey (1766–1842), der Chefchirurg der kaiserlich-französischen Armee unter Napoleon, amputierte Soldaten Arme und Beine, während diese seelenruhig zuschauten. In seinen Memoiren berichtet er von einem Offizier, dessen Arm er auf Schulterhöhe abtrennte. Anschließend sei der Mann wieder aufs Pferd gesprungen und mit anderen Kavalleristen quer durch Europa geritten, um einige Wochen später mit einer vollständig verheilten Wunde in Paris einzutreffen.

Der berühmte französische Chirurg René Leriche (1879–1955) nahm später an, etwas Vergleichbares sei seit der Entwicklung schmerzstillender Medikamente unvorstellbar. Die Menschen hätten sich einfach viel zu sehr an Schmerzmittel gewöhnt. Und der amerikanische Neurologe und Schriftsteller Silas Weir Mitchell (1829–1914) glaubte, der moderne Mensch nehme Schmerzen viel stärker wahr als seine Vorfahren. Für ihn war Schmerz gewissermaßen ein »Zivilisationsprodukt«. In seinem 1872 erschienenen und 1965 wiederaufgelegten Buch *Injuries of Nerves and Their Consequences* schrieb Mitchell:

Nur wenige Nichtmediziner können ermessen, was lang anhaltende, unerträgliche Schmerzen für Körper und Seele bedeuten… Solche Folterqualen drücken die Stimmung, noch der Liebenswürdigste wird gereizt, der Soldat zum Schwächling, ja sogar der stärkste Mann reagiert kaum weniger nervös als das hysterischste Mädchen.

Die erste erfolgreiche Operation unter Narkose ist dem Zahnarzt William T. G. Morton (1819–1868) zu verdanken. Wochen vor der offiziellen Geburtsstunde der Anästhesie hatte er erstmals mit Ätherdämpfen experimentiert: Er hatte einen Mann damit betäubt, um ihm einen vereiterten Backenzahn zu ziehen. Im Bostoner Krankenhaus wandte er am 16. Oktober 1846 im

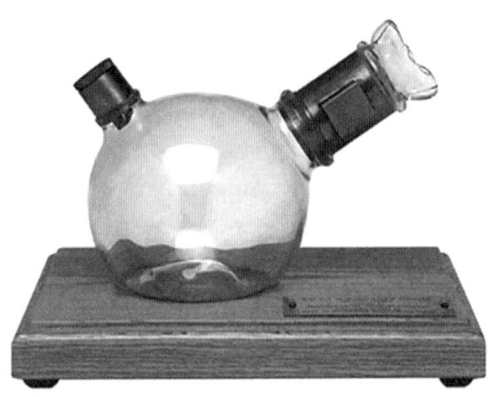

Der von William T. G. Morton entwickelte Äther-Inhalator.

Rahmen einer Operation vor Publikum die gleiche Methode an, bevor ein Chirurg dem schlafenden Patienten ein Geschwür aus dem Hals schnitt. Der Eingriff wurde überall als großer Erfolg gefeiert; danach war der weltweite Vormarsch der Ätherbetäubung nicht mehr aufzuhalten. Nicht einmal die Stadt Zürich, die die Anästhesie trotz erfolgreicher Anwendung nach einer Sitzung der medizinisch-chirurgischen Gesellschaft am 26. Februar 1847 bis auf weiteres verbot, konnte daran noch etwas ändern.

Im gleichen Jahr kam ein neues Narkosemittel hinzu: Chloroform. Dieses Mittel wurde immer häufiger eingesetzt, weil Äther die Lunge reizte und Brechreiz auslöste. Atmete der Patient Erbrochenes oder Magensäure ein, war er in der Regel zum Tode verurteilt und starb noch auf dem Operationstisch. Diese Komplikation wurde später unter dem Namen »Mendelson-Syndrom« bekannt, nach dem amerikanischen Gynäkologen Curtis L. Mendelson (1913–2002), der das Problem 1946 in einer ausführlichen Studie beschrieb. Bei kleineren Eingriffen verabreichten Chirurgen auch Lachgas, dessen schmerzstillende Wirkung allerdings bereits 1772 entdeckt worden war.

Doch obwohl von nun an unter Narkose operiert werden konnte, war das noch lange keine Selbstverständlichkeit. Die Begründung erscheint aus heutiger Sicht abenteuerlich. Viele Chirurgen glaubten etwa, dass Kinder, »Schwachsinnige«, Tiere und »Wilde« wie afrikanische Sklaven und »Indianer« weniger schmerzempfindlich, ja sogar schmerzunempfindlich seien, weshalb man bei ihnen auf eine Betäubung verzichten könne. Frauen galten zwar nach damaliger Sicht als besonders schmerzempfindlich, dennoch vertraten viele Mediziner die Auffassung, bei Frauen niedriger sozialer Schichten treffe das nicht zu, weshalb man hier ohne Betäubung auskommen könne.

Und was Kinder betrifft: Noch zu Beginn des 20. Jahrhunderts entwickelte der amerikanische Hals-Nasen-Ohren-Arzt Greenfield Sluder (1865–1928) eine Methode, um Kindern schneller ohne Betäubung die Mandeln zu entfernen. Dafür lockte man die kleinen Patienten mit dem Versprechen, sie bekämen eine Süßigkeit oder ein Geschenk, auf den Schoß einer Krankenschwester. Diese hielt den kleinen Patienten so lange fest, bis der Arzt ihm mit einer Art »Guillotine« die Mandeln herausgeschnitten hatte. Diese sogenannte Tonsillektomie nach Sluder wurde in Deutschland noch bis Mitte der 1950er-Jahre praktiziert.

Die Anästhesie war aber nicht nur was ihre konsequente Anwendung anging, sondern auch hinsichtlich ihrer fachlichen Bewertung in Medizinerkreisen eine lange vernachlässigte Disziplin. Wenn früher überhaupt betäubt wurde, dann in der Regel durch eine OP- oder Krankenschwester. Manchmal kam es auch vor, dass Hausärzte ihren Patienten beistanden. Auf diese Weise konnten sie sich eine hübsche Summe dazuverdienen. Da es weniger »Narkotiseure« (so hießen Anästhesisten früher) gab, als gebraucht wurden, blieb die Narkoseschwester bis weit in die 1950er-Jahre unverzichtbar. Medizinstudenten waren hier eine willkommene Alternative: Oft waren sie es, die die Narkose verabreichten, indem sie Chloroform oder Äther auf eine Atemmaske träufelten. Bei der anschließenden Operation kontrollierten sie dann den Puls. Stand niemand halbwegs Qualifiziertes zu Verfügung, wurde kurzerhand anderes Krankenhauspersonal zusammengetrommelt – zur Not tat es auch der Pförtner. Obwohl britische Ärzte schon 1885 als Erste in Europa ihren Lebensunterhalt als Anästhesisten verdienten, also Patienten in Narkose versetzten und Schmerzmittel verabreichten, wurde die Anästhesisten-Ausbildung erst nach dem Zweiten Weltkrieg in professionelle Bahnen gelenkt.

Um ihren neu erworbenen Status zu untermauern, benannten sich die Narkosespezialisten nach amerikanischem Vorbild in Anästhesiologen um; ein Begriff, der ihren wissenschaftlichen Anspruch betonen sollte. Heute sorgen sie nicht mehr nur dafür, dass der Patient die Operation übersteht, ohne etwas von dem Eingriff zu merken. Sie sind häufig mit der Leitung von Aufwachraum und Intensivstation betraut und vor allem wichtige Ansprechpartner in Sachen Schmerzmedizin.

2 »Um meinen Körper liegt ein Ring aus glühender Lava«

Erfahrungen eines Mannes
mit der »Schmetterlingskrankheit«

*Die Schmetterlingskrankheit (Epidermolysis bullosa)
ist eine in der Regel genetisch bedingte, unheilbare
Hautkrankheit, die mit Wunden am ganzen Körper
und ständigen Schmerzen einhergeht. In seltenen
Fällen kann sie erst im Erwachsenenalter auftreten,
in Form einer nicht genetisch bedingten Autoim-
munkrankheit. Bor V., ein Betroffener (Jahrgang
1978), erzählt aus seinem Leben.*

Den Schmerz habe ich mit dreieinhalb Jahren zum ersten Mal so
richtig wahrgenommen. Ich weiß noch, wie schlimm das gestochen hat, als ich in ein gechlortes Schwimmbecken gesprungen
bin. Wenn ich heute bade, desinfiziere ich das Wasser vorher immer mit etwas Chlor, es sei denn, ich habe eine frische Wunde.
Das Chlor beißt furchtbar, aber heute lache ich drüber. Leichte
Schmerzen nehme ich inzwischen mit Humor. Ich versinke nicht
in Selbstmitleid und jammere auch nicht. Lieber unternehme ich
schöne Dinge, die mir Kraft geben.

Bei der Schmetterlingskrankheit reagiert die Haut extrem
empfindlich auf Reibung und platzt auf. Es entstehen Blasen
und offene Wunden, die sich rasch infizieren. Früher hat man
die Krankheit in drei Hauptformen unterteilt, heute sollen es sogar sieben sein: Ich selbst leide an der dystrophischen Form, der
schwersten. Die vielen Narben, die durch die Hautverletzungen
entstehen, führen mit der Zeit dazu, dass Finger und Zehen miteinander verwachsen. Es hat eine Weile gedauert, bis die Krank-

heit bei mir richtig diagnostiziert wurde. Erst fiel mir ein Fingernagel aus, dann alle anderen Nägel. Ich bekam überall Blasen, am Körper und auch im Mund. Laut meiner Familie war ich auffällig ruhig als Baby, trotzdem werde ich sicherlich Schmerzen gehabt haben. Wenn beinahe der ganze Körper eine einzige offene Wunde ist, kann das gar nicht anders sein.

Ich habe die Krankheit von meinem Vater und von meiner Mutter geerbt, die alle beide den Gendefekt haben. Die Chance, dass zwei Träger zusammenkommen, liegt Wissenschaftlern zufolge bei eins zu 1,3 Millionen. Obwohl meine Eltern anfangs nicht wussten, dass die Krankheit genetisch bedingt ist, verzichteten sie auf weiteren Nachwuchs. Dabei hätte meine Mutter gern drei, vier Kinder gehabt. Stattdessen hatte sie eines, das Arbeit machte wie vier. Bis zu meinem achtzehnten Lebensjahr hat sie mich gepflegt. Mein Vater hatte sich da schon längst aus dem Staub gemacht. Als ich vier war, ließen meine Eltern sich scheiden.

Als Kind habe ich zwar gemerkt, dass ich der Einzige mit Schmerzen bin, doch viele Gedanken habe ich mir nicht darüber gemacht. Ich habe nur darauf geachtet, mich von Rowdys fernzuhalten. Beim Spielen zog ich mir ständig große Blasen und Schürfwunden zu, vor allem meine Füße waren extrem empfindlich. Ich lernte schnell, dass es besser ist, nicht Fußball zu spielen. Lieber dachte ich mir Spiele ohne großen Körpereinsatz aus: mit Pfeil und Bogen schießen, Sandburgen bauen. Was man als kleiner Junge eben so macht. Manchmal bekam ich davon trotzdem eine Blase mehr, aber das machte mir nichts aus. Man darf nicht jede Verletzung als Katastrophe betrachten. Damals bekam ich noch keine Schmerzmittel, und wenn es besonders wehtat, zum Beispiel beim Verbandswechsel, weinte ich eben. Ich kann Schmerz ganz gut ertragen, aber ich beschwöre ihn natürlich nicht bewusst herauf. Ich bin schließlich kein Masochist. Wäre ich einer, hätte ich das schönste Leben.

So richtig bewusst wurde mir meine Krankheit erst, als ich in die Pubertät kam. Mein Allgemeinzustand verschlechterte sich, ich konnte nachts kaum schlafen. Aber noch schlimmer war der seelische Schmerz: Irgendwann kommt man ja in ein Alter, in dem man sich für Mädchen interessiert, und dann stellt man schnell fest, dass die Leute einen nur nach dem Äußeren beurteilen. Mit meinen ganzen Verbänden sah ich oft aus wie eine ägyptische Mumie, außerdem war ich aufgrund einer extrem strengen Diät, die ich seit meinem fünften Lebensjahr einhielt, körperlich sehr schwach. Ich durfte weder zucker- noch milchhaltige Produkte essen, was schlimme Folgen hatte: Ich war so schlapp, dass ich bei der geringsten Anstrengung Herzrasen bekam. Die Diät war Teil eines Behandlungsplans, den mir der Dermatologe Pavel Kozak nach einem dreimonatigen Aufenthalt in seiner Klinik in Michelbach, einem Dorf nördlich von Frankfurt am Main, verordnet hatte. Seine Methode fußte auf drei Säulen: Man musste sechsmal täglich verbunden werden, auch nachts. So etwas hält wirklich keiner aus. Außerdem bekam man jede Menge Antibiotika, dazu die strenge Diät, die die Haut beruhigen sollte. Tatsächlich sah ich danach tadellos aus, ich brauchte nur noch einen einzigen Verband pro Tag. Nach zwei Jahren haben wir zwar die Antibiotika abgesetzt, aber die Diät habe ich all die Jahre durchgehalten.

Als ich siebzehn war und von der Behinderten- auf die Regelschule wechselte, hatte ich bereits einen Rollator. Drei Jahre zuvor hatte ich eine schlimme Wunde an der rechten Achillessehne gehabt. Die führte zu einer Verkürzung der Sehne, weshalb ich seitdem mit dem rechten Fuß nur noch auf Zehenspitzen laufen kann und auch das nur über kleine Strecken. Ich hoffe, dass ich das weiterhin schaffe, denn sonst wird mein Bewegungsradius immer kleiner. Seit ich zwanzig bin, sitze ich ohnehin meist im Rollstuhl.

Kurz nach dem Wechsel auf die neue Schule habe ich die Entscheidung getroffen, mich nicht mehr an den Fingern operieren zu lassen. Durch die Schmetterlingskrankheit wurden sie krumm, und die Zwischenräume wurden kleiner, sodass die Finger immer wieder miteinander verwuchsen. Das ist für sich genommen gar nicht mal so schmerzhaft, sondern eher unpraktisch. Dafür ist das Auseinanderschneiden und Begradigen umso schmerzhafter, vor allem wegen der vielen Verbandswechsel. Die offene Wunde muss nämlich ganz stramm verbunden werden. Ich bin zweiunddreißig Mal an den Fingern operiert worden, das erste Mal im Alter von sechs. Aber irgendwann hat das kaum noch etwas gebracht, ich konnte nicht mal mehr einen Stift halten! Da dachte ich: dann lieber ohne Finger.

Zwischen meinem achtzehnten und zwanzigsten Lebensjahr wurde ich kein einziges Mal operiert! Doch dann bekam ich Hautkrebs – auch eine Folgekrankheit. Die Ärzte können ihn nicht bestrahlen, sondern müssen ihn wegschneiden. Manche Tumoren spürt man nicht, andere jucken, aber in den letzten Jahren tun sie mir sehr weh. Sie fühlen sich an wie Messerstiche, um die herum sich ein Ring aus glühender Lava gelegt hat. Inzwischen bin ich wegen des Hautkrebses siebenundzwanzig Mal unter dem Messer gewesen, sechsundzwanzig Mal musste an meinen Händen geschnitten werden, einmal an meinem Fuß. Am 25. Februar 2009 wurden mir drei Finger der linken Hand abgenommen. Ich habe nach langem Zögern zugestimmt, weil das eigentlich gegen meine Überzeugung verstößt. Ich bin mit vollzähligen Gliedmaßen zur Welt gekommen und möchte sie auch so wieder verlassen. Ich habe die Finger einige Wochen später einäschern lassen. Die Leute vom Krematorium haben ganz schön gestaunt! Ein guter Freund von mir arbeitet beim Fernsehen, es wurde sogar ein Film darüber gedreht. Mittlerweile ist der Krebs so weit fortgeschritten, dass mir vielleicht auch noch der Daumen amputiert werden muss. Eine Zeitlang hatte ich auch eine Magensonde, weil meine Speiseröhre eine einzige offene Wunde war, sodass ich nichts mehr essen konnte.

Der Schmerz beherrscht meinen Alltag, auch wenn ich inzwischen gelernt habe, dass er in den Hintergrund tritt, wenn man sich intensiv mit etwas anderem beschäftigt. Gegen die normalen Schmerzen der Schmetterlingskrankheit nehme ich alle fünf Stunden zwei Paracetamol, außerdem inhaliere ich arzneiliches Cannabis. Aber bei extremen Schmerzen nehme ich stärkere Mittel wie Arcoxia, wenngleich nur widerwillig. Manchmal hilft es, oft aber auch nicht. Der Krebsschmerz raubt einem alle Energie, man fühlt sich wie gelähmt. Die Welt schrumpft. Man liegt auf dem Sofa, lässt sich mit verblödenden Sendungen berieseln und fragt sich, wie man seinem Leben so noch etwas abgewinnen soll. Sollte der Krebs eines Tages auf meine Lunge und mein Gehirn übergreifen, will ich nicht mehr weiterleben.

Vor allem letztes Jahr hatte ich extreme Schmerzen durch den Hautkrebs. Zum Glück geht es mir inzwischen etwas besser, und ich kann mich wieder um Dinge kümmern, zu denen ich wegen der Krebsschmerzen nicht mehr gekommen bin. Ich tummle mich wieder auf Partnervermittlungsseiten im Internet, außerdem habe ich mit Freunden eine Stiftung gegründet, die die Schmetterlingskrankheit international bekannter machen soll. Im Übrigen bin ich einer der wenigen Erwachsenen, die diese Krankheit so lange überlebt haben. Die meisten sterben jung. Mit meiner eigenen Stiftung möchte ich zeigen, dass man trotz meiner schweren Form der Schmetterlingskrankheit viel erreichen kann.

3 Schmerz als emotionale Wahrnehmung

Was ist Schmerz und wie funktioniert er?

Heute gilt als gesichert, dass bei einer Verletzung Botenstoffe ausgeschüttet werden. Der Schmerz wird im Rückenmark verarbeitet, doch ins Bewusstsein tritt er erst, wenn er das Gehirn erreicht, das ihn emotional bewertet. Schmerz ist ein Lernprozess. Bei chronischem Schmerz verselbstständigt sich dieser Prozess zu einem eigenen Krankheitsbild.

Die International Association for the Study of Pain (IASP), zu der auch die Deutsche Schmerzgesellschaft e.V. gehört, hat 1979 erstmals festgelegt, was Schmerz eigentlich ist. Diese Definition wurde im Lauf der Jahre immer wieder aktualisiert – nicht zuletzt weil man auch chronischen, nicht erklärbaren Schmerz berücksichtigen wollte. Schon seit langem versuchten Ärzte und Wissenschaftler, einen geeigneten Namen für diese Schmerzform zu finden. Man verfiel auf alle möglichen Formulierungen und sprach zum Beispiel von »refraktärem«, »idiopathischem«, »unbehandelbarem«, »nicht-organischem«, »unverstandenem« und »aspezifischem« Schmerz, von »chronischem Schmerz unbekannten Ursprungs« oder schlicht von »somatisch unzureichend erklärbaren körperlichen Beschwerden«. Daneben werden im internationalen Diagnoseklassifikationssystem der Weltgesundheitsorganisation WHO bis heute die Begriffe »Somatoforme Schmerzstörung« oder »Psychalgie« benutzt. Die IASP wiederum verwendet seit 1993 die folgende umfassende Definition von Schmerz:

Schmerz ist ein unangenehmes Sinnes- und Gefühlserlebnis, das mit einer tatsächlichen oder drohenden Gewebeschädigung einhergeht oder von Betroffenen so beschrieben wird, als wäre eine solche Gewebeschädigung die Ursache. Schmerz ist immer subjektiv. Jeder Einzelne lernt die Bedeutung des Wortes durch eigene Erfahrungen mit Schmerz. Schmerz ist unbestreitbar eine körperliche Empfindung, gleichzeitig ist er unangenehm, sodass auch emotionale Aspekte in die Wahrnehmung einfließen. Viele Menschen klagen über Schmerzen, obwohl weder eine Gewebeschädigung noch andere krankhafte Veränderungen nachgewiesen werden können. Normalerweise liegen dann psychische Gründe vor. Es ist unzulässig, zwischen individueller Schmerzerfahrung und Schmerz infolge einer Gewebeschädigung zu unterscheiden.

Eine interessante Ergänzung zu dieser Charakterisierung von Schmerz liefert das Modell des amerikanischen Neurochirurgen und Anästhesiologie-Professors John D. Loeser (Jahrgang 1935). Es entstand 1989 und unterscheidet vier aufeinander folgende Schmerzdimensionen: Auf den Schmerzreiz (*Input*) folgt die Schmerzwahrnehmung (*neurophysiologische Reaktion*), darauf wiederum die Schmerzerfahrung (*emotionale Reaktion*) und schließlich das Schmerzverhalten (*Output*).

Zu den Ersten, die die Auswirkungen von akutem Schmerz auf die Sinne erforschten, gehörten die englischen Neurologen William H. R. Rivers (1864–1922) und Henry Head (1861–1940). Heads Engagement ging sogar so weit, dass er sich 1903 von einem Chirurgen zwei wichtige Nerven des linken Arms durchtrennen ließ, den *Nervus radialis* und den *Nervus cutaneus brachii posterior*. Anschließend wurden sie wieder zusammengenäht. Gemeinsam mit Rivers untersuchte er über fünf Jahre hinweg den schrittweisen Genesungsprozess.

37

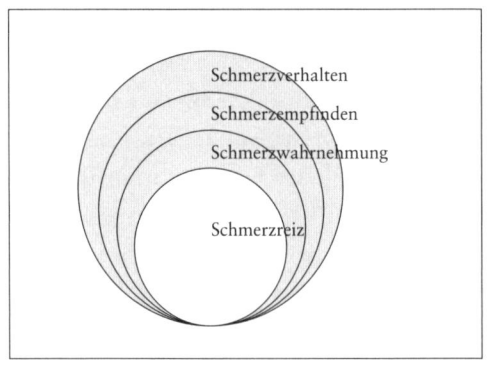

Die vier Schmerzdimensionen nach John D. Loeser

Aufgrund ihrer Erkenntnisse unterteilten die beiden Forscher den Schmerz in *epikritischen* und *protopathischen* Schmerz. Der Begriff »protopathisch« setzt sich aus den altgriechischen Wörtern *protos* für »erster« und *pathos* für »Krankheit« oder »Leid« zusammen: Er bezeichnet den Schmerz, den Head in der ersten Phase nach dem Eingriff in seinem Arm spürte. Head beschrieb diesen Schmerz als brennendes, taubes Gefühl, wie es auch bei inneren Erkrankungen wie Magengeschwüren und Gallensteinen vorkomme, aber auch bei Angina pectoris, einem anfallsartigen Schmerz in der Brust infolge einer Erkrankung der Herzkranzgefäße. Da dieser Schmerz ausstrahlt, kann ihn der Patient nur schwer lokalisieren.

Mit fortschreitender Genesung gelang es Head, nach und nach verschiedene Temperatur- und Schmerzreize zu unterscheiden. Deshalb nannte er dieses Stadium »epikritisch«, vom altgriechischen Wort *epikritos* für »entscheidend«. Rivers und er glaubten, der epikritische Schmerz würde den protopathischen überlagern und zum Verschwinden bringen. Head definierte diese Art des Schmerzes als heftiges Stechen, das sich verhältnismäßig gut lokalisieren ließ und in ähnlicher Form auch bei äußeren Verletzungen wie Schnittwunden und Knochenbrüchen auftrete.

Im Lauf der Zeit gelangte Rivers zu dem Schluss, dass seine Theorie des epikritischen Schmerzes für die gesamte Hautoberfläche gelte, nur nicht für die der männlichen Eichel, die protopathisch reagiere. Er unterzog Head einer Reihe von Untersuchungen und stach ihm dabei unter anderem mit einer Nadel in die Eichel. Außerdem wies er ihn an, sein Glied wiederholt in Gläser mit unterschiedlich temperiertem Wasser zu tauchen. Rivers' Kollege ließ das alles mit geschlossenen Augen über sich ergehen und gab genau an, was er jeweils empfand.

Obwohl Rivers und Head in den Neurowissenschaften nach wie vor einen hervorragenden Ruf genießen, gelten die Begriffe epikritischer und protopathischer Schmerz inzwischen als überholt. Wie sich gezeigt hat, sind die Zusammenhänge deutlich komplexer. Heute wissen wir, dass unser Gehirn und unser Nervensystem aus 50 bis 100 Milliarden Neuronen bestehen. Hinzu kommen mindestens zehn Mal so viele Gliazellen, die die Nervenzellen bei ihren Aufgaben unterstützen. Die Nervenzellen selbst sind auf das Empfangen und Weiterleiten von Signalen spezialisiert. Jede einzelne ist über kurze und lange Ausläufer (Dendriten bzw. Axone) mit mindestens tausend anderen Zellen verbunden. Die Kontaktstellen zwischen den einzelnen Nervenzellen nennt man Synapsen. Sie lassen ein riesiges neuronales Netzwerk entstehen.

Die eigentliche Kommunikation von Neuron zu Neuron findet jedoch über sogenannte Neurotransmitter statt. Das sind chemische Botenstoffe, von denen man inzwischen fünfzig identifizieren konnte. Die wichtigsten sind Serotonin, Dopamin, Noradrenalin, Adrenalin, Acetylcholin, Glutamat und Endorphine. Diese Neurotransmitter docken an Rezeptoren an, von denen es im Körper und vor allem im Gehirn Millionen gibt. Rezeptoren (sie dienen als Empfänger) bestehen aus einem bestimmten Protein oder Eiweiß, das in der Membran einer Nervenzelle produziert wird. Sie existieren nur wenige Tage lang und werden anschließend durch neue Rezeptoren ersetzt. Das könnte unter anderem erklären, warum die menschlichen Sinneswahrnehmungen Schwankungen unterworfen sind.

Für die Schmerzwahrnehmung spielen im Prinzip vier Gruppen von Rezeptoren eine Rolle: Es gibt Rezeptoren, die ausschließlich mechanische Reize wie Kneifen, Vibration oder Druck wahrnehmen (Mechano-Rezeptoren und Mechano-Schmerzrezeptoren). Andere reagieren auf Kälte oder Wärme (Thermo-Rezeptoren und Thermo-Schmerzrezeptoren), und wieder andere auf chemische Reize, zum Beispiel auf Insektenstiche und die ultraviolette Strahlung der Sonne (Chemorezeptoren). Dann gibt es noch polymodale Rezeptoren, die jede Form von Gewebeschädigung signalisieren.

Was man früher Schmerzrezeptoren oder Schmerznerven genannt hat, sind in Wirklichkeit Nozizeptoren – abgeleitet vom Lateinischen *nocere* für »schaden« und von *recipere* für »empfangen«. Ihre Aufgabe besteht darin, vor Schädigungen zu warnen. Nozizeptoren befinden sich als freie Nervenendungen in fast allen Gewebearten, nur nicht im Gehirn und im Knochengewebe, abgesehen von der Knochenhaut. Obwohl zwischen Schmerz und Nozizeption bzw. Gewebeschädigung ein eindeutiger Zusammenhang besteht, sind die Begriffe nicht gleichzusetzen: »Nozizeption« bezeichnet einen neurophysiologischen Prozess, »Schmerz« dagegen ist eine subjektive, emotionale Erfahrung, bei der Vererbung, psychosoziale Umstände, Stress und vorherige Schmerzerfahrungen eine große Rolle spielen.

Nozizeptoren werden erst dann aktiviert, wenn ein Reiz eine bestimmte Schwelle – die Schmerzschwelle – überschreitet und eine Schädigung droht bzw. konkret auftritt. Wissenschaftler haben festgestellt, dass die Schmerzuntergrenze für die verschiedenen Reize bei den meisten Menschen mehr oder weniger gleich ist. So liegt die der Wärmerezeptoren bei 45 °C. Oberhalb dieser Grenze gehen die Schmerzerfahrungen auseinander. Das bedeutet, dass die Schmerztoleranzschwelle, ab der Schmerz als nicht mehr erträglich empfunden wird, von Mensch zu Mensch unterschiedlich ist.

Schmerzunterdrückung

Angenommen, jemand schneidet sich mit einem Messer in die Hand: Dann spürt er als Erstes einen kurzen, stechenden Schmerz. Dieser sogenannte Primärschmerz oder *fast pain* – der epikritische Schmerz von Rivers und Head – klingt rasch ab. Er ist als elektrisches Signal messbar, das von den Rezeptoren in der Haut über dicke, sogenannte A∂-Nervenfasern (gesprochen: A-delta-) erst ins Rückenmark und dann über den Hirnstamm ins Gehirn weitergeleitet wird. Dass die A∂-Fasern die Botschaft so schnell weiterleiten können, liegt daran, dass sie in eine fetthaltige Eiweißsubstanz – Myelin genannt – gehüllt sind. Diese Substanz wurde 1854 vom berühmten Berliner Pathologen und Universitätsprofessor Rudolf Virchow (1821–1902) entdeckt. Außerdem werden die A∂-Fasern in regelmäßigen Abständen von Einschnürungen oder Knoten unterbrochen. Das elektrische Signal bewegt sich also nicht wie eine Welle durch die Faser, sondern springt von Knoten zu Knoten; dabei kann es eine Geschwindigkeit von 6 bis 30 Meter pro Sekunde erreichen. Auf diesem Weg werden auch reflexhafte Bewegungen in Gang gesetzt: Wenn man droht, sich die Hand zu verbrennen, zieht man sie unwillkürlich von der Hitzequelle zurück, noch bevor man überhaupt darüber nachdenken konnte.

A∂-Fasern haben nicht nur eine Warn-, sondern auch eine Schutzfunktion: Verstaucht sich ein Sportler den Knöchel, spürt er sofort einen heftigen Schmerz, der langsam nachlässt. Doch schon bei der geringsten Belastung kehrt der Schmerz in aller Heftigkeit zurück und signalisiert, dass der Knöchel dringend geschont werden muss. Nur so kann er sich wieder regenerieren.

Auf diesen Primärschmerz folgt der Sekundärschmerz oder *slow pain*: ein bohrendes, brennendes, diffuses Gefühl, das länger anhält und sich nur schwer lokalisieren lässt. Dieser Schmerz – von Rivers und Head fälschlicherweise als protopathischer oder Erstschmerz bezeichnet – wird von viel langsameren, nichtmyelinisierten C-Fasern weitergeleitet, die den Reiz mit einer Geschwindigkeit von 0,5 bis 2 Meter pro Sekunde übertragen. Die sehr dünnen C-Fasern sitzen nicht nur in der Haut, sondern auch in Geweben im Körperinneren und in Organen wie Herz, Gallenblase und Darm. Sie gehören zum entwicklungsgeschichtlich ältesten Teil unseres Nervensystems und existierten bereits bei frühen Vorstufen menschlichen Lebens, die noch ohne den Warn- und Schutzmechanismus der A∂-Fasern auskommen mussten.

A∂- und C-Fasern münden beide in den hinteren Teil des Rückenmarks, ins sogenannte Hinterhorn. Dort reagieren die Neuronen sofort auf den Input der A∂-Fasern. Sie können den ankommenden Reiz verstärken oder abschwächen – je nachdem, wie dringlich es ist, und wie viele Neurotransmitter freigesetzt wurden. Um der Informationsflut aus Millionen von Rezeptoren Herr zu werden und für eine adäquate Reaktion sorgen zu können, müssen die Signale zunächst in Rückenmark und Gehirn analysiert werden. Über das Hinterhorn gelangen die Reize anschließend zum Thalamus im Zwischenhirn. Der ist allerdings nur eine Durchgangsstation und nicht das Schmerzzentrum, wie man früher dachte. Erst wenn die Reize die Großhirnrinde erreichen, wird Schmerz wahrgenommen. Von dort aus gelangen die Reize in das sogenannte limbische System, wo einerseits die emotionale Bewertung stattfindet, andererseits »geprüft« wird,

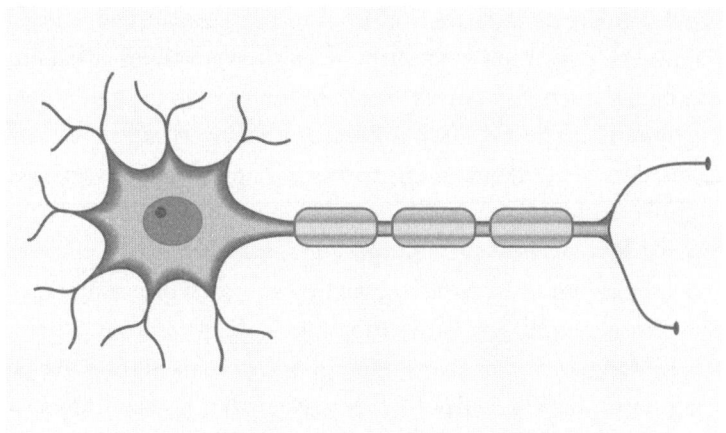

Eine Nervenzelle, bestehend aus dem Zellkörper
sowie aus zwei Typen von Nervenausläufern:
Dendriten und einem Axon. Ein Axon kann unter Umständen
einen Meter lang werden.

ob und wenn ja, welche weiteren Reaktionen notwendig werden: Gefühle, Stressreaktionen, erhöhter Blutdruck und be-
schleunigter Puls.

Sowohl die A∂-Fasern als auch die C-Fasern sind Teil des peripheren Nervensystems. Sie verbinden das zentrale Nervensystem
(sprich Gehirn und Rückenmark) mit der Haut, den Muskeln,
Organen, Sinnesorganen und Drüsen. Nerven des peripheren
Nervensystems können sich im Gegensatz zu den Nerven des
zentralen Nervensystems wieder regenerieren. Werden – wie bei
einer Querschnittslähmung – Nervenbahnen des zentralen Nervensystems unterbrochen, ist dies unwiderruflich.

Peripheres und zentrales Nervensystem verbinden den Menschen mit der Außenwelt. Gemeinsam sorgen sie dafür, dass wir
hören, sehen, riechen und schmecken können. Rezeptoren wan-
deln die Sinnesreize in elektrische Signale um, die ans Gehirn
weitergeleitet werden. So werden bewusste und beherrschbare
Bewegungen oder aber unbewusste wie die Peristaltik des Ma-

43

gen-Darmkanals und die Kontraktion des Herzmuskels ausgelöst. Letztere werden vom autonomen Nervensystem gesteuert, das früher auch vegetatives Nervensystem genannt wurde. Dieses System erhält die Vitalfunktionen und sorgt unter anderem dafür, dass die Zellen von Organen wie Lunge, Verdauungstrakt und Nieren optimal funktionieren. Außerdem unterstützt es das Wachstum und die Regeneration von Gewebe.

Das autonome Nervensystem gliedert sich wiederum in den Sympathikus und den Parasympathikus, die jeweils als Gegenspieler fungieren. Der Parasympathikus sorgt nach einer Belastung dafür, dass sich der Körper regeneriert. Er bewirkt, dass sich die Herzfrequenz verlangsamt, die Atmung ebenso, der Blutdruck sinkt, die Harnblasenaktivität steigt und sich die Bronchien verengen. Alles soll wieder in den Normalzustand zurückkehren. Der Sympathikus hilft dem Körper dagegen, sich an Belastungen und Stresssituationen anzupassen. Er lässt den Blutdruck steigen, beschleunigt Puls und Atmung und weitet die Bronchien. Auf diese Weise versetzt er den Körper in erhöhte Alarmbereitschaft. Ein alter Mechanismus aus Tagen, als der Mensch stärker als heute lebensbedrohlichen Einflüssen ausgesetzt war: Wenn ein Jäger von einem Raubtier angegriffen wurde, durfte ihn kein Wundschmerz von seinem Überlebenskampf ablenken. In einer solchen Situation dämpfen Neurotransmitter wie Serotonin und Endorphin vorübergehend die Übertragung von Schmerzimpulsen im zentralen Nervensystem. Diese Schmerzunterdrückung wird *stress induced analgesia* genannt: Schmerzunempfindlichkeit durch Stress.

Der amerikanische Anästhesiologe Henry K. Beecher (1904– 1976) beschrieb in einem 1946 erschienenen Artikel mit dem Titel »Pain in Men Wounded in Battle« das Phänomen, dass Frontsoldaten im Zweiten Weltkrieg oft schwer verwundet wurden, ohne in diesem Moment Schmerzen zu empfinden. Der Grund dafür sind körpereigene Opiate. Dass diese physiologische Re-

44

aktion auch eine psychologische Komponente hat und dass Schmerzempfinden weit mehr als pure Hirnchemie ist, stellte Beecher bei einem Vergleich fest: Trotz ähnlicher Verletzungen zeigten Opfer von Verkehrsunfällen keine so hohe Schmerztoleranz – sie spürten den Schmerz sofort. Beecher vermutete den Grund für die unterschiedliche Schmerzwahrnehmung darin, dass Verletzungen für Soldaten auch einen positiven Aspekt hatten: Sie konnten das Schlachtfeld sofort verlassen. Opfer eines Autounfalls hätten nichts Vergleichbares in Aussicht.

4 »Ich kontrolliere Schmerzen durch meine Gedanken«

Erfahrungen eines Extremsportlers

Der »Iceman« Wim Hof (Jahrgang 1959) harrte fast zwei Stunden in einem mit Eis gefüllten Bottich aus und bestieg nur mit Sandalen und einer Badehose bekleidet den Mount Everest. Am Nordpol tauchte er unter dem Eis eine Strecke von hundert Metern. Er erzählt, wie er es schafft, seine Schmerzen mit mentaler Kraft zu bändigen und Weltrekorde aufzustellen.

Indem ich mich immer wieder extremer Kälte aussetze, hat mein Körper gelernt, ganz gezielt Stoffe wie Dopamin und Endorphin zu produzieren. So kann er den Schmerz neutralisieren. Der Körper macht das ganz automatisch. Im Grunde trägt jeder von uns eine solche Gratis-Hausapotheke mit sich herum. Bekomme ich beispielsweise Zahnschmerzen, konzentriere ich mich und schicke Energie zu der betroffenen Stelle. Das betäubt den Schmerz sofort. Dasselbe mache ich, wenn ich in einem Bottich mit Eiswürfeln sitze. Das klingt jetzt, als wäre es eine Kleinigkeit. Tatsächlich muss man hart an sich arbeiten, und das dauert seine Zeit. Aber hat man sich mental erst mal so unter Kontrolle, dass man zum Beispiel das Herzkreislaufsystem beeinflussen kann, übernimmt der Körper den Rest. Das gilt auch bei Krankheiten; ich habe die Erfahrung gemacht, dass der Genesungsprozess viel schneller voranschreitet, wenn man seine Energie darauf konzentriert und so Neurotransmitter freigesetzt werden. Wenn man nur jammert, tut man sich und dem Körper nichts Gutes.

Diese Erfahrung habe ich vor einigen Jahren selbst gemacht,

nachdem ich mich für eine Darmspülung auf einen Springbrunnen gesetzt habe. Ich hatte das schon öfter gemacht, aber diesmal tat es höllisch weh. Ich muss allerdings dazusagen, dass mein Urteilsvermögen damals aufgrund von familiären Problemen etwas eingeschränkt war. Wie ein Laserstrahl schoss das Wasser in meinen Enddarm. Obwohl es mir gelang, den Schmerz schnell zu neutralisieren, fühlte ich mich schwer und hatte einen ganz dicken Bauch. Mein Sohn, der gerade zu Besuch war, sah, dass etwas nicht stimmte, und rief sofort den Krankenwagen.

Auf der Fahrt ins Krankenhaus kam der Schmerz schubweise, sozusagen in Wellen. Ich dachte wirklich, mein letztes Stündlein hat geschlagen. In der Klinik war jede Menge los. Weil ich so ruhig war, hielt man mich nicht für einen Notfall und schob mich erstmal in den Flur. Bis jemand meinen Blutdruck maß und feststellte, dass er rasant fiel. Ich wurde sofort in den OP gebracht, wo man mir den Bauch öffnete. Der war voller Flüssigkeit, denn mein Darm war perforiert. Ein ziemliches Stück musste weggeschnitten werden. Außerdem bekam ich vorübergehend einen künstlichen Darmausgang. Schon auf dem Weg zum Aufwachraum kam ich wieder zu Bewusstsein, und kaum war die Schwester weg, hievte ich mich ganz langsam aus dem Bett, Millimeter für Millimeter. Das ging, weil ich mental die Kontrolle behalten hatte. Der Körper übernimmt dann ganz automatisch und stellt Endorphin und Dopamin her.

Im Krankenhaus sagte man mir, es würde mit Sicherheit anderthalb Jahre dauern, bis ich wieder einigermaßen in Ordnung sei. Doch vier Monate später stand ich schon wieder im Eis, um einen neuen Weltrekord aufzustellen.

Ich glaube, mein Überlebenswille hat auch etwas mit meiner Geburt zu tun. Nachdem mein Zwillingsbruder zur Welt gekommen war, wurde meine Mutter auf ihr Zimmer zurückgebracht, doch sie klagte über Schmerzen. Als die Schwestern genauer hinsahen, merkten sie, dass noch ein Kind unterwegs war. Ich hatte so tief in der Gebärmutter gesteckt, dass man mich übersehen hatte. Als man sie hastig in den Kreißsaal zurückschob, soll meine Mutter laut gebetet haben: »Lieber Gott, mach, dass dieses Kind überlebt! Dann sorge ich dafür, dass es Missionar wird!« Das hat nicht ganz geklappt, zumindest nicht im religiösen Sinn... Aber überlebt habe ich, obwohl ich ganz blauviolett war, als sie mich endlich geholt hatten. Vielleicht habe ich diese besondere Erfahrung gebraucht, um später bestimmte Körperreaktionen in Gang setzen zu können. Mein Zwillingsbruder André kann das nicht, der ist ganz anders veranlagt. Er versteht zwar, was ich da mache, aber schon bei dem Gedanken, es mir gleichzutun, macht er sich beinahe in die Hosen vor lauter Angst.

Als Zwölfjähriger habe ich mein erstes Psychologiebuch gelesen, aber höchstens die Hälfte verstanden. Ich hatte schon immer einen Hang zu allem, was anders war. Karate, Yoga, esoterische Philosophie – doch das ging mir alles nicht weit genug. An meinem siebzehnten Geburtstag bin ich das erste Mal barfuß über eine schneebedeckte Weide gerannt. Kaltes Wasser hat mich schon immer fasziniert, und sobald im Winter die Seen zufroren, sprang ich hinein. Danach fühlte ich mich wie neugeboren. Es war einfach magisch! Schon nach wenigen Sekunden schaute ich die Ewigkeit. Ich kombinierte das mit Atemübungen, bis ich sechs Minuten unterm Eis bleiben konnte. Aber Vorsicht, Kälte ist unerbittlich! Wenn man nicht aufpasst, bringt sie einen um den Verstand.

Auf diese Weise lehrte mich die Natur, wie ich das autonome Nervensystem beeinflussen kann. Ich nahm bei niemandem Unterricht, auch nicht bei tibetischen Mönchen, obwohl die mich sehr beeindrucken. Ich habe mal etwas über eine tibetische Yogatechnik namens Tummo gelesen. Mit dieser Technik halten tibetische Mönche ihre Körpertemperatur, indem sie mental innere Wärme entfachen, sogenannte *yogic heat*, während ihr Körper extremer Kälte ausgesetzt ist. Aber das meiste davon war Geschwätz, dasselbe gilt für Meditationsbücher. Ich habe jahrelang meditiert, aber irgendwann wurde mir das zu langweilig. Doch mithilfe von Atemübungen habe ich gelernt, meinen Körper so zu kontrollieren, dass ich den Kreislauf beeinflussen kann. Dafür setzt man sich an einen ruhigen Ort, zum Beispiel ins Wohnzimmer oder in den Garten: Dann aus dem Unterbauch einatmen und die Luft wieder ausstoßen, als wollte man einen Ballon aufblasen. Das Ganze dreißig Mal wiederholen. Anschließend vollständig ausatmen, tief einatmen und die Lunge mit Sauerstoff vollströmen lassen. Zehn Sekunden so bleiben und die Prozedur mehrmals wiederholen. Dabei versuchen, die Luft immer länger anzuhalten. Auf diese Weise hyperventiliert man ganz bewusst und reinigt den Körper von innen. Sauerstoff ist nämlich auch Energie. Ohne Luft in der Lunge kann ich vier Minuten lang den Atem anhalten, mit Luft sieben Minuten.

Aber was ich kann, kann jeder. Man darf von mir keine Wunder erwarten. Ich bin selbst nicht gerade ein Vorbild für eine gesunde Lebensweise. Ich rauche und trinke – auch Kaffee. Und dass ich eine hohe Schmerzgrenze habe, habe ich mir antrainiert. Dabei benutze ich meinen Körper wie eine Art Labor. Mit meinen fast schon zirkusartigen Auftritten will ich beweisen, dass man das autonome Nervensystem beeinflussen kann. Mal ganz abgesehen davon, dass solche Showeinlagen Geld in die Kasse bringen. Ein Eintrag im *Guinness Buch der Rekorde* bringt mir zwischen sechs- und achttausend Euro, was ich eigentlich zu wenig finde. Wenn Sie wüssten, welche Ängste ich schon ausgestanden habe! Darüber hinaus nehme ich an wissenschaftlichen Experimenten teil, gebe Workshops und leite Expeditionen.

Ich zeige den Teilnehmern, dass Schmerz ein Teil des Körpers ist, von dem wir uns zunehmend entfremdet haben. Ich finde es nicht normal, Krankheiten und Schmerzen zu haben. Aber man muss einiges dafür tun, um dieses System wieder in Gang zu setzen. Deshalb sage ich immer: Nicht vorschnell zum Arzt gehen, sondern auf den eigenen Körper hören! In uns stecken ohnehin mehr Selbstheilungskräfte, als wir ahnen.

Schmerz ist steuerbar

Wie ein Neurochirurg der modernen Schmerzbehandlung den Weg ebnete

Früher glaubte man, man müsse nur das Schmerzzentrum oder bestimmte Schmerznerven finden und sie zerstören, um Patienten von chronischen Schmerzen zu befreien. Solche Behandlungsversuche hatten durchaus Erfolg: Die Schmerzen verschwanden – doch leider nur vorübergehend. Bald kehrten sie zurück, und das heftiger als zuvor. Erst in den 1960er-Jahren fand man heraus, dass das Gehirn Schmerzimpulse hemmen, aber auch verstärken kann: Die »Gate Control«-Theorie war geboren, ein wichtiger Wegbereiter für moderne Therapieansätze.

In Medizinerkreisen ist sein Name noch ein Begriff, aber dem breiten Publikum dürfte Willem Noordenbos (1910–1990), Professor für Neurochirurgie in Amsterdam, völlig unbekannt sein. Dabei hat er maßgeblich dazu beigetragen, dass sich ein ganz neues Verständnis von Schmerz durchsetzen konnte.

Schon als junger Neurochirurg interessierte sich Noordenbos sehr für dieses Thema, was damals alles andere als selbstverständlich war: Ärzte betrachteten Schmerzen in erster Linie als Symptom – wie kalte Füße, Durchfall oder zitternde Hände –, aber nicht als Krankheit an sich. Wer über chronische Schmerzen klagte, wurde schnell als Simulant oder Wichtigtuer abgetan. Als Noordenbos 1959 seine Doktorarbeit mit dem Titel *Pain* veröffentlichte, erregte sie international großes Aufsehen. Nicht zuletzt deshalb, weil der Neurochirurg darin auch hart mit seinem eigenen Fachgebiet und der damals populären Psychochirurgie ins Gericht ging. So prangerte er unter anderem die vom portugiesischen Neurologen António Caetano de Abreu Freire Egas Moniz (1874–1955) erfundene Methode der Lobotomie (Synonym: Leukotomie) an. Bei dieser Hirnoperation werden die Nervenbahnen zwischen dem Frontallappen und dem übrigen Gehirn unwiderruflich durchtrennt. Angewandt wurde sie vor allem bei Patienten mit Depressionen, Wahnvorstellungen, Angst- und Zwangsstörungen – aber auch bei Schmerzpatienten. Die Lobotomie erlebte einen ungeahnten Aufschwung, als der amerikanische Neurologe und Psychiater Walter J. Freeman II (1895–1972) eine noch schnellere und billigere Methode entwickelte. Statt dem Patienten unter örtlicher Betäubung zwei Löcher in den Schädel zu bohren, trieb er ihm oberhalb der Augenhöhle nur noch ein langes spitzes »Eispickel«-Werkzeug in den Schädel und bewegte es hin und her, um das dortige Gewebe zu zerstören. Zur Betäubung verwendete er Elektroschocks. Freeman wandte diese Methode über 3400 Mal an.

Prominentestes Opfer dürfte die damals dreiundzwanzigjährige Schwester des späteren US-Präsidenten John F. Kennedy gewesen sein. Laut Vater Joseph Kennedy litt Rosemary unter extremen Stimmungsschwankungen und hatte ein »krankhaftes Interesse« an jungen Männern. Nach dem Eingriff im Jahr 1941 war sie geistig auf dem Stand eines Kleinkindes und verbrachte zunächst einige Jahre in einer Prominentenklinik im Norden von New York. In einer Nacht- und Nebelaktion ordnete die Familie schließlich eine Verlegung ins Kloster St. Coletta an. Kurz zuvor hatte Rosemarys Bruder John F. als jüngster Abgeordneter die politische Bühne betreten. Rosemary lebte 57 Jahre von der Außenwelt abgeschirmt im Kloster, wo sie 2005 auch starb.

Für einen solchen Eingriff mit dem »Eispickel« stellte Freeman gerade einmal fünfundzwanzig Dollar in Rechnung. Mit einem kleinen Bus, dem »Lobotomobil«, fuhr er kreuz und quer

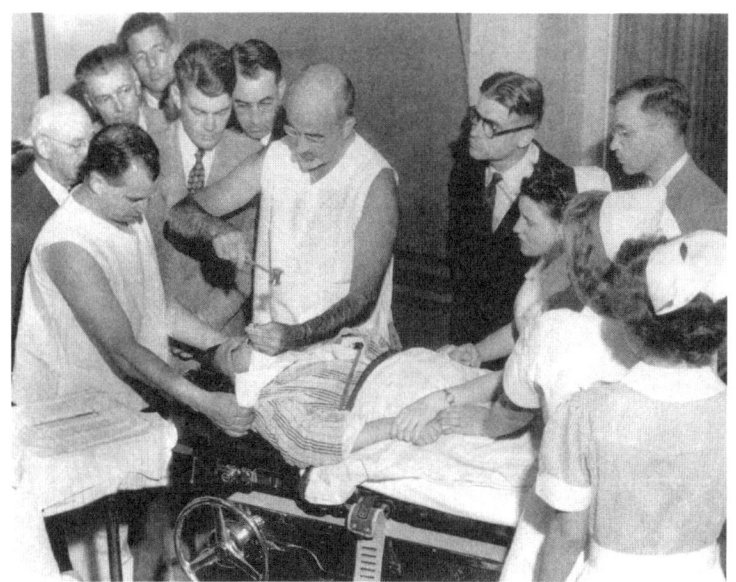

Der amerikanische Neurologe und Psychiater Walter J. Freeman
bei einer Lobotomie.

durch die USA und warb für seine Methode. Vor allem in seiner
Heimat erfreute sich die Lobotomie – angeblich eine der bahn-
brechendsten chirurgischen Innovationen überhaupt – großer
Beliebtheit, aber auch in der ehemaligen Sowjetunion, Großbritannien, Deutschland, Frankreich, Spanien, Finnland, Schweden
und den Niederlanden wurde sie häufig angewandt.

Auf Freemans Vorschlag hin bekam der portugiesische Neurologe António Egas Moniz 1949 »für die Entdeckung des the-
rapeutischen Wertes der präfrontalen Leukotomie bei gewissen
Psychosen« sogar den Nobelpreis für Medizin. Dass 4 Prozent
der Operierten den Eingriff nicht überlebten und aus den anderen regelrechte Zombies wurden, fiel dabei nicht weiter ins Gewicht. Erst in den 1960er-Jahren kam es zu einem Umdenken,
heute gilt die Lobotomie als »einer der barbarischsten Irrtü-
mer« der modernen Medizin. Welche Auswirkungen dieser Ein-

griff hatte, kann man in dem 1962 erschienenen Roman *Einer flog über das Kuckucksnest* von Ken Kesey nachlesen. Die Verfilmung mit Jack Nicholson sollte dreizehn Jahre später fünf Oscars gewinnen.

Schon in seiner Doktorarbeit hatte Noordenbos darauf hingewiesen, dass kein einziger Patient nach einer frontalen Lobotomie je wieder in der Lage gewesen sei, einen Beruf auszuüben. Allgemein habe sich die Situation der Patienten nach dem Eingriff keineswegs verbessert. Das gelte im Übrigen nicht nur für die Lobotomie, sondern auch für vergleichbare neurochirurgische Eingriffe. So schilderte Noordenbos ein Experiment, bei dem der allseits gefeierte französische Neurochirurg und Universitätsprofessor Clovis Vincent (1879–1947) den Trigeminus- oder Gesichtsnerv eines Patienten mit einer Elektrode durchtrennte. »Vier von acht Patienten überlebten die Operation nicht, bei den anderen gab es gewisse Fortschritte zu verzeichnen, aber das Endergebnis war in allen Fällen unbefriedigend«, schrieb er. Ähnliches berichtete er von zwei englischen Neurochirurgen, die bei sechs Patienten eine Traktotomie, also eine Nervenbahndurchtrennung im obersten Teil des Hirnstamms, vornahmen. Erst spürten die Behandelten keine Schmerzen mehr, was sich jedoch nach wenigen Tagen änderte. »Bei drei von sechs Patienten entwickelte sich auf der betäubten Körperseite spontan ein heftiges, schmerzhaftes Brennen, das viel unerträglicher empfunden wurde als der ursprüngliche Schmerz«, so Noordenbos. Ein Symptom, das die ebenso poetische wie paradoxe Bezeichnung *Anaesthesia dolorosa*, also schmerzhafte Empfindungslosigkeit, erhielt.

Auch Noordenbos selbst machte die Erfahrung, dass solche nervenzerstörenden Operationen den Schmerz nicht zum Verschwinden bringen können: Nachdem er einem Darmkrebspatienten die Nervenwurzel auf Höhe des dritten und vierten Brustwirbels durchtrennt hatte, klagte dieser, durch die OP sei der

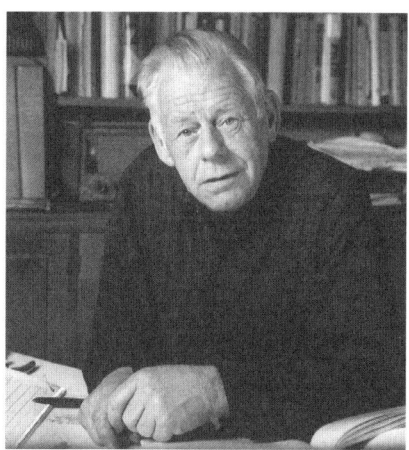

Willem Noordenbos

Schmerz nur verlagert worden: »Der Schmerz hielt unvermindert an, bis der Patient drei Monate später starb.«

Für seine Doktorarbeit hatte Noordenbos einundzwanzig Patienten vier Jahre lang begleitet. Alle litten an Osteoarthritis, einer schmerzhaften Gelenkerkrankung, und hatten eine einseitige Chordotomie hinter sich. Bei diesem Eingriff wird ein- oder beidseitig die Nervenbahn durchtrennt, die vom Rückenmark zum Thalamus führt, der sogenannte *Tractus spinothalamicus* oder Vorderseitenstrang. Diese Nervenbahn, die Schmerz-, Temperatur- und Tastinformationen weitergibt, hieß damals fälschlicherweise auch Schmerzbahn.

Die erste Chordotomie hatte bereits 1912 stattgefunden – ein Eingriff, der vor allem bei Menschen mit schlechtem Allgemeinzustand nicht ohne Risiko war. In der Anfangsphase starben vierzig Prozent direkt danach, während die Überlebenden infolge der *Anaesthesia dolorosa* bald mehr Schmerzen hatten als je zuvor. Nur bei zwei von Noordenbos' Patienten kam es zu einer deutlichen Besserung, sie wurden sogar schmerzfrei. Neun waren einigermaßen zufrieden, zehn klagten über ein mehr oder weniger heftiges Brennen. Weil der Schmerz nach einer Chordotomie normalerweise nach einem bis sechs Monaten wiederkommt, wird dieser Eingriff heute nur noch bei Patienten mit Krebs im Endstadium vorgenommen. Dass der Schmerz überhaupt zurückkommt, ist eine Folge des »Re-Routing«. Das bedeutet, dass sich die Schmerzimpulse einfach einen neuen Weg zum Gehirn gesucht haben.

Sein Buch ist aber deshalb von großer Bedeutung, weil Noordenbos die existierenden Schmerztheorien in wesentlichen Punkten weiterentwickelt hat. Demnach werden ständig afferente (zum Gehirn aufsteigende) Signale an das zentrale Nervensystem weitergeleitet. Doch die meisten erreichen das Gehirn gar nicht erst, weil sonst alles unter der enormen Reizüberflutung zusammenbrechen würde. Um dem vorzubeugen, werden die meisten Impulse unterdrückt oder zumindest gehemmt. Und zwar mithilfe eines Mechanismus, der den Körper vor potenziell schädlichen Reizen schützt, wenn diese zu lange andauern. Laut Noordenbos ist dafür ein sogenanntes multisynaptisches afferentes System im Rückenmark, kurz MAS, verantwortlich – zahlreiche, über Synapsen miteinander verbundene Nervenfasern, die Signale an das zentrale Nervensystem weiterleiten. Dabei sollen die (evolutionär gesehen) jüngeren A∂-Fasern eine hemmende Wirkung auf die älteren C-Fasern haben, und zwar im Hinterhorn des Rückenmarks, aber auch im Hirnstamm, vor allem im Thalamus, vielleicht sogar in anderen Hirnarealen. Wird die Anzahl der A∂-Fasern nun durch eine Krankheit wie zum Beispiel Gürtelrose überproportional verringert, entsteht ein Ungleichgewicht, und der Schmerzmechanismus gerät außer Kontrolle. In seiner Doktorarbeit erklärt Noordenbos die starken Schmerzen nach einer Gürtelrose (auch postherpetische Neuralgie genannt) durch den Verlust von dicken, schnell leitenden A∂-Fasern.

Die »Gate Control«-Theorie

Sechs Jahre nachdem Noordenbos seine Doktorarbeit *Pain* als Buch herausgebracht hatte, veröffentlichten der englische Neurophysiologe Patrick Wall (1925–2001) und der kanadische Psychologe Ronald Melzack (Jahrgang 1929) in der amerikanischen Fachzeitschrift *Science* die sogenannte »Gate Control«-Theorie, um chronische Schmerzen zu erklären. Beide forschten am Massachusetts Institute of Technology (MIT) im amerikanischen Cambridge zum Thema Schmerz. Rasch wurden sie sich einig, dass Schmerz nicht durch eine direkte Leitungsbahntheorie zu erklären ist, wie es Descartes mit seiner »Seilzugtheorie« versucht hatte, sondern dass ein ganzes Muster aus Nervenimpulsen dafür verantwortlich sein muss.

Die beiden vertieften sich in die Schmerzpsychologie und -physiologie sowie in die 1955 entwickelte »Pattern«-Theorie von G. Weddell und D. C. Sinclair. Laut dieser Theorie entsteht Schmerz, wenn die Schmerzreize in den verschiedenen Fasern ein bestimmtes Muster (englisch: *pattern)* in Raum und Zeit bilden. Im Herbst 1962 kam ihnen schließlich der Zufall zu Hilfe: Melzack wurde in Cambridge auf ein Fest zu Ehren eines ihm unbekannten niederländischen Neurochirurgen eingeladen. Weil so viele Leute anwesend waren, hatte er keine Gelegenheit, mit dem Ehrengast zu sprechen. Erst als der längst gegangen war, erfuhr er, dass jener »Bill« Noordenbos ein phantastisches Buch über Schmerz geschrieben hatte. »A perfect book!«, wie der Gastgeber hinzufügte. Gleich am nächsten Tag besorgte sich Melzack den Band. »Es war ein kleines, dünnes Buch«, erzählte er 1993 in einem Interview. »Noch am selben Abend begann ich mit der Lektüre und las bis tief in die Nacht, ich konnte einfach nicht damit aufhören. Ich war wie elektrisiert.« Melzack gab das Buch an Patrick Wall weiter, der ebenfalls begeistert war. Im Noordenbos-Modell, von dem er noch nie etwas gehört hatte, könnte vielleicht der Schlüssel zu ihrer eigenen Arbeit liegen. Am 19. November 1965 erschien ihr Artikel über die »Gate Control«-Theorie unter der Überschrift »Pain Mechanisms: A New Theory«.

Die »Gate Control«-Theorie besagt, dass die dicken A∂-Fasern und die dünnen C-Fasern in einem Punkt im Rückenmark zusammenlaufen, der als »neurologisches Tor« bezeichnet wird. Dieses Tor kann Schmerzreize zum Gehirn durchlassen oder ihnen, um im Bild zu bleiben, die Tür vor der Nase zuschlagen. Kommt es zu Schmerzreizen, zum Beispiel durch Gewebeschäden, wird das Tor weit geöffnet, und die dünnen C-Fasern leiten die Schmerzbotschaften ans Gehirn weiter. Um den Körper trotz starker Schmerzen in Extremsituationen handlungsfähig zu halten, können die dicken A∂-Fasern das Tor wieder schließen. Dasselbe geschieht, wenn andere Sinnesreize wie Kälte, Wärme oder Reibung den Schmerzreiz überlagern – ein Mechanismus, den sich moderne Schmerztherapeuten inzwischen zunutze machen.

Eine weitere wichtige Erkenntnis war, dass auch emotionale Faktoren einen Einfluss auf das Tor haben. Negative Gefühle wie Angst und Wut, aber auch Grübeleien wie »Warum immer ich?« und andere düstere Gedanken stoßen das Tor weit auf: Schmerz wird stärker empfunden. Umgekehrt können positive Gedanken, Entspannung, Spaß, Ablenkung, das Gefühl, die Dinge unter Kontrolle zu haben, das Tor schließen und die Schmerzwahrnehmung reduzieren. Was beweist, dass das Gehirn mehr ist, als nur ein passiver Signalempfänger: Es kann den Schmerz in gewisser Weise steuern.

Die »Gate Control«-Theorie sorgte damals für einige Aufregung – von manchen wurde sie gefeiert, von anderen abgelehnt. Laut Melzack war Noordenbos jedenfalls ein »begeisterter Anhänger« der Theorie. 1973 gehörte er zu den Gründern der International Association for the Study of Pain (IASP), die in der amerikanischen Stadt Issaquah ins Leben gerufen wurde; drei

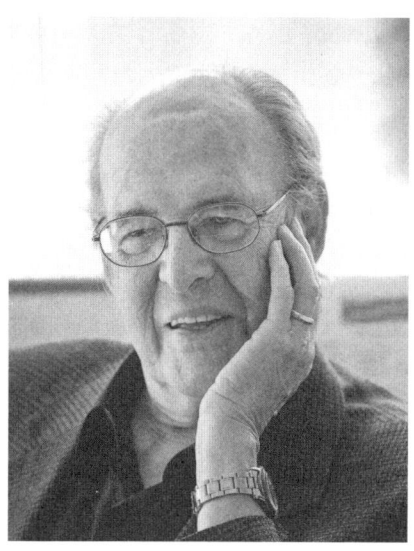

Ronald Melzack

Jahre später allerdings beschloss er relativ abrupt, einen Strich unter seine Laufbahn als Neurochirurg und Professor zu ziehen. Er wollte ein Buch über all seine Erkenntnisse zum Thema Schmerz schreiben, aber dazu kam es nicht mehr, weil er an Parkinson erkrankte. 1990 starb er an einer akuten Hirnhautentzündung. Patrick Wall, der inzwischen gut mit ihm befreundet war, schrieb in seinem Nachruf in *Pain*, dem Verbandsblatt der IASP, über ihn: »Seine Ideen waren verständlich, leicht nachzuvollziehen und hoch originell. Einfach außergewöhnlich! Er war ein Mann, für den man sofort Sympathie und Respekt empfinden musste.«

»Im Winter sind die Schmerzen stärker als im Sommer«

Erfahrungen einer Frau mit chronischen Schmerzen

Bei einem Motorradunfall erlitt Rhea R. (Jahrgang 1954) einen offenen Beinbruch, die Nerven in ihrer Schulter rissen. Die Patientin erzählt von ihrem Leben mit einem gelähmten Arm und chronischen Schmerzen aufgrund einer Plexusläsion.

Manchmal genügt ein kalter Luftzug, und schon gehe ich an die Decke vor Schmerz. Vor allem kaltes Wasser ist schlimm, dann schießt mir ein stechender, brennender Schmerz in den Arm. Im Unterarm setzt sich dieses Brennen regelrecht fest, während sich der Oberarm taub anfühlt. Für mich gilt: je wärmer, desto besser.

Trotzdem: Man darf einfach nicht zulassen, dass der Schmerz alles beherrscht. Ich will ganz normal leben. Ich hasse Stillstand, ich will mich weiterentwickeln und versuche, mich darauf zu konzentrieren – auch um den Schmerz zu verdrängen. Man muss lernen, Unwichtiges loszulassen und Prioritäten neu zu setzen. Den Alltag so zu gestalten, dass er möglichst wenig Kraft kostet, damit man sich nicht überfordert. Schmerz verschlingt enorm viel Kraft. Aber mit der Zeit entwickelt man ganz automatisch Rituale, die einem guttun. Ich habe nach meinem Unfall nicht einmal an Selbstmord gedacht. Dafür ist das Leben viel zu schön. Ich habe mir vorgenommen, 86 zu werden, mit möglichst wenig Zipperlein.

Dass mein linker Arm nicht funktioniert, ist halt so. Viel schlimmer wäre, wenn ich nicht laufen könnte. Und das Allerschlimmste, wenn ich die rechte Hand nicht mehr richtig benutzen könnte. Von der bin ich nämlich vollkommen abhängig.

Mit dieser rechten Hand mache ich alles: essen, mich anziehen, duschen, meinen BH zumachen, Autofahren. Lauter Sachen, für die andere zwei Hände brauchen. Man lernt, dass das ebenfalls prima einhändig geht. Aber sollte diese Hand eines Tages auch nicht mehr richtig funktionieren, wäre mein Leben schon stark beeinträchtigt. Ich habe bereits Arthrose in der rechten Hand, von der ständigen Überbelastung, gut möglich, dass ich operiert werden muss. Wenn es so kommen sollte, kann ich nur sagen: Augen zu und durch, jammern hilft nicht.

An den Unfall und die unmittelbare Zeit danach habe ich keinerlei Erinnerung mehr. Es ist, als wäre das einfach aus meinem Gedächtnis gelöscht. Es war an einem Samstagmorgen im Sommer 1973, als ich mit meinem Verlobten Peter zu einer Motorradtour aufbrach. Peter und ich waren Nachbarn und fast schon ein Jahr verlobt. Wir fuhren die Landstraße entlang, dann erfasste uns ein Auto bei einem Überholmanöver frontal. Der Fahrer hat später behauptet, er habe uns nicht gesehen. Peter brach sich das Genick und war sofort tot. In den ersten zehn Tagen lag ich in einem künstlichen Koma. Erst danach habe ich erfahren, dass Peter nicht mehr lebte. Ich war völlig durch den Wind.

Ich selbst hatte von dem Unfall einen offenen Beinbruch und eine schwere Gehirnerschütterung davongetragen. Viel später stellte sich heraus, dass der linke Meniskus kaputt war, sogar das Kreuzband war gerissen. Ich bin im Lauf der Jahre siebenmal am Knie operiert worden. Das Bein ist heute noch nicht in Ordnung. Auch mein linker Arm war verletzt, aber was genau damit los war, konnte man in unserem örtlichen Krankenhaus nicht feststellen. Vermutlich habe ich nach dem Zusammenstoß einen Riesensalto gemacht und bin dann auf der linken Seite gelandet. Um herauszufinden, was mit meinem Arm los war, wurde ich in die Universitätsklinik Amsterdam verlegt. Man begutachtete dort nicht nur meinen Arm, auch das Bein wurde noch einmal operiert. Die Untersuchungen waren äußerst schmerzhaft. Ich bekam ein Kontrastmittel gespritzt, dann wurden Röntgenbilder gemacht, außerdem eine Elektromyographie. Dabei wird die elektrische Aktivität im Muskel gemessen. Wie sich herausstellte, waren zwei Nervenwurzeln des *Plexus brachialis*, eines Nervengeflechts, das den Arm versorgt, aus dem Rückenmark gerissen worden. Diese sogenannte Plexusläsion hatte die Lähmung meines Arms zur Folge. Insgesamt war ich zwei Monate im Krankenhaus. Aber niemand sagte mir, wie ich mit meinem Arm und den Schmerzen, die er verursachte, umgehen sollte. Wenn ich über Schmerzen klagte, wurde einfach abgewinkt. Ich bekam keinerlei Reha, obwohl es das damals längst gab. Andererseits wollte ich auch von niemandem abhängig sein, es selbst schaffen. Das Erste, was ich gelernt habe, als ich wieder einigermaßen laufen konnte, war Autofahren. Das bedeutete Freiheit für mich, es war ein Zeichen von Selbstständigkeit. Das war mir besonders wichtig, als ich mit Peters bestem Freund Arno zusammenkam. Wir haben uns gefragt, ob wir überhaupt Kinder bekommen dürfen. 1983 kam dann unser Sohn zur Welt. Aber ich musste alles mit einer Hand erledigen: Windeln wechseln, füttern, das Kind aus der Wiege heben. Arno hat das Kinderzimmer extra für mich maßgefertigt.

Erst 1981 im Rehazentrum in Utrecht hat man sich um meinen chronischen Schmerz gekümmert. Ich bekam Physio- und Ergotherapie, schwimmen durfte ich auch. Später bekam ich Pamidronat-Infusionen gegen den Knochenschwund in meinem Arm, der durch die Reflexdystrophie* immer dünner wurde. Ich muss mich gut um den Arm kümmern, ihn warm halten. Weil er

---

* Synonym: Komplexes regionales Schmerzsyndrom. Aufgrund eines Traumas kommt es zu Schäden an Nerven- und Knochengewebe, wodurch Durchblutungs- und Empfindungsstörungen auftreten können, meist an Füßen, Händen oder Schulter.

so schlecht durchblutet ist, kühlt er schneller aus als der restliche Körper, deshalb schlucke ich auch gefäßerweiternde Mittel wie Nifedipin Retard. Schmerzmittel nehme ich kaum, Morphium vertrage ich nicht. Ich nehme nur einen Entzündungshemmer, Meloxicam, sowie Paracetamol. Wenn ich Meloxicam weglasse, habe ich deutlich mehr Schmerzen. Außerdem gehe ich dreimal im Jahr in die Schmerzklinik nach Utrecht, um mir eine Pamidronat-Infusion geben zu lassen.

Im Lauf der Zeit habe ich gelernt, dass auch mein Verhalten dazu beiträgt, wie ich den Schmerz empfinde. Es muss nicht immer alles perfekt sein, man muss auch mal loslassen können, die Dinge akzeptieren, wie sie sind. Trotzdem regt es mich natürlich doch immer wieder auf, wenn ich mir zum Beispiel den Arm auskugle. Das passiert so oft, dass die Ärzte schon überlegt haben, ihn zu fixieren. Der Arm würde dann mit einem Knochensplitter aus der Hüfte am Schulterblatt befestigt, aber ich habe mit Leuten geredet, bei denen das nicht so gut geklappt hat. Auch in Bezug auf den Heilungsprozess nach der Operation bin ich skeptisch. Ich trage den Arm in einer extra angefertigten Schlinge. Sollte er eines Tages brechen, möchte ich, dass er amputiert wird. Er heilt sowieso nicht mehr. Als ich vor ungefähr vierzehn, fünfzehn Jahren schon einmal um eine Amputation gebeten habe, haben sich die Ärzte geweigert. Der Arm gehört zwar zu meinem Körper, aber je älter ich werde, desto lieber wäre ich ihn los. Er macht nichts als Ärger. Ich muss immer wahnsinnig aufpassen, dass ich mir keine Schürfwunde zuziehe. Bis die wieder zu ist, dauert es Wochen. Dasselbe gilt für Brandwunden, die ich mir beim Kochen oder Bügeln zuziehen kann – und ich merke das in den Moment ja nicht mal!

Ich muss auch aufpassen, dass ich mich nachts nicht auf meinen Arm lege. Ich muss nur eine falsche Bewegung machen, und schon ist die Ellbogensehne eingeklemmt. Dann schießt der Schmerz bis in meine Hand hinunter. Ein gewisses Maß an

Schmerz ist immer vorhanden, auch wenn er heute eher wellen-
förmig kommt. Sobald ich müde oder traurig werde, sobald ich
unangenehme Dinge erledigen muss, werden meine Beschwerden stärker. Ich weiß, dass es ganz wichtig ist, Muskeln und
Sehnen zu kräftigen. Ich gehe zweimal die Woche schwimmen,
mache Slender-Training im Fitnessstudio, trainiere auf dem
Hometrainer und gehe einmal die Woche zum Physiotherapeuten. So bemühe ich mich, den Schmerz nicht die Oberhand gewinnen zu lassen.

7 Die Folgen der »Gate Control«-Theorie

Von Rückenmarksstimulationen, Morphin und den Versuchen, Schmerz zu objektivieren

Die »Gate Control«-Theorie hat viele neue Entwicklungen ausgelöst. Obwohl sie mehrfach modifiziert wurde, haben Patrick Wall und Ronald Melzack stets an ihrer These festgehalten, dass das Gehirn als Schaltzentrale alle eingehenden Reize selektiert und moduliert. Dabei haben sie auch psychische und soziale Faktoren berücksichtigt – und so eine ganz neue Ära eingeleitet.

Mit der »Gate Control«-Theorie und der Erkenntnis, dass das Gehirn Schmerzreize aktiv selektiert und moduliert, ja dass sogar emotionale Faktoren dabei eine große Rolle spielen, wurde eine ganz neue Ära eingeläutet. 1967 brachte Patrick Wall Kritiker zum Schweigen, indem er demonstrierte, dass sich das neurologische Tor im Rückenmark durch kurze Stromstöße schließen lässt. Dafür benutzte er die vom amerikanischen Neurochirurgen William Sweet (1912–2001) entwickelten Klebeelektroden zur transkutanen elektrischen Nervenstimulation (TENS).

Wie es der Zufall wollte, implantierte der von der »Gate-Control«-Theorie inspirierte amerikanische Chirurg Norman Shealy im selben Jahr erstmals eine Elektrode zur Stimulation des Hinterhorns. Beide Male steckte die Idee dahinter, dass die Stimulation der schnellen A∂-Fasern eine hemmende Wirkung auf die langsamen, schmerzleitenden C-Fasern haben könnte.

Dass elektrische Impulse Schmerz lindern können, ist schon sehr lange bekannt: Bereits die alten Römer wussten, dass Gelenkschmerzen besser wurden, wenn man einen Zitteraal oder Zitterrochen an die betroffene Stelle hielt. Heute weiß man, dass ein Zitterrochen Wechselstrom von 200 Hertz mit einer Spannung von 45 Volt produziert. Im 18. und 19. Jahrhundert wandte man die sogenannte Galvanotherapie an, bei der Ärzte schwachen Gleichstrom durch schmerzende Gelenke leiteten. Und 1918 brachte die amerikanische Firma Electreat einen elektrotherapeutischen Apparat auf den Markt, der angeblich alle möglichen Krankheiten heilen konnte, unter anderem auch Krebs. Die Firma verkaufte ungefähr 300 000 Exemplare. Als immer mehr Quacksalber mit eigenen Elektrostimulatoren hausieren gingen, beschloss die amerikanische Arzneimittelzulassungsbehörde FDA 1950, solche Apparate zu verbieten. Im selben Jahr entwickelte der österreichische Ingenieur Hans Nemec (1907–1981) den Vorläufer der TENS, wobei er mit mittelfrequentem Wechsel- oder Interferenzstrom arbeitete: Dabei werden vier Elektroden um die zu behandelnde Stelle geklebt, die einander überlagernde Ströme erzeugen. Auf diese Weise sollen auch tiefere Gewebeschichten erreicht werden.

Doch während Nemec und seine Vorgänger nicht wussten, warum Elektro- oder Reizstromtherapie funktioniert, hatten Wall und Sweet zum ersten Mal eine wissenschaftliche Theorie dafür. Sie benutzten zwei Hautelektroden, die leichte Elektroimpulse abgaben, und testeten sie an mehreren Patienten mit Gesichtsneuralgie, Angina pectoris, rheumatoider Arthritis, Menstruationsschmerzen sowie mit Schmerzen nach Brust- oder Bauchoperationen. Laut Wall erlebten die meisten Patienten die Behandlung als schmerzlindernd.

Eine intensivere Therapie als die Reizstromtherapie TENS ist die Rückenmarksstimulation, auch *Electrical Spinal Cord Stimulation* oder ESCS genannt. Dabei werden die Elektroden in den Epiduralraum über dem Rückenmark implantiert. Sie sind über ein Kabel mit einem Empfangsgerät verbunden. Der Patient be-

Aus der Bedienungs-
anleitung: Der »elektro-
therapeutische« Apparat
der Firma Electreat.

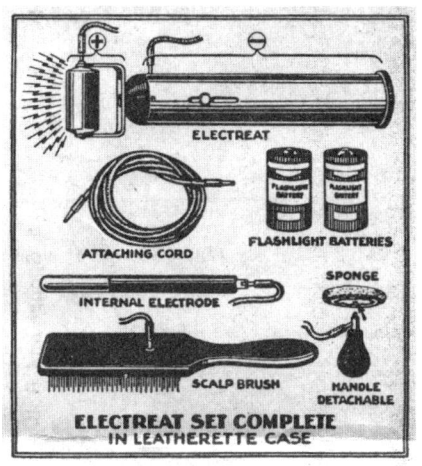

kommt einen *patient programmer* mit, einen Regler, den er benutzt, um mit den Elektroden das Hinterhorn zu reizen. Diese
Art der Stimulation wird hauptsächlich bei Patienten mit Neu-
ropathien angewendet. Neuropathischer Schmerz ist eines der
schlimmsten Schmerzsyndrome überhaupt. In unseren westlichen
Gesellschaften leiden etwa drei Prozent der Bevölkerung darunter.
Er entsteht infolge von neurologischen Störungen oder Schädigungen des peripheren oder zentralen Nervensystems. Bei Letzteren
wird auch von zentralem Schmerz gesprochen. Rätselhaft bleibt,
warum der eine bei Nervenschädigungen Schmerzen hat und der
andere nicht. Die Patienten klagen über einen akuten bohrenden
Schmerz, der sich manchmal anfühlt wie ein elektrischer Schlag,
dann aber wieder wie Ameisen, die über die Haut krabbeln. Außerdem empfinden sie oft extrem starke Schmerzen bei Reizen,
die normalerweise kaum Probleme verursachen wie Temperatur-
schwankungen oder leichte Berührungen. Fast nie gelingt es, den
Schmerz konventionell zu bekämpfen, sodass die Betroffenen in
ihrem Privat- und Berufsleben stark eingeschränkt sind.

Die am häufigsten vorkommenden Formen von peripherem
Nervenschmerz sind Gesichtsschmerz sowie eine postherpeti-

sche Neuralgie infolge einer Gürtelrose. Zentraler Schmerz tritt wiederum bei Multipler Sklerose und Tumoren in Gehirn oder Rückenmark auf. Eine Neuropathiekomponente besitzt auch das *Failed Back Surgery Syndrome* (FBSS), im Volksmund auch »kaputtoperierter Rücken« genannt. Rund zwanzig Prozent derjenigen, die wegen eines Bandscheibenvorfalls operiert werden, leiden darunter. Fachleute gehen davon aus, dass der Neuropathieschmerz aufgrund der Überalterung der westlichen Bevölkerung stark zunehmen wird. Immer mehr Menschen überleben schwere Verletzungen und unterziehen sich immer größeren chirurgischen Eingriffen. Oft bleiben chronische Schmerzen zurück, die sich negativ auf die Lebensqualität auswirken. Neurostimulation könnte dann eine Lösung sein.

Opiat-Angst

Ein weiterer wichtiger Aspekt der »Gate Control«-Theorie besteht darin, dass er die Wirkung von Opiaten erklärt. 1973 entdeckten amerikanische Wissenschaftler kleine Hirnareale im Hinterhorn, sogenannte µ-Rezeptoren, an die Morphium, Heroin und andere Opiumderivate andocken. Sie sorgen dafür, dass sich das von Melzack und Wall beschriebene neurologische Tor für Schmerzreize schließt. Das warf die Frage auf, warum Gehirn und Rückenmark überhaupt einen Rezeptor für Opium besitzen, wo der Mensch doch mit diesem Stoff normalerweise gar nicht in Berührung kommt. Könnte es sein, dass der Körper vielleicht selbst einen natürlichen Stoff herstellt, der dieselben schmerzstillenden Eigenschaften besitzt wie Opiate?

Schon zwei Jahre später, nämlich im Dezember 1975, konnten der deutsch-britische Pharmakologe und Arzt Hans W. Kosterlitz und sein Kollege John Hughes, beide von der schottischen Universität Aberdeen, einen echten Durchbruch vermelden: Sie hatten zwei Stoffe entdeckt, sogenannte Enkephaline (vom alt-griechischen *enképhalos*, »Gehirn«), körpereigene Morphine oder Endorphine, die zweihundert Mal so stark gegen Schmerzen wirken wie das aus Opium gewonnene Morphium! Ihre Entdeckung war Wasser auf die Mühlen jener Ärzte, die dafür kämpften, Morphium in angemessenen Dosierungen verabreichen zu dürfen. Wenn der Körper von sich aus eine viel stärkere Variante davon produziert, schade es bestimmt nicht, geistig stabilen Patienten Morphium zu verschreiben, so die These.

Schon 1000 n. Chr. hatte der persische Arzt und Wissenschaftler Ibn Sina (bei uns geläufiger unter seinem lateinischen Namen Avicenna) das damals in Europa noch unbekannte Opium als Mittel gegen fünfzehn verschiedene Schmerzarten angepriesen. Der Legende nach soll er allerdings 1037 an einer Überdosis gestorben sein. Ob das stimmt oder nicht, lässt sich heute nicht mehr nachprüfen, fest steht, dass Morphium bis weit ins 20. Jahrhundert hinein keinen guten Ruf genoss. Ärzte lernten während ihrer Ausbildung, dass Morphium süchtig macht. Deshalb wurde das Mittel nur in sehr niedrigen Dosierungen verabreicht. Sobald ein Patient um eine Erhöhung der Dosis bat, wurde das als Gewöhnungseffekt oder Suchtverhalten interpretiert. Die meisten Krankenhäuser verabreichten nur im Endstadium einer Krankheit Morphium.

Papst Pius XII. hatte sich zwar schon 1957 in seiner Enzyklika für die Gabe von Morphium durch katholische Ärzte ausgesprochen, aber das nur in so kleinen Mengen, dass die Patienten immer noch fast umkamen vor Schmerzen. Das Pflegepersonal versuchte sogar, das zu sabotieren, mit dem Argument, dass Schmerz den Menschen läutere und ihm das Leid von Jesus Christus näherbringe. Erst Ende der 1960er-Jahre ließen sich immer mehr Anästhesisten davon überzeugen, dass Morphium – bei sorgfältiger Dosierung – nicht süchtig macht.

Doch obwohl bereits 1982 eine Studie erschien, die belegte,

dass von zwölftausend Patienten in Bostoner Krankenhäusern, die narkotische Schmerzmittel bekamen, darunter auch Morphium, nur vier süchtig wurden, haben noch heute viele Ärzte Hemmungen, Opiate zur Schmerzlinderung einzusetzen. In seinem 2002 erschienenen Buch *The Chronic Pain Solution* macht der amerikanische Arzt James N. Dillard mangelnde Erfahrung mit langfristig wirkenden Schmerzmedikamenten dafür verantwortlich. Seiner Meinung nach wird viel zu wenig gegen akute Schmerzen unternommen, obwohl es in dieser Phase besonders wichtig ist, den Schmerz zu bekämpfen. Denn nur so lassen sich chronische Schmerzen verhindern.

Morphium (im klinischen Bereich spricht man von Morphin) ist noch heute ein heikles Thema, auch bei den Patienten. Nicht umsonst liegen in den meisten Schmerzkliniken Broschüren dazu aus, die aufklären und Gerüchten entgegentreten sollen. Wie heilsam seine Wirkung sein kann, fasst Rolling-Stones-Mitglied Keith Richards in seiner Biografie überzeugend zusammen, als er einen Besuch bei seiner sterbenskranken Mutter schildert:

> Man ist etwas durcheinander, wenn die eigene Mutter im Sterben liegt, deshalb nahm ich in unserer letzten gemeinsamen Nacht meine Gitarre mit und setzte mich damit ans Fußende ihres Bettes. Sie lag einfach nur da, und ich fragte: »Wie geht's dir, Mama?« Daraufhin sagte sie: »Das Morphium ist nicht schlecht.«

Das biopsychosoziale Krankheitsmodell

Die »Gate Control«-Theorie hatte aber auch Folgen für die Behandlungsmöglichkeiten von chronischem Schmerz. Häufig kann der Arzt keine organische Ursache finden oder nicht erklären, warum der Schmerz so stark ist, sich in gewisser Weise verselbstständigt hat. Frühere Organspezialisten, die Schmerz als etwas rein Körperliches betrachteten, flüchteten sich in Verlegenheitsdiagnosen und bezeichneten die Patienten als »psychogen« oder gar »soziogen«, brutal gesagt als geisteskrank. Damit räumte die »Gate Control«-Theorie gründlich auf, da sie biologisch-medizinische, psychologische und soziale Mechanismen in sich vereint.

1981 führte der amerikanische Psychiater George L. Engel von der Rochester University (New York) das biopsychosoziale Krankheitsmodell ein. Es besagt, dass chronische Schmerzen nicht nur rein medizinische Ursachen haben, sondern auf komplexen Wechselwirkungen biologischer, psychologischer und sozialer Faktoren beruhen. Diese ganzheitliche Herangehensweise ist auch ein wichtiges Element der Neuromatrix-Schmerztheorie, um die Melzack die »Gate Control«-Theorie zu Beginn der 1990er-Jahre ergänzt hat. Beim Neuromatrix-Modell geht es vor allem um die Prozesse im Gehirn, die mit der bewussten Wahrnehmung von Schmerz einhergehen. Demnach ist Schmerz eine multidimensionale Erfahrung. Verursacht wird sie von charakteristischen Mustern von Nervenreizen durch die sogenannte Neuromatrix. Dieses weitverzweigte und genetisch vorbestimmte Neuronen-Netzwerk verbindet Großhirnrinde, limbisches System und Thalamus – jene Hirnareale, die mit Gefühlen und emotionalen Reaktionen zu tun haben.

Multidimensional bedeutet, dass bei der Schmerzwahrnehmung im Gehirn nicht nur neuronale Reize eine Rolle spielen. Laut Melzack gibt es vier verschiedene Dimensionen von Schmerz:

- die sensorisch-diskriminierende (wie sich der Schmerz anfühlt),
- die affektiv-motivationale (die emotionale oder psychische Reaktion),

71

- die kognitiv-evaluierende (der Vergleich mit vorhergehenden Schmerzerfahrungen),
- sowie eine Mischung aus den drei zuvor genannten Dimensionen von Schmerz.

Vor diesem Hintergrund definiert Melzack Schmerz als biopsychosoziales Geschehen, als Ergebnis eines multidimensionalen Inputs, das bei jedem Menschen einzigartig ist.

Schmerzmessung

Die »Gate Control«-Theorie brachte Melzack dazu, eine eigene Methode zur Beurteilung von Schmerz zu entwickeln. Zusammen mit dem Forscher Warren S. Torgerson von der McGill University im kanadischen Montreal entwarf er 1971 den *McGill Pain Questionnaire* (MPQ), einen Fragebogen für Patienten mit akuten und chronischen Schmerzen. Erstmals wurde damit nicht nur die Intensität, sondern auch die Qualität von Schmerz und seine Auswirkungen auf die Psyche abgefragt. Um Schmerz aus der Patientenperspektive beurteilen zu können, sammelte Melzack jahrelang die Begriffe, mit denen die Betroffenen ihren Schmerz selbst beschrieben. Die Idee dazu war ihm gekommen, als ein Migränepatient seinen Schmerz mit den Worten charakterisierte, es fühle sich an, als ob ihm jemand mit einer Stricknadel ins Auge steche. Eine ungewöhnliche, aber präzise Beschreibung, wie Melzack fand.

Insgesamt stellte er mehr als hundert Begriffe zusammen, die er wie folgt kategorisierte: Sensorische oder sinnliche Wörter drücken die Intensität aus – »brennend«, »kochend«, »siedend«. Affektive Wörter beschreiben, was der Schmerz beim Patienten anrichtet: »erschöpfend«, »ermüdend«, »bedrückend«. Wertende Begriffe beziehen sich auf das Schmerzausmaß: »lästig«, »schrecklich«, »grauenhaft«. Generell stellte Melzack fest, dass ein Verletzter (zum Beispiel nach einem Unfall) im ersten Moment eher Adjektive wie »stechend« oder »brennend« verwendet, später jedoch eher zu beschreibendem Vokabular wie »unangenehm« greift. Im Vergleich zu anderen Messmethoden hat der *McGill Pain Questionnaire* einen entscheidenden Vorteil: Er macht die *Schmerzqualität* deutlich und liefert damit auch Informationen über die *Lebensqualität* des Patienten.

Melzack war jedoch nicht der Erste, der sich mit dem schwierigen Thema Schmerzmessung beschäftigt hat. Schon Ende des 19. Jahrhunderts gab es Experimente, um Schmerzempfindungen zu messen. Die verwendeten Apparate, sogenannte Algometer, fügten den Probanden (meist Gefängnisinsassen) schmerzhafte Elektroschocks zu. Anschließend sollten sie angeben, was sie fühlten.

1940 entwickelten drei Wissenschaftler der Cornell University in Ithaca (New York) – der Physiologe James D. Hardy, die Forscherin Helen Goodell und der Neurologe Harold G. Wolff – einen Apparat, der mit Wärme arbeitete. In diesem »Dolorimeter« befand sich eine 100 Watt starke Lampe, die ihr Licht auf die Stirn oder Hand des Probanden projizierte. Die Intensität des Lichts ließ sich unterschiedlich dosieren. Jedes Mal musste der Proband angeben, was er empfand, und zwar jeweils vor und nach der Einnahme von Schmerzmitteln. Die Forscher wollten nämlich nicht nur eine Methode finden, den Schmerz an sich, sondern auch die Wirksamkeit verschiedener Schmerzmittel zu messen. Obwohl die Benutzung des Dolorimeters so kompliziert war, dass die Probanden vorher extra trainiert werden mussten, fand der Apparat reißenden Absatz. Forscherteams aus den Vereinigten Staaten, Großbritannien und Kanada zahlten bereitwillig 850 Dollar an den Hersteller Co-Design Corporation, um endlich selbst damit experimentieren zu können. 1950 hatten schon zwanzig Forscherteams ihre Ergebnisse publiziert.

Man rühmte allgemein die Präzision des Dolorimeters, dank dem es – laut Hardy – endlich gelungen sei, die Intensität von Schmerz genau zu bestimmen.

Doch dann trat der Anästhesiologe Henry K. Beecher von der Harvard Medical School auf den Plan. Überzeugend legte er unter anderem in einem Artikel in der Zeitschrift *Pharmaceutical Reviews* dar, dass Schmerz eine komplexe, subjektive Erfahrung sei, die sich von Mensch zu Mensch unterscheide. Und dass Patienten mit echten Schmerzen ganz anders reagierten als trainierte Probanden. Letztere wüssten schließlich, dass ihr Schmerz nur von kurzer Dauer ist. Auch der französische Chirurg Leriche hatte bereits 1940 in seinem Buch *La Chirurgie de la douleur* nach Tests mit einem »Ästhesiometer« darauf hingewiesen, dass ein riesiger Unterschied zwischen experimentellem und tatsächlichem Schmerz bestehe. Letzteren bezeichnete Leriche als regelrechten »Schmerzorkan«.

Die Anhänger von Apparaten wie dem Dolorimeter focht das nicht weiter an, immer wieder fanden sich Leute, die behaupteten, die ultimative Methode zur Schmerzmessung gefunden zu haben. Lorand Julius Bela Gluzek, ein Arzt aus Cleveland (Ohio), schaffte es 1945 mit seinem Dolorimeter, der Schmerz in Gramm maß, sogar auf das Titelblatt des *Time Magazine*. Das Funktionsprinzip war überraschend simpel: Der Proband legte einen Arm oder ein Bein in eine Art Schraubstock. Die Schrauben wurden dann so lange angezogen, bis es wehtat. Auf einer Skala konnte der Arzt anschließend ablesen, wie viel Gramm der Druck maß. Laut Gluzek, der bereits 1944 das Patent auf seine Erfindung angemeldet hatte, arbeitete sein Apparat zu 97 Prozent genau.

Doch nach der Veröffentlichung im *Time Magazine* hörte man nie mehr etwas von seinem Dolorimeter. Allen anderen Apparaten mit pseudowissenschaftlichen Namen wie Algesimeter, Ästhesiometer, Palpometer und Algorimeter war über kurz oder lang dasselbe Schicksal beschieden.

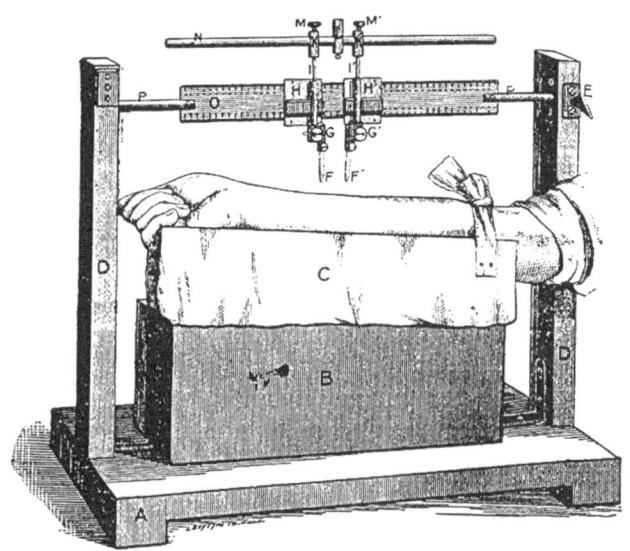

Ein Ästhesiometer, im Jahr 1888 vom amerikanischen
Psychologen Dr. Joseph Jastrow entwickelt.

Stattdessen wurden nun ganz andere Verfahren zur Schmerzbestimmung entwickelt, mit denen man tatsächlich arbeiten
konnte, wie die visuelle Analogskala VAS und die numerische
Rating-Skala NRS bzw. die numerische Bewertungsskala: Die
VAS ist eine 10 Zentimeter lange horizontale oder vertikale Linie, an deren Endpunkten »kein Schmerz« bzw. »stärkste vorstellbare Schmerzen« stehen. Der Patient gibt Auskunft über
seine subjektive Empfindung, indem er diese Linie an der entsprechenden Stelle mit einem Strich markiert. Anschließend kann
die Schmerzintensität in Zentimetern oder Millimetern gemessen
werden. Die numerische Skala NRS arbeitet mit Ziffern: Null
steht für »kein Schmerz« und zehn für »stärkste vorstellbare
Schmerzen«. Bei beiden Verfahren gilt allerdings: Schmerz ist immer auch ein subjektives Gefühl, und die Frage ist berechtigt, ob
sich das tatsächlich in bestimmte Maßeinheiten übertragen lässt.

8 »Ich fühle mich hundeelend!«
Erfahrungen einer Frau mit chronischen Rückenschmerzen

Eine Patientin (Jahrgang 1953) mit dem Failed Back Surgery Syndrome, *anhaltenden oder sich sogar verstärkenden Beschwerden nach einer Rückenoperation, berichtet von ihrer verzweifelten Suche nach Schmerzlinderung.*

Ich hatte keine sehr schöne Kindheit, bei uns zu Hause gab es keine Wärme. Meine Eltern waren streng religiös. Vor dem Essen beten, nach dem Essen in der Bibel lesen, Sonntagsschule. Lachen verboten. Im Gegensatz zu meinen jüngeren Brüdern, die Widerworte gaben und manchmal schlechten Umgang hatten, war ich ein stilles, schüchternes Kind, das tat, was man ihm auftrug. Nach der Hauswirtschaftsschule fand ich mit fünfzehn eine Stelle in der Kantine eines Altersheims. Später machte ich eine Ausbildung zur Altenpflegerin und arbeitete in diesem Beruf. Als meine Mutter jedoch Brustkrebs bekam, pflegte ich sie rund um die Uhr. Ich schlief bei ihr im Zimmer und konnte mich kurz vor ihrem Tod noch mit ihr aussprechen. Mein Vater hat uns schon nach einer Woche verboten zu weinen oder zu trauern. Wir sollten froh sein, dass Gott sie zu sich geholt habe.

Als er wieder heiratete, wurde unser Verhältnis noch schlechter. Irgendwann lernte ich meine Freundin kennen, mit der ich heute noch zusammen bin. Als ich meinem Vater von ihr erzählte, reagierte er im ersten Moment überraschend verständnisvoll. Ich weiß nicht, ob er dann mit jemandem aus der Gemeinde gesprochen hat, jedenfalls änderte er seine Meinung.

Seitdem lebe ich für ihn »in Sünde«. Wenigstens gab mir einer meiner Brüder Halt. Er sagte nur: »Schade, dass du nicht früher damit rausgerückt bist.«

Ich arbeitete inzwischen in einer Realschule als Hausmeisterin, eigentlich lief alles sehr gut. Bis ich einen Hexenschuss bekam. Ich konnte mich kaum noch rühren. Normalerweise dauert ein Hexenschuss sechs Wochen; aber dann bekam ich ein Kribbeln und Taubheitsgefühle in den Armen. Ich erhielt ein Muskelrelaxans, Physiotherapie und Manualtherapie – wir haben es also erst auf die sanfte Tour versucht. Nichts hat geholfen, bis mich mein Hausarzt zu einem Neurologen geschickt hat. Der machte eine MRT. Auf den Bildern konnte man sehen, dass ich einen heftigen Bandscheibenvorfall in der Halswirbelsäule hatte. Ich wurde operiert, man entfernte eine Bandscheibe und setzte einen *cage* (englisch: Käfig) ein, einen Platzhalter aus Titan ein. Aber danach hat sich mein Arm genauso angefühlt wie vorher. Angeblich sei bei der Operation ein Knochensplitter zurückgeblieben, der genau auf einen Nerv drückte. Drei Monate später wurde ich deswegen erneut operiert. Unmittelbar nach der OP ging es mir besser. Doch dann bekam ich massive Rückenschmerzen. Wie sich herausstellte, hatte ich einen weiteren heftigen Bandscheibenvorfall – im fünften Lenden- und im ersten Sakralwirbel.

Der Chirurg, der die beiden vorangegangenen Eingriffe durchgeführt hatte, wollte, dass ich mich gleich wieder unters Messer legte. Ich war unsicher und holte weitere Meinungen ein. Die drei Ärzte, die mich nun untersuchten, kamen zu dem Ergebnis, meine Wirbelsäule sei hoffnungslos kaputt. Sie rieten mir, mich nicht noch einmal am Rücken operieren zu lassen. Ich solle lieber lernen, mit dem Schmerz zu leben. Ich war erst Ende vierzig, deshalb kam das für mich nicht infrage. Also habe ich im Internet recherchiert, bis ich ein Krankenhaus in Belgien fand, wo man bereit war, mich zu operieren. Der Eingriff sollte über den

Bauch stattfinden. Der Arzt wollte eine Bandscheibe entnehmen, die Lücke mit Knochenspänen aus meiner Hüfte füllen, und das Ganze mit Platten und Schrauben fixieren. Spondylodese heißt das Verfahren. Da denkt man: Phantastisch, danach bin ich die Schmerzen los! Also habe ich mir den Eingriff sofort von der Krankenkasse genehmigen lassen.

Hinterher ging es meinem Rücken etwas besser, dafür taten mir die Beine weh: ein bohrender, quälender Schmerz, der wellenartig bis in meine Füße ausstrahlte. Ein Neurologe, den ich deswegen aufsuchte, nannte das *Failed Back Surgery Syndrome*. Also habe ich wieder einen Termin mit dem Arzt in Belgien gemacht. Nach einem Scan schlug er eine weitere Operation vor, diesmal über den Rücken. Er wollte noch mehr Platten und Schrauben platzieren und versicherte, meine Schmerzen würden anschließend verschwinden. Aber als ich wieder zu Bewusstsein kam, hatte ich nicht nur Operationsschmerzen, sondern auch ganz schwere, schmerzende Beine.

Dass ich trotzdem einigermaßen funktioniere, liegt an den Medikamenten. Schon nach der ersten Einnahme weiß ich, ob ein Mittel wirkt oder nicht. Diclofenac vertrage ich nicht, genauso wenig Antiepileptika. Nach Methadon fühle ich mich seltsam, aber helfen tut es nicht. Wenn ich Tramadol nehme, juckt es mich überall. Wirkung zeigt Amitriptylin, ein Antidepressivum, das auch bei neuropathischen Schmerzen verschrieben wird. Eine Zeit lang habe ich auch Cymbalta genommen, anfangs ein furchtbares Mittel: Es wird einem ganz schwindlig und übel davon, aber nach fünf Tagen ist es so, als wäre ein Schalter umgelegt worden: Der Schmerz bleibt monatelang weg, bis die Wirkung des Mittels verflogen ist.

Jahrelang habe ich auch die Opiate Oxycontin und Oxynorm eingenommen. Zuerst wirkten sie Wunder, aber irgendwann brauchte ich dreimal täglich 30 mg. Außerdem bekam ich durch die hohe Dosierung von Citalopram – ein Mittel, das den Serotoninpegel im Gehirn reguliert – sowie von Amitriptylin Fieber, Schweißausbrüche, Erschöpfungszustände und Schwindel. Ich fühlte mich hundeelend. Mein Hausarzt meinte ganz lapidar: »Sie nehmen aber auch viel zu viel ein!« Wir sind dann von 25 auf 10 mg Amitriptylin sowie auf 20 mg Citalopram runter.

Man nimmt so viel ein, wobei die meisten Mittel einem nicht mal die Schmerzspitzen nehmen. Aber ohne Medikamente ist das Leben die reinste Hölle. Ich habe alles ausprobiert: Schmerzkliniken, dreieinhalb Monate in einem Rehazentrum, eine Nervenblockade, Akupunktur, Neuromodulation. Zweimal habe ich sogar eine Epiduroskopie* über mich ergehen lassen – eine schmerzhafte, unmenschliche Behandlung.

Das alles zehrt auch sehr an meiner Psyche. Ich bin eigentlich nicht depressiv veranlagt, aber wenn die Situation so aussichtslos ist… Ich habe mit meinem Hausarzt sogar schon über Euthanasie gesprochen, und er steht dem Thema offen gegenüber. Wenn irgendwann gar nichts mehr wirkt, möchte ich das nicht noch zwanzig Jahre lang mitmachen. Im Moment ist das kein Thema, aber ich bin erleichtert, dass er so aufgeschlossen ist. Mein letzter Strohhalm ist jetzt Ketamin, ein Schmerz- und Narkosemittel, das manchmal auch als Antidepressivum eingesetzt wird. Es bewirkt eine Art Neustart im Gehirn. Früher haben es die Hippies genommen, wegen der halluzinogenen Wirkung. Doch als sich herausstellte, dass sie dadurch auch schmerzunempfindlicher, ja sogar schmerzfrei wurden, haben Wissenschaftler versucht, diesen Effekt abzukoppeln – etwas, das ihnen allerdings nicht ganz geglückt ist.

---

* Ein endoskopisches Verfahren, bei dem eine Kamera in den Epiduralraum der Wirbelsäule eingebracht wird, gleichzeitig können etwaige Verklebungen beseitigt werden. Auch Medikamente lassen sich so verabreichen.

Ein Arzt in einer Schmerzklinik hat mir diese Therapie vorgeschlagen. Aber weil die Kur dort nicht verabreicht wird, habe ich meine Unterlagen an eine Uniklinik in Amsterdam geschickt. Nach einem Gespräch und einer ausführlichen Untersuchung konnte ich schon zwei Wochen später anrücken. Von morgens um acht bis nachmittags um halb drei hing ich am Tropf, währenddessen wurde die Dosis stündlich erhöht. Ich hatte alle möglichen Nebenwirkungen. Mir war schwindlig, immer wieder übel, und mein Mund fühlte sich taub an. Außerdem bekam ich Halluzinationen – ziemlich heftige sogar, aber keine beängstigenden. Nach der Infusion bin ich getorkelt wie eine Betrunkene, aber meine Beine haben wenigstens nicht mehr so wehgetan. Abends war mein Schmerz zu fünfzig Prozent weg. In den Tagen danach habe ich mich deutlich besser gefühlt und hatte auch viel mehr Energie als sonst. Das war das erste Mittel, das wirklich gewirkt hat, leider nicht auf Dauer. Als die Wirkung nachließ, habe ich die Prozedur wiederholt, wieder hat der Erfolg nicht lange angehalten. Ein Arzt hat mich dann für eine einwöchige Kur mit Esketamin, einer chemischen Variante von Ketamin, in eine Schmerzklinik überwiesen. Ich hing nicht einen, sondern acht Tage lang am Tropf.

Die Nebenwirkungen waren heftig: Schwindel und sehr starke Kopfschmerzen. Außerdem bin ich an einem Abend bewusstlos geworden. Als ich wieder zu Hause war, hatte ich starke Schmerzen, aber nach einer Weile ging es mir besser. Wenn die Schmerzen dauerhaft zurückkehren, darf ich die Behandlung wiederholen. Aber das geht frühestens in drei, vier Monaten, sonst ist die Leberbelastung zu hoch.

Zum Wohle des Patienten?

Vom Gerangel um Zuständigkeiten bei der Schmerzbehandlung

Jahrelang mussten Neurochirurgen im Kampf gegen den Schmerz nichts als Rückschläge einstecken. Mehr als jene nervenzerstörenden Eingriffe, von denen hier bereits die Rede war, hätten sie nicht anzubieten, meinten die Kritiker. Deshalb wagten sich immer mehr Anästhesiologen, aber auch Psychiater und Psychologen auf das Gebiet der Schmerzmedizin vor. Ein großes Kräftemessen zwischen den einzelnen Disziplinen begann.

Der amerikanische Anästhesiologe John J. Bonica (1917–1994) setzte sich 1960 dafür ein, dass die erste multidisziplinäre Schmerzklinik der Welt gegründet wurde. Er verstand besser als jeder andere, dass chronischer Schmerz etwas extrem Komplexes ist und dass die Patienten nicht nur psychische und soziale Probleme, sondern auch unterschiedliche Schmerzsyndrome haben. Diese für die damalige Zeit revolutionäre Erkenntnis führte zu einer ganz neuen Herangehensweise bei der Diagnostik und Behandlung von chronischem Schmerz.

Bonica wurde auf der italienischen Vulkaninsel Filicudi im Norden Siziliens geboren. Mit elf Jahren wanderte er mit seinen Eltern in die Vereinigten Staaten aus. Vier Jahre nach ihrer Ankunft starb sein Vater, sodass John schon in jungen Jahren zum Lebensunterhalt beitragen musste. Sein Studium finanzierte er mit Preisgeldern, die er beim Catchen gewann. Er nahm nicht nur als Profi an 1500 Wettkämpfen teil, sondern trat auch unter dem Pseudonym Johnny »Bull« Walker und »Masked Marvel« bestimmt zweihundert Mal auf Jahrmärkten und im Zirkus auf.

Sein Interesse für Schmerz wurde geweckt, als er als Assistenzarzt auf der gynäkologischen Station eines New Yorker Krankenhauses arbeitete. Das Leid der Frauen bei komplizierten Geburten berührte ihn sehr. Während des Zweiten Weltkriegs arbeitete Bonica im Militärkrankenhaus in Fort Lewis (Washington), an dem er auch seine ersten multidisziplinären Erfahrungen machte. Auf seinen Vorschlag hin setzen sich er und drei Kollegen – ein orthopädischer Chirurg, ein Neurochirurg und ein Psychiater – mehrmals die Woche in der Mittagspause zusammen, um sich über die Schmerzbehandlung schwieriger Patienten auszutauschen. Das war für die damalige Zeit äußerst ungewöhnlich, aber der robuste, visionäre Bonica ging schon immer gern neue Wege.

1947 verließ er die Armee und fing im General Hospital in Tacoma (Washington) an. Dort stellte er ein multidisziplinäres Team zusammen: Es bestand aus Ärzten und Humanwissenschaftlern, die sich um chronische Schmerzpatienten kümmerten. Amerikanische Ärzte bekamen es damals mit vielen Kriegsveteranen zu tun, die infolge von Amputationen und Nervenverletzungen heftige Schmerzen hatten.

Bonicas ganzes Wissen, das er sich im Krieg und an Krankenhäusern erworben hatte, floss in sein 1500 Seiten dickes Buch mit dem Titel *The Management of Pain* ein. Sein Opus magnum erschien 1953. Sieben Jahre später ging Bonica vom General Hospital in Tacoma an die University of Washington in Seattle, um dort die neue Fakultät für Anästhesiologie und die erste multidisziplinäre Schmerzklinik ins Leben zu rufen. Er sorgte dafür, dass jeder Patient einen Arzt zugewiesen bekam, der sich bis zu seiner Krankenhausentlassung um ihn kümmerte. Nach der Untersuchung durch Spezialisten unterschiedlicher Fachrichtungen wurde der Patient nebst dem für ihn zuständigen Arzt vor dem kompletten Team präsentiert, um offene Fragen zu beantworten. Anschließend musste er den Raum verlassen, damit das Team über die Persönlichkeit des Patienten, über seine Schmerzen und deren mögliche Ursachen sprechen konnte. Dabei kamen auch sonstige Lebensumstände zur Sprache, die Schmerzen fördern können, wie eine zerrüttete Ehe, Schulden oder ein schlecht bezahlter Job. Im Anschluss wurde ein genau auf den Patienten zugeschnittenes Behandlungskonzept entwickelt. Mit dieser Vorgehensweise hatte Bonica so viel Erfolg, dass sie von Hunderten von Kliniken in den Vereinigten Staaten, aber auch weltweit übernommen wurde.

1990 erschien eine von Bonica komplett überarbeitete Fassung von *The Management of Pain:* Inzwischen war er aufgrund von schwerer Arthrose selbst ein chronischer Schmerzpatient. Doch das Credo dieser »Bibel« für Schmerzspezialisten lautete unverändert: »Eine adäquate Schmerzbehandlung bleibt die vornehmste Pflicht, das Wichtigste, ja die Krönung der Arbeit eines jeden Arztes.«

Rufer in der Wüste

Würde man behaupten, diese Entwicklung sei nicht von allen begeistert begrüßt worden, ist das noch stark untertrieben. Vor allem den Neurologen gefiel es ganz und gar nicht, dass auf »ihrem Gebiet« gewildert wurde. Andererseits waren sie nicht ganz unschuldig daran, da sie kaum Anstalten machten, sich mit chronischem Schmerz zu beschäftigen. Das überließen sie lieber den Neurochirurgen. Der flämische Schmerzspezialist Jan Franken (Jahrgang 1968) erzählt: »Neurologen haben ziemliche Wissenslücken in puncto Schmerz. Sie haben nach wie vor Descartes' Lehre verinnerlicht: Wenn sie nichts sehen, hat man auch nichts. Viele Patienten, die zum Beispiel schon länger an

Kopfschmerzen leiden, für die es aber keine neurologische Erklärung gibt, fallen hier einfach durchs Raster. Ihre einzige Chance sind Kliniken, in denen interdisziplinär gearbeitet wird. Nur: Als ich noch an der Amsterdamer Uniklinik war, habe ich nicht ein einziges Mal einen Neurologen bei interdisziplinären Besprechungen gesehen. Anästhesiologen haben hier wirklich brachliegendes Terrain erobert.«

Auch Rien Vermeulen (Jahrgang 1946), emeritierter Professor für Neurologie an der Universität Amsterdam, bestätigt, dass viele Neurologen von Schmerz, zumal chronischem, wenig Ahnung haben. Im Studium würden sie zwar Vorlesungen in Anatomie und Schmerzphysiologie hören und dabei Wissenswertes über Schmerzbahnen und Stoffe lernen, die dabei eine Rolle spielen. Chronischer Schmerz würde jedoch nicht thematisiert. »Ich selbst wurde damit erst während meiner Facharztausbildung konfrontiert. Aber da ging es vor allem darum, solche Patienten möglichst schnell wieder loszuwerden. Wenn ein Neurologe mit einem Schmerzpatienten zu tun hat, versucht er eine Erklärung für dessen Beschwerden zu finden. Gelingt ihm das nicht, schickt er ihn zurück zum Hausarzt und gibt ihm bestenfalls den Rat, sein Glück bei einem Schmerzteam zu versuchen.«

Dass auch die Neurochirurgen inzwischen mehr oder minder klaglos das Feld geräumt haben, hat mehrere Gründe, so Marten van Wijhe von der Historischen Kommission der niederländischen Gesellschaft für Anästhesiologie (NVA). Neurochirurgen seien auch so gut beschäftigt und bräuchten keine neuen Patienten – erst recht nicht solche mit chronischem Schmerz, die immer wieder kämen, um ihre unerklärlichen Beschwerden zu schildern. »Im Großen und Ganzen«, so Van Wijhe, »haben die Neurochirurgen lange auf die Schmerzmedizin herabgeschaut und waren froh, dass die Anästhesiologen so nett waren, sich darum zu kümmern.«

Diese Mischung aus Ignoranz, Arroganz und einer gewissen

Unwissenheit ebnete also den Weg für Anästhesiologen, Psychologen und Psychiater. Blieb nur noch die Frage, welche dieser drei Gruppen die Oberhand gewinnen würde. Schon bald zeichnete sich ab, dass die Anästhesiologen, die früher von Kollegen als »Gasmänner« beschimpft worden waren, das Rennen machen würden.

Der Anästhesiologe Menno Sluijter (Jahrgang 1932) gilt weltweit als einer der Pioniere der Schmerzmedizin. Als er 1973 jedoch im holländischen Amstelveen eine Schmerzsprechstunde ins Leben rief, legte ihm ausgerechnet seine eigene Zunft viele Steine in den Weg. »Das Team hat sich heftig beschwert. Sogar der Kinderarzt war dagegen«, erzählt er. »Er fand, das schade dem Ansehen des Krankenhauses. Schmerzbehandlung galt als Symptombehandlung. ›Es gibt schließlich auch keine Fiebersprechstunde!‹, hat mich ein Kollege abgekanzelt.«

Sluijter zufolge war die Zeit damals einfach noch nicht reif dafür. Anfangs seien höchstens fünf, sechs Leute in seine Sprechstunde gekommen. Als er drei Jahre später in Amsterdam praktizierte, habe sich das dramatisch geändert: »Ich hatte dort eine Riesenpraxis mit dreißig, vierzig Patienten am Tag. Die Leute kamen von überall her, auch aus dem Ausland. Sogar aus Australien und Südamerika.« Ein Umdenken hatte eingesetzt, das die Gründung zahlreicher Schmerzpolikliniken zur Folge hatte. »Wobei man sich unter Poliklinik nicht zu viel vorstellen sollte«, meint das Vorstandsmitglied einer Schmerzpatientenorganisation. »Manche Kliniken bestanden anfangs mehr oder weniger aus einer Besenkammer mit einem Anästhesisten, einem Pförtner und einer Putzfrau. Trotzdem musste das kein schlechtes Schmerzzentrum sein: Wenn man engagiertes Personal hatte, konnte man viel ausgleichen.« Die Unterstützung »von oben« sei dagegen alles andere als gut gewesen. Die Auffassung, Hausärzte sollten sich chronischer Schmerzpatienten annehmen, war ebenso weit verbreitet wie die Herablassung, mit denen man im Kollegenkreis noch lange auf die Schmerztherapeuten herabblickte.

Eine Erfahrung, die auch Ben Crul (Jahrgang 1941) machte, der als junger Arzt in den 1970er-Jahren damit begann, Krebspatienten zu behandeln. In seiner Freizeit reiste er auf eigene Kosten durchs ganze Land, ja sogar nach England und Kanada, um Schmerzspezialisten über die Schulter zu schauen. »Mein erster Schmerzpatient war eine 28-jährige Frau mit eingewachsenem Enddarmkrebs«, erzählt er. »Sie hatte furchtbare Schmerzen im rechten Bein. Ich habe ihr eine Spritze mit Phenol und Glycerin ins Rückenmark gegeben, die phantastisch gewirkt hat. Sie hatte keine Schmerzen mehr. Da dachte ich, ich hätte den Stein der Weisen gefunden, zumal ich den Schmerz bis zu ihrem Tod ziemlich gut unter Kontrolle hatte.« Als er einen Artikel darüber verfasste, riefen Hausärzte bei ihm an und berichteten von ihren Erfahrungen. 1981 schrieb er eine Fortsetzung unter der Überschrift »Schmerzbekämpfung bei Krebs – ein Stiefkind der Medizin?« und übte scharfe Kritik an der viel zu zaghaften, unzureichenden Behandlungspraxis. Bestimmt zehntausend Krebspatienten würden jedes Jahr buchstäblich krepieren vor Schmerz, obwohl hervorragende Behandlungsmethoden zur Verfügung stünden.

Der Artikel führte zwar dazu, dass ein Mitglied des Parlaments Fragen an die Gesundheitsministerin stellte, aber der von Crul erhoffte Durchbruch fand nicht statt. Für ihn persönlich hatte der Einsatz für Palliativ- und Schmerzmedizin Konsequenzen. 1988 überwarf er sich mit seinen Anästhesiologie-Kollegen, die meinten, dass man an Schmerzbehandlung zu wenig verdiene. Heute erzählt er: »Als ich dann gesundheitliche Probleme bekam, sagte meine Frau: ›Du gehst nie mehr laut pfeifend in die Arbeit. Such dir doch anderswo einen neuen Job.‹ Da habe ich gekündigt, ohne eine neue Anstellung zu haben.«

Crul wechselte die Stelle, er hielt durch und erlebte, wie mit den Jahren das Interesse und die Unterstützung für sein Projekt wuchsen. Er wurde schließlich ordentlicher Professor für Schmerzbekämpfung. 2006 sagte er in seiner Rede anlässlich seiner Emeritierung:

> Es freut mich sehr, dass ich mich vom Rufer in der Wüste zum ersten Vollzeitprofessor für Schmerzbekämpfung in den Niederlanden entwickelt habe (…) und meinen Beitrag zu einer humaneren, einfühlsameren Medizin leisten konnte.

Große Wissenslücken

Bis dahin war es ein weiter Weg gewesen. In den optimistischen 1970er-Jahren hatten Psychiater und Anästhesiologen angekündigt, in Zukunft müsse niemand mehr Schmerzen leiden. Hochfliegende Pläne, die schnell begraben werden mussten. Seit den 1980er-Jahren hat niemand mehr eine neue Ära ohne Schmerz ausgerufen. Selbst Koryphäen auf diesem Gebiet mussten zugeben, dass viele kurzfristige Erfolge reine Placeboeffekte gewesen waren. Und dass man in dem Gerangel um Zuständigkeiten unbewusst allerlei Quacksalbern das Feld bereitet hatte, die sich seitdem auf dem Feld der Schmerzmedizin tummelten. Die Mediziner zogen nicht mit vereinten Kräften an einem Strang, jeder kochte sein eigenes Süppchen, und jeder wollte mitverdienen. Neurologen gründeten Kopfschmerzkliniken, orthopädische Chirurgen und Chiropraktiker Rückenkliniken, und Reha-Ärzte eröffneten eigene Zentren, wobei sie sich weniger auf den Schmerz als auf dessen Folgen konzentrierten. Dabei wäre gerade bei Schmerz eine multidisziplinäre Herangehensweise – angefangen beim Hausarzt über Fachärzte bis hin zu den einzelnen

Bereichen einer Schmerzklinik – das Gebot der Stunde gewesen. Nur, wenn alle zusammenarbeiten, können organische, psychische und biopsychosoziale Aspekte ein Gesamtbild ergeben, das einem Schmerzpatienten gerecht wird.

Aber über Jahrzehnte hinweg wurde genau das versäumt. Eine Kettenreaktion, die nicht dem Wohl des Patienten dient. Im Gegenteil. Zu oft wurden Schmerzpatienten zurück an ihren Hausarzt delegiert, obwohl es vielen Allgemeinärzten an ausreichenden Fachkenntnissen fehlt. Aus einer europäischen Studie über chronischen Schmerz aus dem Jahr 2005 wissen wir, dass 79 Prozent der Befragten angaben, die vom Hausarzt verschriebenen Medikamente seien nicht ausreichend. Ein Ergebnis, das eine niederländische Studie von 2008 bestätigte: Mehr als 50 Prozent aller Patienten mit neuropathischen Schmerzen bekamen zuerst Aspirin oder einen anderen NSAID (nichtsteroidalen Entzündungshemmer) verschrieben wie Ibuprofen, Diclofenac oder Naproxen – und das, obwohl NSAIDs bei dieser Form von Schmerz so gut wie wirkungslos sind.

Mit anderen Worten: Schon während der Ausbildung von Ärzten muss hier deutlich mehr passieren. Eine Studie der British Pain Society aus dem Jahr 2009 ermittelte, dass ein britischer Medizinstudent während seines *gesamten* Studiums im Schnitt gerade einmal dreizehn Stunden lang über das Thema Schmerz informiert wird, manchmal sind es gar nur sechs Stunden. Auch anderswo in Europa ist die Situation nicht viel besser: Nach den niederländischen Richtlinien für Pflegepersonal aus dem Jahr 2003 waren theoretisch maximal 15 Stunden dafür vorgesehen, in der Praxis tendierte die Zahl gegen null. Von der Qualität dieser »Unterrichtung« gar nicht zu reden. Vor diesem Hintergrund schlussfolgerte eine Arbeitsgruppe: »Anscheinend ist es uns nicht ausreichend gelungen, bestehendes Wissen über Schmerz und Schmerzbehandlung weiterzugeben. Darüber hinaus gibt es große Wissenslücken zu diesem Thema.« Aber auch bei den »Entscheidungsträgern« wurde mit Kritik nicht gespart: Während sie die Prävention und Behandlung von Herz- und Gefäßkrankheiten, Diabetes und chronischen Lungenerkrankungen (COPD) sehr ernst nähmen, schenkten sie chronischem Schmerz so gut wie gar keine oder höchstens eine geringe Aufmerksamkeit.

In Deutschland sind Herz-Kreislauf-Erkrankungen zwar die Nummer eins bei den Todesursachen (rund 342 000 Menschen im Jahr 2012), an Diabetes leiden nach einer Erhebung der Allgemeinen Ortskrankenkassen aus dem Jahr 2009 rund 8 Millionen Menschen – aber die Zahl der Schmerzpatienten liegt mit 12 bis 15 Millionen deutlich höher. Dennoch, so die Meinung der oben genannten Arbeitsgruppe, betrachteten maßgebliche Entscheidungsträger im Bereich Medizin chronischen Schmerz nach wie vor nicht als eigenständige Krankheit, sondern als Symptom. Und schon gar nicht als ein Problem, das dringend gelöst werden muss.

10 »Ständig abhängig sein, nichts mehr allein können«
Erfahrungen eines MS-Patienten

*Rob v. Z. (Jahrgang 1953) ist Kunsthistoriker.
Seit 1984 leidet er an Multipler Sklerose. Er erzählt
von seinen schlaflosen Nächten und den enormen
seelischen Belastungen, die seine Krankheit mit
sich bringt.*

Ablenkung ist die beste Medizin. Meine Schmerzmittel sind Arbeiten oder mir etwas Schönes ausdenken und umsetzen. Getreu dem Motto: Ein gesunder Geist in einem kranken Körper. Ich will, dass der Schmerz eine möglichst kleine Rolle in meinem Leben spielt. Aber wenn ich zu lange in derselben Haltung sitze oder liege, kommt er ganz von selbst. Nur selten gelingt es mir, bei einer idealen Raumtemperatur in einer idealen Haltung im Bett zu liegen. Dann habe ich eine Zeit lang keine Krämpfe und kann mir einbilden, schmerzfrei zu sein. Für einen Moment denke ich: »Ach, ist das schön.« Aber dann geht es wieder los.

Angefangen hat alles mit schrecklichen Rückenschmerzen. Ein Arzt sagte, das sei ein Bandscheibenvorfall, ich müsse liegen. Nach zwei Tagen fand ich, es müsse doch etwas anderes sein, und ging ins Krankenhaus, wo man mich sofort stationär aufnahm. Dort wurde festgestellt, dass ich MS habe. Zunächst war der Schmerz noch auszuhalten. Ja, er wurde sogar schwächer, auch wenn die Schübe plötzliche Beschwerden machten, zum Beispiel in den Leisten. Aber auch die verschwanden wieder, bis der Schmerz nach acht, neun Jahren nicht mehr wegging und ich nach und nach immer mehr Funktionen einbüßte. Fängt man an zu hinken, kauft man sich einen Stock. Dann erst eine und später zwei Krücken. Irgendwann landet man in einem handbetriebenen und schließlich in einem elektrischen Rollstuhl. Dann hat man schon mit allem abgeschlossen – mit dem Radfahren, dem Autofahren, dem Sex.

Seit zwölf Jahren kann ich meine linke Hand nicht mehr benutzen. Sie schmerzt die ganze Zeit, manchmal fühlt es sich an, als wäre sie aus Watte. Das ist sehr unangenehm, vor allem wenn dann das Kribbeln dazukommt. Auch meine anderen Extremitäten schmerzen ständig. Sie fühlen sich taub an, manchmal spüre ich auch ein Stechen und Brennen. Dann wieder ist es, als wären sie aus Blei, stünden unheimlich unter Spannung oder wären heißer als der Rest meines Körpers. Wenn ich Fieber habe, werden selbst die Gliedmaßen steif, die eigentlich noch funktionieren wie meine rechte Hand. In solchen Momenten habe ich Angst, dass auch diese Hand ihre Funktionsfähigkeit auf Dauer einbüßt.

Weil ich meinen linken Arm nicht mehr strecken kann, kommt es zu Verwachsungen, die wiederum Schulterschmerzen verursachen. Zwei-, dreimal die Woche bekomme ich Physiotherapie, um meine Gelenke beweglich zu halten. Der Therapeut dehnt meine Muskeln, was wehtut. Gleichzeitig hat es etwas Angenehmes. Man kann sich das vorstellen wie Dehnübungen beim Sport: Die können auch manchmal wehtun.

Mein vegetatives Nervensystem ist durch die Krankheit zerstört worden. Oft ist mir wahnsinnig heiß, jede Temperatur über 22 °C ist für mich die Hölle. Bei 28 °C funktioniere ich nicht mehr richtig, versuche dann aber mit Eispacks für Kühlung zu sorgen. Von Hitze wache ich regelmäßig auf. Auch wenn es draußen friert, habe ich manchmal das Gefühl, es hätte 35 °C. Vor allem im Sommer, wenn es brütend heiß ist, spüre ich, wie mich meine Kraft verlässt.

Ich habe ständig Schmerzen im Gesäß und auf der Oberschenkelrückseite, so als würde ich auf einer heißen Herdplatte hocken. Ich verbringe Tag für Tag dreizehn, vierzehn Stunden im Rollstuhl, sitze also fast ständig gefühlt auf einer heißen Herdplatte. Mein Gesäß wird vom vielen Sitzen ganz wund. Dann bleibt mir nichts anderes übrig, als mich hinzulegen. Aber das kann ich nicht allein, eine Pflegerin muss kommen, und schon dafür geht mindestens eine halbe Stunde drauf. Deshalb ertrage ich den Schmerz lieber. Liege ich zu lange im Bett, bekomme ich auch Schmerzen, weil ich meine Haltung nicht ändern kann. Manchmal liege ich mich wund, und das tut erst richtig weh! Das sind so dekubitusartige Wunden, auf die die Pflegerin eine Salbe gibt; davon geht der Schmerz zwar nicht weg, aber dafür wird wenigstens der Heilungsprozess beschleunigt.

Weil ich den ganzen Tag im Rollstuhl sitze, und das seit zwölf Jahren, drückt das die Wirbel zusammen, und ich habe Probleme mit dem unteren Rücken. Deshalb schlafe ich stets mit angezogenen Knien, sonst habe ich furchtbare Schmerzen. Ich kann höchstens eine Stunde flach liegen. Wenn mich die Pflegerin endlich mithilfe eines Hebelifts ins Bett gebracht hat, reagieren meine aus der Sitzhaltung kommenden Muskeln darauf. Das dauert etwa eine Viertelstunde, anschließend stellt sie das Kopfende hoch, um meinen Rücken und die Muskeln zu entlasten. Erst dann kann ich schlafen. Aber manchmal habe ich nachts viele Spasmen, schmerzhafte Muskelkrämpfe. Mein Bein kann dann bis zu zwanzig, dreißig Zentimeter hochschnellen. Heute hatte ich bis halb zwei Uhr nachts Krämpfe. Wenn man schlecht geschlafen hat, sind die Nervenenden noch empfindlicher. Es gibt Medikamente dagegen, Antispasmodika, aber davon wird man ganz benommen. Man ist dann morgens völlig fertig. Wenn ich viel Wasser trinke – anderthalb bis zwei Liter – gehen die Spasmen auch weg. Ich nehme ohnehin möglichst wenig Medikamente. Keine Schmerzmittel, denn die bekämpfen nur die Symptome, außerdem möchte ich einen klaren Kopf behalten.

Ich nehme nur Blutverdünner und täglich Antibiotika gegen die Harnwegsinfektionen. Ansonsten höchstens eine Schlaftablette. Wenn ich gar nicht schlafen kann, lege ich manchmal ein Hörbuch ein. Aber auch das hilft nicht immer. Nachts nimmt man seinen Körper viel bewusster wahr. Ich versuche, mich dann auf etwas anderes zu konzentrieren. Zum Beispiel, dass ich auf der Spielerbank von Ajax Amsterdam sitze und Cruijff sagt: »He du, los, einwechseln!« Jungsträume eben.

Anfangs habe ich mir viele Gedanken darüber gemacht, warum das alles so gekommen ist. Später nicht mehr. Ich habe wirklich alles ausprobiert: makrobiotisches Essen, Nachtkerzenölkapseln, glutenfreies Essen. Nur in Selbsthilfeforen tummle ich mich nie. Es kursieren so viele Gerüchte, und niemand weiß wirklich Bescheid. Außerdem will ich nicht, dass mein Leben von der Krankheit dominiert wird. Es gibt Leute – ich nenne sie Pseudo-Neurologen –, die alles lesen, was zu diesem Thema erscheint. Jedes Jahr hört man wieder von einer bahnbrechenden Erkenntnis oder einer neuen Therapie. Sobald so etwas Schlagzeilen macht, recherchiere ich im Internet oder rufe meinen Neurologen an. Der sagt dann, dass die Forschung noch nicht so weit ist.

Für mich gibt es verschiedene Schmerzkategorien. Der Schmerz im Gesäß fällt in die Kategorie: So ist es eben – leider. Der Schmerz bei Krämpfen: Vielleicht lässt sich etwas dagegen machen. Habe ich Wunden am Gesäß, muss ich mich im Bett auf die Seite legen und von Pflegern oder meiner Frau mehrmals umgedreht werden. Das ist das Einzige, was hilft. Und gegen die Rückenschmerzen kann ich ohnehin nichts machen. Viel schlimmer als der Schmerz ist die Abhängigkeit. Das ist Seelenschmerz, und der wird in letzter Zeit immer schlimmer. Nichts mehr allein machen zu können – daran gewöhnt man sich nie. Ich bin jetzt seit zwölf Jahren abhängig, davon zehn Jahre super-abhängig. Wenn man so abhängig ist, muss man immer nett sein, obwohl ich manchmal am liebsten mit einem Maschinengewehr rumlaufen würde. Aber diejenigen zu verprellen, die für einen da sind, das möchte ich auch wieder nicht. Habe ich einen schlechten Tag, bringt mich allein die Tatsache aus der Fassung, dass ich mich nicht mal in einem Café verabreden kann, ohne sechs Telefonate zu führen und alle möglichen Leute zu engagieren! Oder dass ich nicht sagen kann: Morgen fliege ich nach New York! Meine Freunde reisen durch die ganze Welt. »Von mir aus!«, rede ich mir dann ein. Aber auf einmal schnürt es mir doch die Kehle zu. Dass ich nicht mehr reisen kann, ist gar nicht mal das Schlimmste. Dass man um alles bitten, alles lange im Vorfeld organisieren muss – damit kann ich mich nur schwer abfinden.

Jeder hat Momente im Leben, in denen er denkt: »Give me a break!« Das trifft für mich den Nagel auf den Kopf: Wie schön es doch wäre, wenn ich mir eine Auszeit vom Rollstuhl gönnen könnte, und sei es nur für ein Jahr oder ein paar Wochen. Oder wenn ich mich am Vormittag spontan für den Nachmittag zum Kaffee verabreden könnte! Würde man mir etwas mehr Schmerzen im Tausch gegen weniger Abhängigkeit anbieten, wüsste ich sofort, wofür ich mich entscheiden würde.

11 Alltag in einem multidisziplinären Schmerzzentrum

»Es ist eher eine Frage des Bauchgefühls«

Seit den 1970er-Jahren wurden zunehmend mehr Schmerzzentren gegründet, in denen interdisziplinäre Teams zusammenarbeiten. Je besser die Arbeit der verschiedenen Ärzte und des Pflegepersonals ineinandergreift, desto besser kann Schmerz behandelt werden, ohne dass der Patient von Arzt zu Arzt rennen muss und in der Summe gefährliche, falsch dosierte Medikamentencocktails einnimmt.

Montagmorgen

Frank Wille hält im Diakonissenkrankenhaus Utrecht Sprechstunde. Mit seinen 560 Betten, 3000 Mitarbeitern und jährlich 26 000 Patienten ist es eine mittelgroße Klinik. Auf dem Flur warten gut fünfundzwanzig Personen darauf, dass sie von einem der Schmerztherapeuten aufgerufen werden. Das Durchschnittsalter liegt zwischen fünfzig und sechzig, ein paar Jüngere sind auch darunter. Ich darf Willes Sprechstunde beiwohnen, der vorher jeden Patienten fragt, ob ich mithören und mir Notizen für mein Buch machen darf.

Die erste Patientin ist um die sechzig, stark übergewichtig und hat ein blasses, angespanntes Gesicht. Ängstlich schaut sie den Arzt an, der eine Röntgenaufnahme ihrer Wirbelsäule betrachtet. Ihre rechte Hand ruht auf der Schiebestange eines Rollators, mit der linken zupft sie nervös an ihrer Jacke herum. Ihr Mann, der schweigend neben ihr sitzt, macht ein Gesicht, als gehöre er gar nicht hierher.

»Seit einem halben Jahr werden die Schmerzen immer stärker. Vor neun Jahren bin ich das letzte Mal operiert worden. Damals wurden die Wirbel L4 und L5 versteift. Aber als ich das vierte Mal operiert werden sollte, wollte der Chirurg nicht mehr. Er hatte Angst, ich könnte gelähmt werden. Ich will jetzt Zement anstelle des Wirbels«, sagt sie.

»Zement wird bei Osteoporose injiziert«, entgegnet Frank Wille, der Anästhesiologe und Schmerztherapeut. »Sind Sie für eine Nervenstimulation gekommen?«

»Man braucht nur auf meinen Rücken zu zeigen, und schon gehe ich hoch. Aber jetzt sind auch meine Beine betroffen. Manchmal sage ich zu ihm…« – sie nickt ihrem Mann zu –, »dass ich am liebsten sterben würde. Keine Ahnung, ob mir so eine Stimulation hilft.«

»Ich möchte Ihnen ein etwas komplizierteres Gerät einsetzen, das Rücken und Beine stimuliert. Das ist eine sehr elegante Lösung, für die keine Schrauben nötig sind.«

»Ist das der Nerv, der so wehtut?«

»Das kann ich nicht so ohne weiteres sagen. Dafür müssen wir erst eine CT und eine MRT machen und schauen, ob für den Stimulator noch genug Platz ist.«

»Und was ist, wenn man den Nerv durchtrennt?«

»Das wurde zwischen dem Ersten und dem Zweiten Weltkrieg gemacht. Wir wollen hier auf keinen Fall Nerven beschädigen oder zerstören. Denn dann landen Sie im Rollstuhl und haben Phantomschmerzen.«

Die Frau schaut schüchtern zu ihrem mürrisch dreinblickenden Mann hinüber, aber der reagiert nicht.

»Wie geht es Ihrem Herzen?«, fragt Wille.

»Der Kardiologe ist sehr zufrieden. Er meint, es könne dem Herz gar nicht besser gehen.«

»Nehmen Sie Herzmedikamente?«

»Nein, aber beschreien Sie das bitte nicht! Ich glaube, das

mit den Schmerzen kommt daher, weil ich so schnell hintereinander am Rücken operiert worden bin. Erst morgens, und als es dann geblutet hat abends noch mal. Sie haben mich zwar gewarnt, dass sich mein Zustand verschlechtern wird, aber dass es so schnell geht...«

Während sich Wille Notizen macht, sagt die Frau: »Ich kann gar nicht mehr gerade stehen, nur noch krumm.«

»Konservativ gesehen sind Sie austherapiert«, entgegnet Wille mit einem Blick auf den Leuchtkasten. »Deshalb kommen Sie für einen Neuromodulator infrage. Wir werden uns die Sache näher ansehen.«

Nach der Untersuchung fasst sich die Frau beim Aufstehen stöhnend an den Rücken. Ihr Mann, der schon an der Tür wartet, macht keine Anstalten, ihr zu helfen.

Als das Paar den Raum verlassen hat – die Frau hinkt mühsam hinter dem Rollator her –, sagt Wille: »Das ist wieder so jemand, der völlig invalide ist. Seit 2008 hat man alles Mögliche mit ihr gemacht: TENS, Fentanyl-Pflaster. Ihr Schmerzwert liegt jetzt zwischen neun und zehn. In so einem Fall darf man ruhig aggressiver behandeln, aber im positiven Sinn. Die Frau ist mit ihrem Latein am Ende, sie droht immer wieder mit Selbstmord. Aber bevor ich ihr einen Neurostimulator einsetze, möchte ich sie erst noch etwas besser kennenlernen. Und ganz wichtig: Sie muss trotz der Schmerzen unbedingt in Bewegung bleiben. Früher sollte man bei einem Bandscheibenvorfall sechs Wochen im Bett bleiben, aber das hat alles nur noch schlimmer gemacht. Wenn Menschen immobil werden, können sie eine Thrombose oder eine Lungenembolie bekommen und schlimmstenfalls daran sterben. Wir müssen versuchen, den Schmerz für solche Patienten erträglich zu machen, ihnen zeigen, wie man damit leben kann. Jemand, der länger als drei Jahre Schmerzen gehabt hat, wird nie mehr ganz schmerzfrei werden.«

Der nächste Patient, ein Marokkaner um die vierzig, kommt in Begleitung seiner Frau. Sie trägt ein knallgrünes Kopftuch und spricht im Gegensatz zu ihrem Mann fließend und akzentfrei Niederländisch. Wille hat mir erzählt, dass der Mann vor einigen Jahren von einem Auto angefahren wurde. Nachdem er drei Mal am linken Bein operiert wurde, leidet er an postchirurgischem Schmerz, also an chronischem Schmerz nach einer Operation.

Wille rechnet mir vor, dass im Schnitt bei 10 bis 15 Prozent aller Operierten solche Schmerzen zurückbleiben. Am häufigsten sind Patienten betroffen, die an der Lunge operiert wurden (50 Prozent) oder an der Bandscheibe (20 Prozent), gefolgt von Frauen nach einer Brustamputation (15 bis 20 Prozent) und Menschen, die eine Leistenbruchoperation hatten (10 bis 15 Prozent).

Der Mann, der früher in einer Putzkolonne gearbeitet hat, ist mittlerweile in Frührente. Er nimmt Diclofenac und Amitriptylin, aber seine Frau erklärt während der Sprechstunde, dass das Bein trotzdem immer mehr anschwellen und schmerzen würde. Inzwischen tue ihm sogar der Knöchel weh. Um ihre Worte zu unterstreichen, steht der Mann auf und lässt seine Hose herunter. Sein linkes Bein sieht doppelt so dick aus wie das rechte.

»Wird es manchmal blau?«, fragt Wille.

»Weiß nicht«, sagt der Mann.

»Und ist es heiß?«

»Wenn ich es anfasse, tut es einfach bloß weh.«

»Er stöhnt schon, wenn ihn unser vierjähriger Sohn aus Versehen berührt«, sagt die Frau. »Außerdem stürzt er oft.«

»Haben Sie heute schon was eingenommen?«, erkundigt sich Wille.

»Diclofenac. Zwei Tabletten.«

»Er schluckt Medikamente wie nichts«, sagt seine Frau vorwurfsvoll. Und manchmal läuft er den ganzen Tag durchs Haus und ruft: ›Aua-aua-aua!‹«

»Gut, wir machen einen Ultraschall«, sagt Wille nach einem Blick in die Akte. »So sehen wir, ob noch Wasser im Bein ist. Sollte es einen Hohlraum mit Wasser geben, müssen wir weitersehen. Ich gebe Ihnen auch andere Medikamente. Sie müssen das Diclofenac absetzen, stattdessen verschreibe ich Ihnen Lyrica.«

Wahrscheinlichkeitsdiagnose

Laut Frank Wille würden zwar immer mehr Schmerzzentren gegründet, aber er befürchtet trotzdem, dass dies bei weitem nicht ausreiche. Die Arbeit sei bald nicht mehr zu schaffen – auch wegen des demographischen Wandels: Die Leute werden immer älter. »Außerdem akzeptieren sie nicht mehr, dass Schmerz zum Leben dazugehört. Man braucht sich ja nur die Situation in den Kreißsälen anzusehen: In manchen Kliniken verlangen schon fünfzig Prozent der Frauen eine Periduralanästhesie.« Laut Wille sagt das viel darüber aus, wie eine Gesellschaft über Schmerz denkt.

»Wenn man dann noch sieht, wie viele Menschen unter starken Schmerzen leiden und wie wenige davon in einer Schmerzklinik einen Platz bekommen! Das sind nicht einmal zwei Prozent aller chronischen Schmerzpatienten. Bei manchen Spezialkliniken gibt es jetzt schon Wartezeiten von acht Monaten.« Deshalb glaubt er, dass bereits an vorderster Front – also beim Hausarzt – mehr getan werden muss.

Wille hat dreißig Mitarbeiter, darunter sechs Anästhesiologen, zwei Psychologen, einen Rehabilitationsarzt, zwei Physiotherapeuten, vier Schmerzpfleger, sechs medizinische Sekretärinnen und zwei Arztassistenten. Allerdings arbeiten nicht alle in Vollzeit. Wille hätte gern noch einen Neurochirurgen und einen Betriebsarzt. Letzterer könnte den Patienten bei der Wiedereingliederung in den Arbeitsmarkt helfen. »Schön wäre auch, wenn wir intensiver mit einem neurochirurgischen Zentrum zusammenarbeiten könnten, damit wir auch Tiefe Hirnstimulation und Motorkortexstimulation anbieten können.«

Er berät sich jetzt schon regelmäßig mit dem Neurologen des Krankenhauses. »Neurologen sind gute Diagnostiker«, sagt Wille, »aber von Schmerzbehandlung haben sie keine Ahnung. Das gilt auch für Chirurgen. Anästhesiologen haben Anatomiekenntnisse, überdurchschnittlich gute neurologische Kenntnisse und beschäftigen sich seit jeher mit Schmerzen. Trotzdem finde ich es nicht gut, die Schmerzbehandlung nur Spezialisten zu überlassen. Wir müssen alle lernen, über den Tellerrand hinauszuschauen.«

Bevor ein neuer Patient hier eine Behandlung beginnt, muss er einen achtseitigen Fragebogen ausfüllen. Anhand dieses Bogens nimmt das Team eine psychologische und soziale Einschätzung vor. Ist jemand in Frührente oder arbeitslos? Gibt es juristische Probleme, die vorher geklärt werden müssen? Private Schwierigkeiten, die belasten können? Erst dann stellt der Anästhesiologe nach einem ausführlichen Gespräch und einer körperlichen Untersuchung eine »Wahrscheinlichkeitsdiagnose« und erarbeitet einen Behandlungs- und Begleitplan. Gut möglich, dass er den Patienten zur Diagnostik noch zum Neurologen schickt oder eine MRT machen lässt. Wenn nötig, wird der Patient auch stationär aufgenommen. Dann bekommt er alle möglichen Behandlungen – »von oberflächlich-harmlos bis sehr invasiv«, so Wille.

Bleiben die Beschwerden unverändert, kann der Schmerztherapeut auch einen Psychologen hinzuziehen. Gibt es darüber hinaus funktionale Beschwerden, wird ein Rehabilitationsarzt eingeschaltet, der wiederum einen Physio- oder Ergotherapeuten dazuholen kann. Das Sagen hat jedoch immer der Schmerzspezialist, der den Behandlungsplan erstellt hat.

Montagmittag – »Unsere Lieblingspatienten«

Es wird noch eine Dreiviertelstunde dauern, bis der Anästhesiologe Maurice Giezeman (Jahrgang 1965) sich bis zum dritten Lendenwirbel vorgearbeitet hat. Ein Bildschirm über dem Behandlungstisch zeigt einen flimmernden rosa Tunnel vor schwarzem Hintergrund. Nachdem er ein Kontrastmittel gespritzt hat, fragt Giezeman den Patienten – einen sechsundvierzigjährigen, auf dem Bauch liegenden Mann –, ob dieser etwas fühlt. »Mein rechtes Bein«, flüstert der Mann. »Außerdem juckt meine Nase.«

»Ein wirklich schönes Bild!«, lobt die Schmerzpflegerin mit Blick auf den Bildschirm. Weißes Narbengewebe und Fettbläschen sind deutlich zu erkennen. Die Kamera am Katheter, den Giezeman über dem Steißbein in den Epiduralraum der Wirbelsäule geschoben hat, ist kaum größer als ein Millimeter. Die Bilder, die sie produziert, sind gestochen scharf.

Der Bereich, in dem die Kamera ihre Aufnahmen macht, heißt zwar Epiduralraum, aber Giezeman erklärt mir, dass es sich dabei keineswegs um einen Raum im Wortsinn handelt: In Wirklichkeit sei er mit Blutgefäßen und Fett gefüllt. Wird im Bauchraum operiert, kann der Chirurg Kohlensäuregas einpumpen, um mehr Platz zu schaffen. Aber im Epiduralraum ist und bleibt es eine ziemliche Fummelei. Kein Wunder, dass Giezemans Katheter auf Höhe des vierten und fünften Lendenwirbels im Narbengewebe hängen bleibt. Während er sich mit der Schmerzpflegerin in gedämpftem Ton berät, versucht er immer wieder aufs Neue, das lästige Hindernis zu passieren. Der Mann auf dem Behandlungstisch ist nur örtlich betäubt. Nachdem er 2008 zum zweiten Mal erfolglos operiert worden war, leidet er jetzt am *Failed Back Surgery Syndrome*. 2010 hat er schon einmal eine Epiduroskopie bekommen, aber Giezeman kann nicht ausschließen, dass der Patient in einem Jahr wieder hier liegt.

Endlich glückt es dem Arzt, über den Katheter Medikamente

in den Epiduralraum zu spritzen: ein Kortikosteroid als Entzündungshemmer, einen Gewebeweichmacher und ein Schmerzmittel. Sichtlich erleichtert fragt er den Mann erneut, wie er sich fühlt. »Ein bisschen verwirrt«, murmelt der. Giezeman warnt ihn, dass er infolge der Rückenmarkspunktion Kopfschmerzen bekommen könne. Der Eingriff hat exakt eine Stunde gedauert, als die Pflegerin die Liege mit dem Patienten aus dem Behandlungsraum schiebt.

Für Giezeman ist es immer wieder spannend, wie Patienten auf eine Epiduroskopie reagieren: Manche erfahren gar keine Linderung, manche haben 50 Prozent weniger Schmerzen, einige sogar bis zu 70 Prozent weniger. Manche fühlen sich anschließend gut, bei anderen kehrt der Schmerz zurück. »Das Dumme an der Schmerzbehandlung ist, dass wir nur schwer Voraussagen treffen können«, sagt er. »Wir machen zwar alle möglichen Tests mit den Patienten, aber oft hilft das nichts. Es ist eher eine Frage des Bauchgefühls, was wirken könnte und was nicht. Hier würde ich mir wünschen, dass mehr Geld in die Schmerzmittelforschung gesteckt würde.« Er persönlich sieht es als seine Hauptaufgabe an, Patienten vor invasiven Eingriffen wie Rückenoperationen zu schützen: »Einen Operateur findet man immer. Oft kommen Leute mit einem klassischen Bandscheibenvorfall zu uns. Das sind unsere Lieblingspatienten, denn bei ihnen ist die Erfolgsrate am höchsten. Aber mein Ziel besteht darin, die Menschen so wenig abhängig wie möglich von uns zu machen: Sie sollen lernen, mit dem Schmerz zu leben, ohne dass ihr Leben davon vollkommen bestimmt wird.«

Dienstag – »Eine nicht wiederzuerkennende Anatomie«

Heute wird vor allem gespritzt. Die Schmerzklinik bietet eine ganze Reihe von Behandlungen an, bei denen Nerven durch das Einspritzen eines Kortikosteroids oder durch das Verabreichen von hochfrequentem Strom über eine Nadel (eine sogenannte Hoch- oder Radiofrequenzablation, abgekürzt: RFA) betäubt und blockiert werden. »Abfackeln« nennt Wille das übermütig. Doch anders als früher wird dabei nichts unwiderruflich geschädigt, der Nerv wird nur temporär gefühllos. Das soll ihm Zeit geben zu heilen. Selbst wenn das nicht klappt, hat der Patient wenigstens vorübergehend keine Schmerzen.

Zu den weiteren möglichen Behandlungen gehören RFA-Facettendenervationen (dabei verödet der Anästhesiologe schmerzleitende Nerven an kleinen Wirbelgelenken), Nervenblockaden wie die lumbale Sympathicusblockade, die Stellatumblockade, RFA-Behandlungen bei Gesichtsschmerz, die sogenannte Ganglion-Blockade, die Epiduralblockade, die therapeutische Wurzelblockade und Epiduroskopie. Die Spritzen können schmerzhaft sein, weshalb der Anästhesiologe sicherheitshalber eine örtliche Betäubung vornimmt.

Weil mit Röntgenstrahlen gearbeitet wird, tragen alle Bleischürzen. Ein Zivi holt die Patientin aus dem Warteraum und begleitet sie ins Behandlungszimmer. Die Frau ist um die achtzig. Sie hat Osteoporose, eine Erkrankung, die an und für sich keine Schmerzen bereitet, ihre Folgen aber sehr wohl, weil dadurch Wirbelkörper einbrechen. Die Schmerzpflegerin hilft der Frau auf den Behandlungstisch und dreht sie auf den Bauch. Dann schiebt sie die Bluse der Frau nach oben.

Wille erkundigt sich nach dem Befinden der Patientin, die von einem Neurologen überwiesen wurde: »Ich habe Schmerzen im Bein, vor allem im großen Zeh. Das kommt von meinem Rücken.« Gegen die Schmerzen nehme sie Tramadol. Der Arzt schaut zum Leuchtkasten mit dem Röntgenbild hinüber. »Der Rücken eines hart arbeitenden Menschen«, stellt er mit einem kurzem Nicken fest.

Leise erzählt die Frau, sie sei die Älteste einer großen Bauernfamilie gewesen. Als Kind habe sie der Mutter von früh bis spät auf dem Hof helfen und auch danach fest mit anpacken müssen.

Wille möchte ihr einen Entzündungshemmer auf Höhe des fünften Lendenwirbels spritzen, ein Kortikosteroid, und dann noch Depo-Medrol, ein lang wirksames Kortikosteroid. Aber der Rücken der Patientin ist so kaputt, dass er Mühe hat, den Wirbel zu finden. »Manche Menschen haben eine nicht wieder-zuerkennende Anatomie«, murmelt er, nachdem es ihm endlich gelungen ist, beide Mittel zu verabreichen.

Die Frau hat alles ohne einen Mucks über sich ergehen lassen. Das kann man vom nächsten Patienten nicht gerade behaupten. Er stöhnt und jammert und wackelt hin und her, sobald Wille das Betäubungsmittel Lidocain auf Höhe des sechsten Brustwirbels unter das Schulterblatt spritzen will. Der Mann hatte TBC und wurde an der Lunge operiert, davon zeugt eine große Narbe auf der linken Rückenhälfte. Er gibt an, noch immer starke Schmerzen an der Lunge zu haben. Wille hatte ihn vorgewarnt, dass die Behandlung schmerzhafter sein würde als beim letzten Mal. Und auch, dass es zu einem Lungenkollaps kommen könne, wenn er nicht stillhalte. Als er dennoch immer wieder zuckt, beschließt Wille, die Sache anders anzugehen. Ablenkung ist das Mittel der Wahl. Wo er denn im Urlaub gewesen sei?, fragt Wille. Der Patient antwortet hörbar widerwillig. Es folgt ein mühsames Frage-und-Antwort-Spiel, das nicht den gewünschten Erfolg bringt. Erst als Wille deutlich sagt, dass er gezwungen sei, die Behandlung abzu-brechen, wenn der Mann nicht stillhalte, funktioniert es. Drei Minuten später schiebt ihn ein Zivi im Rollstuhl aus dem Zimmer.

Die Schmerzpflegerin Gerke de Bruin (Jahrgang 1985) meint anschließend, das sei nicht das erste Mal gewesen, dass eine Behandlung abgebrochen werden muss. »Und ich muss sagen, dass ich nicht so geduldig bin wie die Ärzte. Natürlich können wir niemanden gegen seinen Willen behandeln. Gut möglich, dass so eine Behandlung eine traumatische Erfahrung ist – andererseits ist sie in fünf Minuten vorbei.«

Ihre Kollegin Cobie van Ekris (Jahrgang 1974) hat kein Problem mit solchen Patienten. Sie hat sich für die Schmerzmedizin entschieden, als sie 1995 bei einem Verkehrsunfall eine schwere Rücken- und Hirnverletzung davontrug. Anschließend machte sie eine Ausbildung als Krankenschwester, wollte dann aber Arztassistentin werden, um vielseitig einsetzbar zu sein. Später bekam sie eine Stelle als Anästhesieassistentin angeboten, und daraufhin machte sie eine Ausbildung zur schmerztherapeutischen Assistentin. Mit der Zeit sei der Aufgabenbereich von Schmerzpflegern immer umfangreicher geworden, erzählt sie. Sie assistiere nicht nur bei Behandlungen, sondern halte inzwischen auch Pflege-Sprechstunden ab. Dort informiert sie über TENS, Fentanyl-Pflaster und Iontophorese: Eine Methode, bei der ein Medikament mithilfe von Strom in die Haut abgegeben wird. Und sie erläutert den Patienten, wie man Qutenza-Pflaster mit Capsaicin, dem brennenden Wirkstoff von Chili-Pfeffer, gegen neuropathische Schmerzen anwendet.

Ansonsten kümmert sie sich um die Medikamentenkontrolle, was bedeutet, dass sie die Patienten alle drei Wochen anruft und vormittags zwischen zehn und zwölf Patientenfragen beantwortet. »Wir wollen, dass sich jeder Patient ernst genommen fühlt«, so Cobie van Ekris. »Die Leute hier sind nicht nur Nummern für uns. Aber anders als am Anfang kann ich mich nicht mehr bei allen Patienten an den Namen, das Geburtsdatum und die Fallgeschichte erinnern. Die Patienten werden schließlich immer mehr!«

Mittwoch – Restschmerz

Die multidisziplinäre Besprechung findet jeden ersten Mittwoch im Monat statt. Wie viele Ärzte daran teilnehmen, ist unterschiedlich. Diesmal sind nur Giezeman, der Psychologe Mark

Crouzen, der Rehabilitationsarzt Bert Kap und ein Anästhesiologe in Ausbildung dabei. Physiotherapeuten und Arztassistenten werden nie dazu gebeten. Wille implantiert gerade Neuromodulatoren und kommt später, Giezeman leitet bis dahin die Besprechung.

Er beginnt aus der Patientenakte einer vierzigjährigen Frau vorzulesen, die früher an einem Iliosakralsyndrom litt (Schmerzen im Bereich von Kreuz- und Darmbein). Sie bekam Spritzen in die Iliosakralgelenke und Chiropraktik. Die Eingriffe brachten eine gewisse Linderung, trotzdem hatte sie noch Beschwerden. Als sie 2008 entlassen wurde, bekam sie Amitriptylin und Krankengymnastik verschrieben, aber zwei Jahre später meldete sie sich wieder. Die Frau hatte einen Hexenschuss und klagte über Schmerzen, die vom Gesäß bis in den Fuß ausstrahlten. Sie bekam erst probeweise eine Facettenblockade und später eine S1-Blockade.

»Hier steht: keine Verbesserung«, liest Giezeman vor. »Ich sehe, dass sie wegen ihres Fußes an einen Rheumatologen überwiesen wurde.«

»Vielleicht sollte man sich mal mit ihrer Bewältigungsstrategie beschäftigen. Außerdem wüsste ich gern, was sie beruflich gemacht hat«, mischt sich der Psychologe ein.

»Irgendwas mit Grafik«, antwortet Giezeman. Bevor er weiterreden kann, geht die Tür auf, und ein zerzauster Wille kommt herein. Die folgende Patientin ist eine Frau, die von einem Rückenzentrum überwiesen wurde. Sie sei bereits mehrfach operiert worden – unter anderem von einem orthopädischen Chirurgen, der von den Zeitungen als »Horrorchirurg« tituliert wurde – und wolle nun einen Neuromodulator. Wille meint, vorher solle man sich die Schmerzgeschichte der Patientin noch einmal ganz genau ansehen. »Nur mit einem Neuromodulator allein richtet man nichts aus«, sagt er. »Man kann sogar eine Rückenmarksstimulation machen, aber das funktioniert nicht, wenn die Leute nicht bis an ihre Grenzen gehen und lernen, mit einem Restschmerz zu leben.«

Nachdem der amerikanische Neurochirurg Norman Shealy 1967 einem chronischen Schmerzpatienten erstmals eine Elektrode zur Rückenmarksstimulation implantiert hatte, geriet diese Technik bald in Misskredit: Die Wirkung war enttäuschend, aber das lag hauptsächlich daran, dass die Patienten nicht sorgfältig genug ausgewählt worden waren. Stattdessen verschrieb man den Stimulator bei allen möglichen Schmerzsyndromen und Beschwerden. In den 1980er- und 1990er-Jahren wurden die Geräte wieder aktuell, als sich herausstellte, dass Patienten mit Schmerzen im unteren Rücken oder Phantomschmerzen damit oft eine Linderung erfuhren. Seitdem wird der Stimulator bei Angina pectoris, Epilepsie, Herzrhythmusstörungen, Inkontinenz, Spastik und Bewegungsstörungen, aber auch bei Atmungsproblemen eingesetzt. Vor allem Patienten mit neurologischen Erkrankungen kann ein Stimulator helfen. Bei akuten Gewebeschmerzen ist er allerdings wirkungslos, obwohl er laut der »Gate Control«-Theorie eigentlich funktionieren müsste.

Ein Patient kommt erst dann für einen Neuromodulator infrage, wenn Frank Wille ausführlich mit ihm gesprochen hat und wenn auf dem MRT keine sonstigen Abweichungen wie ein Bandscheibenvorfall zu erkennen sind. Meist sind das Menschen, die schon mehr als drei Jahre lang Rückenschmerzen hatten und mehrmals operiert wurden, teilweise bis zu zehn Mal. Die bereits eine Wurzelblockade hatten und seit Jahren Medikamente nehmen.

Der Standardpreis für die Implantation eines Neuromodulators zur Rückenmarksstimulation oder einer Morphinpumpe beträgt 23 000 Euro. Die Elektrode kostet 3000 Euro und der Impulsgenerator mit wiederaufladbarer Batterie 18 000 Euro.

Außerdem bekommt der Patient eine computermausgroße Fernbedienung, mit der er die Stimulation steuern kann.

Donnerstag – Ein netter Nebeneffekt

Jenni Breel (1965) hält eine Sprechstunde für Patienten ab, die einen Neuromodulator bekommen haben.

Sie ist eine von zwei Arztassistentinnen, die sich in Vollzeit mit Rückenmarksstimulatoren und intrathekalen Morphinpumpen beschäftigen. Wille hat am Vortag drei Patienten einen Modulator in den Rücken implantiert, einen Impulsgenerator in der Größe eines Herzschrittmachers. Die Südafrikanerin Breel hat die Geräte an diesem Morgen programmiert, anschließend durften die Patienten nach Hause. In die Sprechstunde kommen aber vorwiegend Leute zur Nachkontrolle. Oder Patienten, bei denen es Probleme mit dem Abschalten gibt, weil beispielsweise ein Stimulator »auf Wanderschaft« gegangen ist, wie es so schön heißt. Auch der Mann, der nun vor ihr sitzt, hat einen Stimulator, der nicht an Ort und Stelle bleibt, und hin und wieder sticht. Außerdem schafft der Patient es nicht, den Apparat richtig zu steuern.

Der Mann ist um die sechzig, hat das *Failed Back Surgery Syndrome* und verbringt seit einiger Zeit den größten Teil des Tages in einem elektrischen Rollstuhl. Begleitet wird er von seiner Frau. Jenni Breel erklärt ihm, dass sich die zwei Elektroden, die implantiert wurden, unabhängig voneinander steuern lassen. Aber als sie versucht, die Stimulation zu testen, lässt die Wirkung zu wünschen übrig. Sie benutzt eine Fernbedienung, die außerdem registriert, ob der Patient viel sitzt, steht oder liegt.

»Ich spüre den Impuls oben im rechten Bein«, sagt der Mann heiser. »Jetzt an der Seite. Dann ist er weg, dann unterm Knie. Jetzt ist er wieder weg, jetzt viel zu stark, viel zu stark! Jetzt auch links.«

»Der bionische Sechs-Millionen-Dollar-Mann«, sagt seine Frau lachend.

»Es fühlt sich an, als bekäme ich Stöße«, sagt der Mann »Huch, jetzt bekomme ich einen heftigen Stoß ins rechte Bein, dafür spüre ich im linken nichts mehr.« Er fasst sich ans linke Bein. »Das ist schon zum Reflex geworden«, sagt er entschuldigend. »Jetzt spüre ich ein Prickeln im linken Bein, aber dafür rechts nichts mehr.«

Der Mann stellt sich hin: »Mein rechtes Bein wird warm. Ich spüre nur rechts etwas.«

Jenni Breel drückt auf eine Taste.

»Ich spüre den Impuls jetzt rechts sehr stark, außerdem schwach im linken Knie. Gerade bekomme ich einen starken Stromstoß in beide Beine. Ganz heftig. So stark war es links noch nie.«

»Das ist nur eine kleine Veränderung«, sagt Jenni Breel.

»Es fängt an, links unterm Knie zu kribbeln. Weiter oben als vorhin. Außerdem spüre ich links ein ganz leichtes Kribbeln bis in die Zehen.«

»Wie verläuft das Kribbeln?«

»Von oben nach unten. Ich spüre es in der rechten Wade. Und ich habe ein Prickeln im linken Bein.«

»Ich werde noch etwas höher gehen«, sagt Jenni Breel.

»Ich fürchte, beim nächsten Mal geh ich an die Decke!«

»Ich habe jetzt auf der rechten Seite 0,8 Volt eingestellt. Vorher waren es 1,7 Volt.«

»In den Zehen habe ich noch kein Gefühl.«

»Wenn Sie abends ins Bett gehen, müssen Sie sich auf den Rücken legen, um das Gerät zu testen. Erst anschließend drehen Sie sich auf die Seite, um zu spüren, ob das Gerät näher ans Rückenmark herankommt. Wenn ja, dann nur ganz schwach einstellen.«

»Und die Wundflüssigkeit am Rücken? Vielleicht verursacht die ja das Stechen?«

»Die Wunde sieht gut aus«, sagt Jenni Breel. »In den nächsten zwei Wochen dürfen Sie mit Ihrem Elektromobil noch nicht über Stufen oder holprige Wege fahren, nur auf glattem Asphalt. Sie müssen erst Ihre Rückenmuskeln trainieren. Die sind schlaff geworden. Sie müssen unbedingt zur Krankengymnastik. Aber Sie dürfen vorerst nicht mit Gewichten trainieren.«

Der Mann nickt. »Meine Kondition ist wirklich schlecht. Aber ich hoffe, dass ich in Zukunft längere Strecken wieder zu Fuß zurücklegen kann.«

An der Tür dreht sich seine Frau um und sagt leicht errötend: »Mit dem Sex hat es nicht mehr so gut geklappt, aber seit diesem Gerät funktioniert es wieder.« Sie sieht uns triumphierend an. »Das ist doch ein netter Nebeneffekt.«

Die Arztassistenten spielen auch bei der Vorbereitung auf die Implantation eines Neuromodulators oder einer Morphinpumpe eine wichtige Rolle. Sie interviewen den Patienten in einem ausgiebigen Erstgespräch. Es muss nämlich ausgeschlossen werden, dass sie eine Depression haben oder eine andere psychische Erkrankung wie Schizophrenie. Durch einen Neurostimulator können solche Menschen große Probleme bekommen. Zwei Mal soll es vorgekommen sein, dass die Patienten psychotisch wurden und ins Krankenhaus mussten, auch wenn dabei sicherlich noch andere Faktoren eine Rolle gespielt hätten, meint Breel.

Die Arztassistenten informieren die Betroffenen über mögliche Komplikationen wie Infektionen, allergische Reaktionen, Blutungen, Kopfschmerzen, ja sogar Querschnittslähmung, aber Letzteres sei noch nie vorgekommen. Außerdem erklären sie ihnen, was der Patient nach der Implantation vorläufig nicht tun darf. Zum Beispiel Autofahren, die Hände über den Kopf heben oder in die Nähe magnetischer Felder kommen. Während die Patienten Zeit bekommen, sich den Eingriff zu überlegen, werten die Arztassistenten die gesammelten Informationen aus. Vor allem auf die psychologische Untersuchung kommt es hier an.

»Vielen Leuten, die zu uns kommen, wurde im Lauf ihrer Odyssee von Arzt zu Arzt teilweise regelrecht eingeredet, dass sie verrückt seien«, erzählt Breel. »›Sie sind austherapiert‹, bekamen sie zu hören. Und dann landen sie bei uns. Wir sind ihre letzte Hoffnung. Durch den Neurostimulator erfahren sie normalerweise eine Schmerzlinderung um 50 Prozent, aber es kommt auch vor, dass jemand plötzlich ganz schmerzfrei ist. Das ist ganz wunderbar, es gibt allerdings eine Komponente, über die sich viele Betroffene nicht im Klaren sind. Wenn man jahrelang gesagt hat: ›Ich kann meinen Pflichten nicht nachkommen, ich kann wegen der Schmerzen dies oder das nicht tun‹, dann ist das auch etwas, hinter dem man sich verstecken kann. Und sich irgendwann für nichts mehr verantwortlich fühlt. Ist die Behandlung dann ein Erfolg, ist das eine große Umstellung, die man psychisch erst einmal bewältigen muss.«

Breel findet ohnehin, dass sich viele Patienten gar nicht richtig klarmachen würden, was sie nach der Implantation erwartet. Denn mit dem Eingriff allein ist es nicht getan, man ist ein Leben lang von der Schmerzklinik abhängig. »Zum Nachfüllen der Morphinpumpe müssen sie alle drei Monate wiederkommen. Ein Mann, dem eine Pumpe in den Bauch implantiert wurde, sagte zu mir: ›Ihr habt einen Junkie aus mir gemacht.‹ Die Leute wollen zwar wieder ganz normal leben, aber die Pumpe oder der Modulator heilt niemanden. Hier sind die Erwartungen oftmals einfach zu hoch.«

Die Auswahlkriterien für eine Implantation haben sich laut der Neuropsychologin Baukje Wertheim (Jahrgang 1973) im Lauf der Jahre geändert: »Früher bekam man nur dann keinen Neuromodulator, wenn man bestimmte Fragen falsch beantwortet hat. Also haben uns die Leute was vorgespielt. Heute schauen wir genauer hin. Stellt sich heraus, dass jemand eine psychische Störung hat, wird die Implantation abgesagt.«

In den ersten Jahren haben Wertheim und ihr Kollege, der klinische Psychologe Marc Crouzen (Jahrgang 1963), noch jeden einzelnen Patienten persönlich beurteilt, der für einen Neuromodulator infrage kam. Heute sind es nur noch heikle Kandidaten, bei denen Frank Wille oder ein anderer Anästhesiologe eine ernste Vorgeschichte vermutet, eine Depression oder Sucht. Der Hintergedanke ist: Was ist, wenn wir so ein teures Gerät einsetzen und der Patient kommt mit den dadurch ausgelösten Veränderungen nicht klar?

Wertheim und er behandeln auch Patienten, die das Schmerzteam weiterschickt, damit sie lernen, besser mit dem Schmerz umzugehen. »Frank Wille gibt eine Spritze und schaut, ob sie wirkt«, so Crouzen. »Genauso arbeite ich auch. Ich probiere verschiedene Dinge aus, aber wenn ein Patient nach drei Sitzungen noch genauso starke Schmerzen hat wie vorher, mache ich etwas falsch. Dann ändere ich die Methode erneut, spätestens nach sechs Sitzungen ist Schluss. Aber meist haben solche Patienten längst vorher aufgegeben.«

Jeder ist anders. Manche möchten lernen, sich zu entspannen. Andere wollen sich gar nicht wirklich helfen lassen. Ist jemand depressiv und der Schmerz verschwindet, so Crouzen, hat er plötzlich andere Beschwerden – Schlafprobleme zum Beispiel. Eine fixe Idee löst die nächste ab, und er ist chronisch unzufrieden. »Solche Menschen stellen hohe Anforderungen an sich selbst«, erzählt Crouzen. »Oft ist es auch eine Charakterfrage, ja fast schon zwanghaft: Diese Leute meinen, es tue ihnen gut, die Wut über den Schmerz rauszulassen. Aber wer das immer wieder tut, wird auf lange Sicht nur noch wütender. Wut und Hass verursachen Stress, und je mehr Stress jemand hat, desto langsamer schreitet seine Heilung voran.«

Baukje Wertheim sagt, dass Psychologen oft mit Leuten zu tun haben, die sich gewissermaßen selbst im Weg stehen. In der Regel sieht sie so einen Patienten zwölf Mal, manchmal sogar noch öfter. Sie schaut dann, wie sie das neurologische »Schmerztor« wieder schließen kann, wobei die emotionale Wahrnehmung bestimmt, wie weit es geöffnet wird: »Manchmal sieht man, dass seelischer Schmerz, Traumata und Trauer eine wesentliche Rolle bei chronischen Schmerzen spielen. Erklärt man das den Betroffenen, verstehen es die meisten. Andere tun es als ›Müslitalk‹ ab. Oder finden es unheimlich.«

Auch Schmerztherapeut und Anästhesiologe Paul Borgdorff (Jahrgang 1957) glaubt, dass die Lösung vom chronischen Schmerzpatienten selbst kommen muss. Man könne ihm zwar allerlei Spritzen geben, aber das sei nur ein Teil der Behandlung. Der Schwerpunkt liege auf einer Verhaltensänderung. Der Patient müsse als Erstes lernen, den Schmerz zu akzeptieren und mit ihm umzugehen. Er dürfe sich auf keinen Fall »auf die faule Haut legen«, sondern müsse sich bewegen – psychisch wie physisch. Deshalb hat sich Borgdorff auch auf die sogenannte Triggerpunkttherapie konzentriert. Damit behandelt er Schmerzpatienten mit myofaszialen Triggerpunkten oder Myogelosen: Das sind schmerzhafte Muskelverhärtungen, die durch Überlastung, Unfälle oder Stress entstehen können. Beim Betasten des Muskels fühlen sie sich an wie Knötchen. Meist sitzen sie in den Rücken- und Gesäßmuskeln, aber auch in Hals, Schultern und Oberschenkeln.

Triggerpunkte sind angeblich die häufigste Ursache von Schmerzsyndromen, auch von Kopf- und Nackenschmerzen, Schmerzen im Kiefer, im unteren Rücken und in den Gelenken. Darüber hinaus führen sie zu Symptomen wie Schwindel, Übelkeit, Herzrhythmusstörungen und Taubheitsgefühlen in Händen und Füßen. Der Therapeut behandelt die Verhärtungen mit einer Akupunkturnadel (diese Methode heißt *Dry Needling*, »trockenes Nadeln«) oder spritzt ein paar Tropfen des Betäubungsmittels Lidocain in die jeweiligen Triggerpunkte. Es gibt zwar Kritiker der Methode, die sagen, es gebe keinerlei Wirksamkeitsnachweis, aber Borgdorff findet das etwas zu kurz gegriffen. Er gibt zu, dass die Forschung hier zwar noch in den Kinderschuhen stecke, das Vorhandensein von Triggerpunkten sei jedoch in wissenschaftlichen Studien bewiesen worden. Sie hätten ergeben, dass das umliegende Gewebe mehr Entzündungsstoffe enthält als normales Muskelgewebe und dass das Nadeln eine akute Gewebeveränderung auslöst. Die Hälfte seiner Patienten profitiert von dieser Behandlung. Aber mit Nadeln allein sei es nicht getan, so Brogdorff. Auch Krankengymnastik gehöre dazu und Bewegungstraining. Viele seiner Patienten hätten ein schlechtes Gleichgewichtsgefühl.

»Sie stürzen oft, stolpern über alles Mögliche. Man könnte meinen, das seien ungeschickte Pechvögel, aber das stimmt nicht. Sie haben alle möglichen Beschwerden: einen Tennisellbogen, ein Engpass-Syndrom*, Probleme mit der Achillessehne, Iliosakralsyndrom – das sind allerdings alles reichlich vage Begriffe. Doch was auf fast alle diese Patienten zutrifft, ist die Tatsache, dass sie keine Grenzen setzen können. Kaum geht es ihnen ein bisschen besser, putzen sie das ganze Haus.«

---

* Eine Reihe von Erkrankungen, die durch die Einengung einer anatomischen Struktur – etwa Sehnen, Nerven – entstehen und vor allem die Extremitäten betreffen.

Eine ernst zu nehmende Krankheit

»Frank gibt niemals auf«, erzählt Schmerztherapeutin Gerke de Bruin über ihren Vorgesetzten. »Er behandelt die Leute ewig weiter. Er spritzt ihnen etwas anderes, probiert immer wieder etwas Neues aus.« Und selbst wenn gar nichts mehr helfe, bestelle Wille die Leute trotzdem alle drei Monate zu sich. Er selbst sagt, er tue das auch deswegen, um zu verhindern, dass sie von einem Arzt zum anderen rennen und am Ende irgendwelchen Quacksalbern in die Hände fallen würden.

Menschen mit chronischen Schmerzen, so Wille, hätten oft eine schlechtere Lebensqualität als Krebspatienten, weil sie längst nicht so viel Aufmerksamkeit bekämen. »Im Vergleich zu anderen Erkrankungen haben sie es am schlechtesten getroffen. Chronischer Schmerz ist eine ernst zu nehmende Krankheit, die man nie mehr loswird, genau wie Diabetes. Wird das Hinterhorn des Rückenmarks überempfindlich, verändert sich das Gehirn: Nach drei Jahren benehmen sich die Leute wie Patienten mit einer beginnenden Alzheimerkrankheit. Sie leiden an Gedächtnis- und Konzentrationsstörungen.«

Dass viele dieser Patienten nicht ernst genommen werden, findet er tragisch. Oft werden sie als Simulanten beschimpft, sogar vom eigenen Hausarzt. Kaum ein Hausarzt verstehe etwas von Schmerztherapie, die meisten würden nicht einmal den Unterschied zwischen neuropathischem und nozizeptivem Schmerz kennen, also zwischen Schmerz aufgrund einer Nervenerkrankung und Schmerz durch eine Gewebeschädigung. In Wirklichkeit gebe es nur sehr wenige Patienten, die bewusst simulierten, betont Wille. Gleichzeitig fehle vielen eine geeignete Bewältigungsstrategie. Menschen, die aus allem gleich eine Katastrophe machten und Schmerz extrem negativ bewerteten, seien viel schwerer zu behandeln als diejenigen, die einen anderen, akzeptierenden Zugang dazu fänden. Gleichwohl hat er

Verständnis: »Jemand, der vier, fünf Mal erfolglos am Rücken operiert wurde, ist einfach nur noch verzweifelt und versucht, einen Arzt zu finden, der den Schmerz erträglich macht oder ihn nochmals operiert.«

»Eigentlich bin ich kein depressiver Typ«

Erfahrungen einer Borreliose-Patientin

Heleen N. (Jahrgang 1971) leidet am unheilbaren Schmerzsyndrom bei chronischer Lyme-Borreliose. Diese bakterielle Infektionskrankheit wird häufig von Zecken übertragen und kann, wenn sie nicht rechtzeitig behandelt wird, jedes Organ befallen.

Alles begann damit, dass ich mich im Sommer 2002 von einem Tag auf den anderen total grippig fühlte. Ich hatte starke Gliederschmerzen und nahm Aspirin, um das Schlimmste vielleicht noch abzuwenden. Aber als ich mein Kind am Abend von einem Fest abholen wollte, waren meine Gelenke dermaßen angeschwollen, dass ich in keinen Schuh mehr hineinpasste. Ich konnte mich vor Schmerzen kaum noch rühren. Am nächsten Tag ging ich zum Arzt, der mir einen Entzündungshemmer verschrieb. Doch die Schmerzen blieben, und meine Gelenke waren nach wie vor geschwollen. Ich werde doch kein Rheuma haben?, dachte ich.

Zwei Wochen später überwies mich mein Hausarzt zu einem Rheumatologen. Der fand aber nichts. Nichts half gegen den stechenden Schmerz in Händen, Knien und Füßen. Beim Abwasch fielen mir die Tassen reihenweise aus der Hand. Nach einem Jahr hieß es, es sei vielleicht doch psychisch. Damals redeten alle von Fibromyalgie, sodass ich zu einem Physiotherapeuten für Haptotherapie geschickt wurde: Er wollte, dass ich meinen Körper besser kennenlerne, eine andere Einstellung dazu einnehme. Aber als er meinen Rücken massierte und sah, dass meine Beine nicht mehr reagierten, kam er schnell zu dem Schluss, dass ich keine Fibromyalgie haben könne. Ein Schmerzspezialist sagte genau dasselbe: Ich sei auch gar nicht der Typ dafür, ich sei kein depressiv veranlagter Mensch.

Weihnachten 2005, also nach drei Jahren, bekam ich auf einmal eine linksseitige Gesichtslähmung, mein Mund blieb offen stehen. In meiner Verzweiflung rief ich einen befreundeten Neurologen an und bat ihn, mich mal so richtig durchzuchecken. Ich habe ihn regelrecht angefleht. Nach der Untersuchung überwies er mich an einen Schmerzspezialisten, der mich schließlich auf Lyme-Borreliose getestet hat. Als die Ergebnisse vorlagen, rief mich mein Neurologe sofort an. Man könnte meinen, ich hätte vierzig Zeckenbisse gehabt, sagte er, so heftig seien die Werte. Nach einer eingehenden Analyse und weiterer Untersuchungen stellte man fest, dass ich Neuroborreliose habe, eine schwere Erkrankung des Nervensystems und des Gehirns. Auf einer MRT-Aufnahme waren Flecken überall in meinem Gehirn zu sehen. Dazu kann es kommen, wenn man nicht rechtzeitig etwas gegen Lyme-Borreliose unternimmt. Ich bekam zwei Wochen lang Rocephin, ein Mittel das intravenös über einen Tropf verabreicht wird.

Rocephin ist bei Borreliose das bewährteste Mittel, aber mir hat es nicht geholfen. Etwa drei Monate später bekam ich wieder eine Infusionskur, diesmal sechs Wochen lang, was eigentlich verboten ist. Deshalb musste ich eine Einwilligungserklärung unterschreiben. Mir ging es danach etwas besser, der Schmerz war zwar nicht weg, aber weniger heftig. Die Ärzte haben mich daraufhin mit allen möglichen Medikamenten vollgestopft, um mein Schmerzgedächtnis neu zu programmieren, ohne Erfolg.

Weil ich auch Probleme mit dem Laufen hatte, bekam ich Nervenblockaden, um die Weiterleitung des Schmerzes zu verhindern. Ein echtes Drama, denn angenehm waren diese Spritzen nicht! Ich bekam auf beiden Seiten einen Medikamentencocktail ins S1-Gelenk*, was gut funktioniert hat, aber ich bekam davon ein ganz dickes Gesicht. Trotzdem habe ich unter Aufsicht eines Physiotherapeuten immer versucht, Sport zu treiben. Ich bin fest davon überzeugt, dass das meinem Körper guttut. Auch Hockeytraining (ich habe früher in der Nationalmannschaft gespielt) gab ich weiterhin.

In einer Spezialklinik für Lyme-Patienten wurde mir erklärt, dass die Beschwerden durch Borrelien – das sind spiralförmige Bakterien – verursacht werden. Die nisten sich in den Zellen ein und vermehren sich alle zwei Wochen. Man ist dann fiebrig und schlapp und hat noch mehr Schmerzen. Man spürt einfach, dass sie aktiv sind, die Biester. Damit man erkrankt, muss eine Zecke vierundzwanzig Stunden gesaugt haben, außerdem muss das Immunsystem geschwächt sein, zum Beispiel durch eine Erkältung.

Nach drei Infusionskuren schlug man mir sogar eine schwere Chemo und eine Knochenmarktransplantation vor. Aber dann hat man sich doch nicht getraut. Es sei auch zu spät dafür, hieß es. Damals nahm ich noch Morphium, bis zu 100 mg pro Tag. Damit ging zwar der Schmerz weg, aber auf die Dauer tritt ein Gewöhnungseffekt ein, und so kam ich zum Schmerztherapeuten Frank Wille.

Er hat mir einen Neuromodulator eingesetzt, aber die Schmerzen haben nur anfangs etwas nachgelassen. Außerdem wurden die Borrelien durch das Vibrieren noch aggressiver. Sie pflanzten sich weiter fort und tauchten auf einmal an den unmöglichsten Stellen im Körper auf. Eines Tages konnte ich die Füße nicht mehr bewegen. Im Dezember 2009 bekam ich eine Morphiumpumpe, ein Kästchen aus Titan, das am Bauch unter die Haut geschoben wurde und das ich mit einer Fernbedienung steuern kann. Es ist phantastisch, trotzdem muss man mit so etwas sehr vorsichtig sein. Da Morphium direkt ins Gehirn

---

* Oberer Kreuzbeinwirbel.

geht, muss man deutlich weniger Tabletten schlucken. Obwohl die Pumpe viele Vorteile hat, darf man nicht leichtfertig damit umgehen. Ich hatte schon Probleme mit Über- und Unterdosierungen. Und auf Flughäfen sitzt ständig der Drogenhund neben mir. Mein Mann ist Pilot, deshalb reise ich viel. Ich habe zwar vorsorglich einen Brief dabei, in dem steht, dass ich eine Morphiumpumpe habe, aber der Hund weicht natürlich trotzdem nicht von meiner Seite.

Ich habe es auch mit alternativen Heilmethoden versucht. Ein Quacksalber wollte, dass ich einen Eisendraht um den Hals trage: Laufe er grün an, funktioniere es. Aber das passiert immer, wenn man Eisen auf der Haut trägt. Und dann war da so eine »Hexe«, die mich mit Öl und Teer bestrichen hat. Von einem anderen bekam ich Pillen, die ein Vermögen gekostet haben. Eine Frau, die Fußreflexzonentherapie machte, sagte, meine Schmerzen kämen gar nicht von der Lyme-Borreliose, sondern daher, dass ich meinen Körper mit Morphium vergiften würde. Ich solle nur noch Bioprodukte essen, sie würde mir die Lebensmittel liefern. Wieder jemand anderes empfahl mir, ich solle mein Essen mit Kokosöl zubereiten. Es war lächerlich, aber man ist so was von verzweifelt und klammert sich an jeden Strohhalm! Diese Quacksalber, die mich immer beschworen haben, unbedingt mit der Schulmedizin aufzuhören, haben uns bestimmt zwanzig-, dreißigtausend Euro gekostet.

Aber wenn man erst einmal in dieser Abwärtsspirale gefangen ist, tut man das einfach – nicht nur für sich selbst, sondern auch für das private Umfeld, das ja ebenfalls leidet. Fast hätte meine Krankheit dazu geführt, dass mein Mann und ich uns scheiden lassen. Auch für die Kinder, die das von klein auf mitbekommen haben, war und ist es sehr schwer. Hat man ein gebrochenes Bein, kann das wenigstens jeder sehen. Aber wenn man so lange krank ist und die Erkrankung anfangs nach außen hin auch nicht sichtbar ist, ist das etwas ganz anderes. Unser Freundeskreis war äußerst mitfühlend, aber länger als sechs Wochen hat niemand Mitleid. Schon gar nicht über Jahre hinweg. Wobei Mitleid letztlich auch nicht hilft. Hinzu kommt, dass jeder einen anderen Tipp hat. Man wird mit Ratschlägen überschüttet, und die soll man bitte auch befolgen. Wenn nicht, sind die Leute beleidigt.

Am besten, man macht das, was man selbst vernünftig findet. Viele Menschen verstehen nicht, wie anstrengend es ist, allein im Alltag zu funktionieren. Die kleinsten Selbstverständlichkeiten werden plötzlich zum großen Hindernis. Je länger das dauert, umso mehr ist man auf sich selbst zurückgeworfen. Weil man das Gefühl hat, dass ohnehin kein Mensch mehr irgendetwas nachvollziehen kann. Freunde werden weniger wichtig, man nimmt alles aus einem anderen Blickwinkel wahr. Mein Mann und ich waren sogar beim Psychologen. Ich hatte das Gefühl, dass er mich betüttelt, was unsere Ehe ernsthaft gefährdet hat – er wollte immer für mich da sein, hat es nur gut gemeint, aber ich brauchte mehr Freiraum.

Mit dem Schmerz habe ich leben gelernt, er gehört zu mir. Sobald Blut abgenommen wird, werden die Borrelien wieder aktiver. Sie verursachen einen störenden, manchmal unerträglichen Schmerz, aber das ist nun mal nicht neu. Doch durch die Pumpe gibt es auch erträglichere Tage. Vielleicht wird irgendwann einmal doch noch etwas gegen chronische Lyme-Borreliose gefunden. Für das akute Stadium gibt es schon ein Mittel, Doxycyclin, ein Antibiotikum. Das hat mir mein Hausarzt auch verschrieben, aber da war es bereits zu spät. Die Infektion muss in den ersten vierzehn Tagen entdeckt werden, damit das Mittel wirkt.

13 Aderlass und Brechkuren

Über die Machenschaften von Quacksalbern
und Wunderheilern

Auf ihrer Suche nach Linderung landen viele chroni-
sche Schmerzpatienten bei unseriösen Möchtegern-
heilern, die Geschäfte mit dem Leid der Kranken
machen und zum Beispiel behaupten, dass Magnet-
armbänder gegen chronische Schmerzen wirken.

Das Leben meiner Mutter – und damit unserer ganzen Familie – stand im Zeichen ihres Schmerzes. Bei ihr hatte der Schmerz
einen so festen Platz eingenommen, dass sich alles darum drehte.
»Pain Game« nennen Fachleute das zwanghafte Verhalten mancher Patienten mit chronischen Schmerzen; der amerikanische
emeritierte Psychiatrie-Professor Thomas S. Sasz spricht sogar
von »Schmerz als Beruf«. Viele Menschen, die an Schmerzen leiden, fordern – und bekommen – enorme Aufmerksamkeit: Der
Partner kümmert sich, die Kinder kommen regelmäßig vorbei,
Kollegen erkundigen sich nach dem Befinden. Die Betroffenen
erzählen dann oft minutiös, wie schlecht sie geschlafen haben
oder wie weh ihnen Rücken und Beine tun. Treffen sie auf Leidensgenossen, tauschen sie sich ausführlich über neue Medikamente und Therapien aus. Wenn Patienten versuchen, sich durch
ihre Krankheit in den Vordergrund zu spielen und in gewisser
Weise von ihrem Schmerz zu profitieren, spricht man auch von
»Krankheitsvorteil«.

Es gibt sogar Ärzte, die sagen, man müsse diesen Menschen
nur den Krankheitsvorteil nehmen, dann würde der Schmerz
auf lange Sicht ebenfalls verschwinden, sich zumindest verringern. Hat beispielsweise jemand Schmerzen beim Gehen, und
der Nachbar bietet sich als Chauffeur an, müsste der Betrof-

fene eigentlich Linderung verspüren. Oft werden solche Angebote ausgeschlagen (man will ja niemandem zur Last fallen), wobei es eher darum geht, etwas zu verlieren, hinter dem man sich verstecken kann.

Natürlich gibt es viele Schmerzpatienten, die zu Unrecht nicht ernst genommen werden und denen es keineswegs um den »Krankheitsvorteil« geht. Aber es gibt eben auch den Typ, der, wie der amerikanische Schriftsteller Thornton Wilder (1897–1975) so schön schreibt, »in seinen Körper hineinhorcht wie in eine Stradivari«: Schon beim kleinsten Wehwehchen rennt er zum Hausarzt, um sich von ihm beruhigen zu lassen. Solche Menschen betrachten Schmerz als dauerhafte Erklärung für ganz andere Probleme. Denn der Schmerz täuscht über ihre Einsamkeit hinweg, über die innere Leere, die sie nicht anders füllen können als mit Schmerz. Außerdem kann Schmerz auch als Form des Protests eingesetzt werden: Erwachsene klagen über Schmerzen, um untreue Partner zu bestrafen, Kinder manipulieren so ihre Eltern.

Die Schicksalsgemeinschaft zwischen Patient und Partner ist manchmal so eng, dass man von einem *douleur à deux* sprechen kann. In solchen Fällen ist der Schmerz zum gemeinsamen Feind geworden. Es entsteht eine Co-Abhängigkeit, die sogar so weit gehen kann, dass eine Schmerztherapie abgebrochen werden muss, weil der Partner die neue Situation – den Umgang mit dem sich langsam erholenden Patienten – nicht erträgt.

Eine solche Co-Abhängigkeit gab es auch zwischen meinen Eltern. Mein Vater bestätigte meine Mutter in all ihren Empfindungen, geduldig hörte er ihre Klagen an, machte ihre Beschwerden auch zu »seinem« Beruf, indem er mit ihr von Pontius zu Pilatus ging. Meine Mutter war das klassische Opfer für allerlei Heiler, die Schulmedizin hatte keine unmittelbaren Ursachen für ihre Leiden finden können.

Nicht nur bei ihrem Mann, sondern auch bei ihrer jüngeren Schwester Ida stieß meine Mutter immer auf offene Ohren. Denn auch Ida litt an allerlei seltsamen Beschwerden. Gemeinsam spielten die beiden Frauen ihre ganz eigene Variante des »Pain Game«, die da lautete: »Meine Schmerzen sind schlimmer als deine.« Hatte meine Mutter Schmerzen in der Hand, hatte meine Tante welche im Arm. War meiner Mutter ständig übel, hatte Ida Magenkrämpfe. So ging das immer hin und her, ohne dass je ein Sieger ausgerufen worden wäre.

Ein magnetisches Fluidum

Glaubt man meiner Mutter, begannen ihre Schmerzen, als sie sechzehn- oder siebzehnjährig mit dem Rad in einen Straßengraben stürzte. Anschließend konnte sie monatelang nicht mehr zur Schule gehen und trug bleibende Schmerzen im rechten Arm davon. Als sie dann verheiratet war, hatte sie nicht nur Schmerzen im Arm, sondern auch in der Hand, im Bein, im Rücken, im Bauch und den Füßen. Sie litt an Rheuma, Migräne, zahlreichen Entzündungen, Verdauungsbeschwerden und Krampfadern. Kaum hörten meine Eltern von einer neuen, vielversprechenden Therapie, wussten sie, was sie zu tun hatten. Sie reisten durchs ganze Land, um sich mit allen möglichen Möchtegernheilern zu beraten, die ihnen das Paradies auf Erden versprachen – und sehr gut daran verdienten. Einer von ihnen war der Magnetiseur, Astrologe und paranormale Heiler Jelle Veeman, der sich in den Niederlanden großer Beliebtheit erfreute. Ihr Leben lang war meine Mutter von Magnetiseuren und Magneten fasziniert und fest davon überzeugt, sie könnten ihre Beschwerden, wenn schon nicht heilen, dann wenigstens lindern.

Mit ihrer Methode traten Veeman und Konsorten in die Fußstapfen von Paracelsus (1493–1541), der in Wirklichkeit Philippus Aureolus Theophrastus Bombastus von Hohenheim hieß.

Dieser schweizerische Heiler, Astrologe und Alchemist hatte verkündet, dass Magnetismus Entzündungen und die meisten Krankheiten heilen könne, ja dass Magneten den Schmerz aus dem Körper ziehen könnten wie einen störenden Eisenspan. Im 18. Jahrhundert erlebte die Magnettherapie einen neuerlichen Aufschwung, und zwar durch die Erfindung synthetischer Dauermagneten, die ein viel stärkeres Magnetfeld hatten als die Magnetbrocken des Paracelsus.

Der österreichische Arzt Anton Mesmer (1734–1815) nutzte diese Erfindung, um eine ganz neue Variante der Magnettherapie einzuführen: den sogenannten animalischen Magnetismus. Laut Mesmer besitzt jedes Lebewesen ein magnetisches Fluidum, das für therapeutische Zwecke genutzt werden kann. Der Arzt legte Magneten auf schmerzende Körperteile oder strich mit ihnen darüber. Großes Aufsehen erregte das Gerücht, er habe so eine Frau von ihren Wahnvorstellungen geheilt. Obwohl eine Untersuchungskommission der französischen *Académie des Sciences* den Magnetismus als Betrug anprangerte, hatte die Theorie noch lange nach Mesmers Tod viele Anhänger. Dazu zählte auch der amerikanische Arzt C. J. Thatcher. 1886 bot der in seinem Katalog für Medizinprodukte einen Anzug an, in den siebenhundert kleine Magneten eingenäht waren, die »allen lebenswichtigen Organen absoluten Schutz« böten. Für die amerikanische Wochenzeitschrift *Collier's Magazine* war das der Grund, ihn zum »König aller magnetischen Quacksalber« auszurufen. Doch sein entsprechend präparierter Anzug war erst der Anfang: Seitdem hat der Handel mit magnetischen Produkten immer mehr zugenommen, er floriert bis heute: Zum reichhaltigen Angebot gehören Armbänder, Einlagen, Halsketten, Kissen und Matratzen. In Werbeanzeigen heißt es, Magnete würden auf den Eisengehalt im Blut wirken und das elektromagnetische Gleichgewicht im Körper wiederherstellen: ein Geschäftszweig mit einem geschätzten Umsatz von einer Milliarde Euro im Jahr.

Wenn ich mich recht erinnere, hat meine Mutter von Veeman auch so ein Magnetarmband gekauft, aber dabei ist es dann geblieben. Vielleicht gingen ihr auch die Diäten zu weit, die er ihr vorschlug: So sollte sie unter anderem seine »Aura-Mittel« (Kräuterextrakte, die durch ihre kosmischen Kräfte eine heilende Wirkung haben sollten) mit Schweiß, Fingernagelresten, Ohrenschmalz, Urin und Menstruationsblut vermischen. Oder sogar mit ihrem morgendlichen Stuhl, nachdem sie vierzehn Tage lang auf Fleisch, Eier und Käse verzichtet hatte. Aber so verzweifelt war sie dann doch wieder nicht.

Wunderheiler

An einem schönen Sommertag stand er bei uns im Garten, der Wünschelrutengänger Johannes Mieremet, und suchte nach Erdstrahlen, die einfach fatal seien für die Gesundheit von Mensch und Tier. Seine Theorie besagte, dass eine potenziell schädliche Energie an bestimmten Stellen – an sogenannten geopathogenen Zonen oder Störzonen – das natürliche Strahlungsmuster stören würde. Bleibe man zu lange in der Störzone, sei das auf die Dauer gesundheitsschädlich. Das gelte vor allem fürs Schlafzimmer, weil der Mensch dort am verletzlichsten sei.

Der Begriff »Erdstrahlen« für diese Energie stammt vom deutschen »Naturforscher« Gustav Freiherr von Pohl. Bei diesem adligen Herrn war auch Mieremet in die Lehre gegangen, aber anfangs konnte sich in seiner Heimat niemand dafür begeistern. Das änderte sich erst, als die Amsterdamer Polizei kurz nach dem Krieg einen Wünschelrutengänger – sie selbst nennen sich »Radiästheten« (im Griechischen jemand, der »strahlenfühlig« ist) – zu Hilfe rief und diese paranormale Praxis salonfähig machte. Er sollte dabei helfen, einen Brandstifter zu finden – übrigens vergeblich.

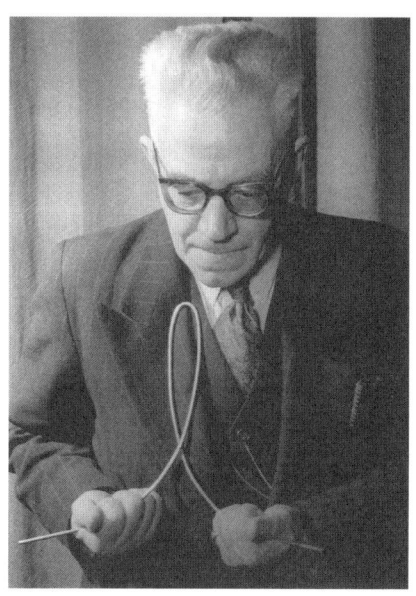

Der Wünschelrutengänger Johannes Mieremet.

Mieremet, ein grauhaariger, bebrillter Mann mit hoher Stirn, lief also durch unseren Garten und durch unser Haus, beide Enden der Wünschelrute fest in der Hand. Und obwohl er zu unserer großen Erleichterung keine Erdstrahlen fand, geschweige denn eine Störzone, baute er sicherheitshalber für 125 Gulden einen sogenannten »Entstörer« in unseren Keller ein, nach dem Motto: »Selbst wenn es nichts hilft: Schaden tut es auf keinen Fall.« Allerdings bestand er darauf, dass wir das »Entstörer«-Kästchen nicht öffnen dürften. Denn dann funktioniere es nicht mehr, und unsere Gesundheit werde vielleicht doch noch von Erdstrahlen beeinträchtigt.

Etwa um dieselbe Zeit – so gegen 1950 – wurde Mieremet auch von der niederländischen Königsfamilie im Palais Soestdijk empfangen, um sie und ihre Pferde von Erdstrahlen zu befreien. Ob er dort mehr Erfolg hatte als bei uns, ist leider nicht überliefert. Die Beschwerden meiner Mutter jedenfalls blieben, trotzdem ließen sich meine Eltern nicht entmutigen. Als Nächstes landeten sie bei einem Mann, der durch Handauflegen heilte – eine Methode mit einer ähnlich bizarren Vergangenheit. So glaubte man seit dem Mittelalter in England und Frankreich, dass Könige aufgrund ihrer Salbung heilende Kräfte besäßen. Die königliche Berührung hieß in England *royal touch* und in Frankreich *miracle royal* oder *toucher royal*.

Der englische König soll seine göttliche Gabe laut einer Legende zwischen 1042 und 1066 von Eduard dem Bekenner, dem vorletzten angelsächsischen König von England, empfangen haben. Sein französischer Kollege hatte sie wiederum von König Ludwig VI. (1081–1137). Beide konnten angeblich Skrofulose oder auch »The King's Evil« heilen: schwärende, stinkende Geschwüre, vermutlich infolge von tuberkulösen Entzündungen der Halslymphknoten. Legte der französische König einem Kranken die Hand auf, murmelte er: »Der König berührt dich, Gott heilt dich.« Eine Gabe, die übrigens von einem König auf den nächsten überging – unabhängig von verwandtschaftlichen Beziehungen oder religiöser Zugehörigkeit. Ob der Herrscher selbst daran glaubte oder nicht, spielte ebenfalls keine Rolle: Als ein Skrofulosepatient den protestantischen Wilhelm III. von Oranien in seiner Eigenschaft als König von England um Heilung bat, berührte der ihn mit den verächtlichen Worten: »Gott gebe Euch eine bessere Gesundheit und mehr Verstand.« Ein Zeuge, oder jemand, der sich dafür ausgab, verkündete später, der Mann sei wie durch ein Wunder geheilt worden.

Laut Überlieferung soll der französische König Heinrich IV. (1553–1610) am Ostersonntag (anno 1608) 1250 Menschen geheilt haben, und König Karl II. von England (1630–1685) soll es bis zu seinem Tod angeblich sogar auf fast 100 000 Heilungen gebracht haben. Um so viele Kranke wie möglich anzulocken – und sich anschließend in seinem Ruhm sonnen zu kön-

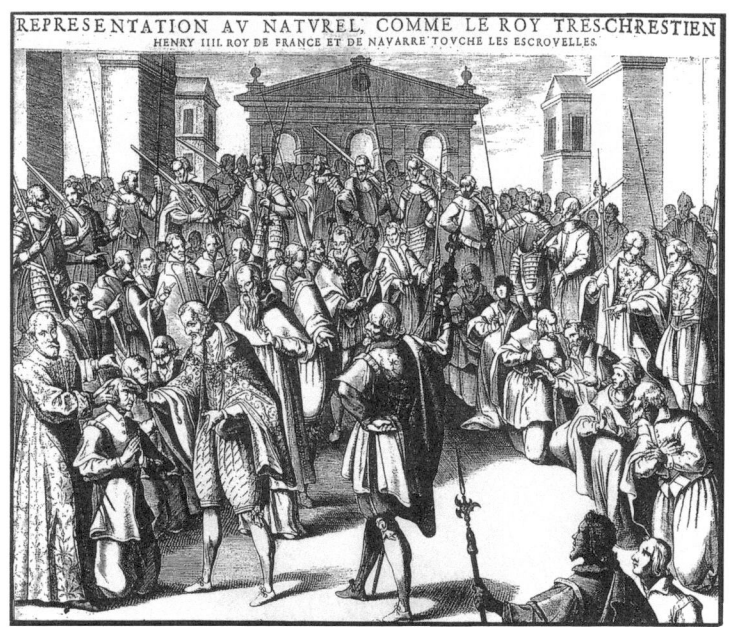

REPRESENTATION AV NATVREL, COMME LE ROY TRES-CHRESTIEN
HENRY IIII. ROY DE FRANCE ET DE NAVARRE TOVCHE LES ESCROVELLES.

Heinrich IV., König von Frankreich, legt einem Skrofulosepatienten die Hand auf. Die anderen Kranken sitzen wartend im Halbkreis.

nen –, gab der englische Herrscher jedem, der durch ihn geheilt wurde, einen Penny: Geld, von dem man damals einen Tag leben konnte. Später wurde eine Goldmünze daraus, ein *angel*, zu jener Zeit ein wahres Vermögen. Die Münze hatte praktischerweise ein Loch, damit der Kranke sie um den Hals tragen und so jedermann sehen konnte, dass der einst Geschundene nun genesen war.

Anfang des 18. Jahrhunderts verschwand der *royal touch*, aber in Frankreich hielt sich das *miracle royal* bis zur Französischen Revolution; und auch danach lebte es noch einmal kurz auf. 1924 erschien das 440 Seiten dicke Buch des französischen Historikers Marc Bloch über diesen Aberglauben. Es trägt den Titel *Les rois thaumaturges* (»Die wundertätigen Könige«). Der angesehene Verlag Gallimard gab es 1998 erneut heraus. Sein Autor war im Juni 1944 als jüdischer Widerstandskämpfer von den Deutschen ermordet worden.

Eine heutige Variante des *royal touch* ist der *therapeutic touch*: Vor allem in den Vereinigten Staaten wird diese Methode seit Beginn der 1970er-Jahre in großem Maßstab angewendet, um die »Selbstheilungskräfte« von Patienten zu aktivieren. Dabei hält man die Hand *über* den Körper des Patienten, um das Energiefeld harmonisch zu beeinflussen. Diese sogenannte bioenergetische Methode hat inzwischen auch bei uns Fuß gefasst. Ein parapsychologisches Institut, das entsprechende Kurse abhält, vermeldet auf seiner Webseite:

Medizinische Eingriffe, Krankheiten oder der Alterungsprozess gehen oft mit unangenehmen Beschwerden wie Angst, Schmerz, Unruhe und Schlafproblemen einher. All das kann die Lebensqualität stark beeinträchtigen und nicht immer medizinisch adäquat behandelt werden. *Therapeutic Touch* kann dann helfen, die schlimmsten Spitzen zu nehmen. TT ist eine kurze, sanfte Methode, die mit liebevoller Aufmerksamkeit verabreicht wird. Der Patient erfährt TT meist als entspannend, beruhigend und heilend. Untersuchungen bestätigen, dass es Angst, Schmerz und Unruhe verringert.

Auf welche »Untersuchungen« hier Bezug genommen wird, ist nicht erwähnt. Wissenschaftlich jedenfalls ist die Wirksamkeit des *therapeutic touch* bis heute nicht nachgewiesen.

Bauchdiagnose

Kurioserweise hat meine Mutter uns Kinder nie den Praktiken seltsamer Wunderheiler ausgesetzt. Auch nicht, als ich eine Zeit lang unter einer ziemlich hartnäckigen Bronchitis litt. Nichts half, weder Medikamente noch Dampfbäder noch Atemübungen, und ich fehlte lange in der Schule. Die Mutter eines Freundes glaubte schließlich, die Lösung gefunden zu haben. Sie kenne einen Pater, der dank der heiligen Jungfrau Maria über Wundergaben verfüge und Menschen heilen könne. Er habe bereits vielen Patienten geholfen, selbst Protestanten. Aber meine Mutter verbot mir, zu diesem Gebetsheiler zu gehen, so sehr ich auch versuchte, sie dazu zu überreden. Wollte sie etwa nicht, dass ich geheilt wurde? War sie am Ende deshalb dagegen, weil der Priester Katholik war? Und warum wollte sie mir etwas vorenthalten, was sie selbst reichlich praktizierte – nämlich den Gang zu irgendwelchen Wunderheilern? Ich verstand nicht, warum wir es nicht wenigstens ausprobierten. Aber ich biss auf Granit.

Sie selbst blieb ständig auf der Suche nach Linderung. Nachdem der Handaufleger genauso schnell aus ihrem Leben verschwunden war, wie er darin aufgetaucht war, sollte jetzt ein anderer das fast Undenkbare bewerkstelligen: der Naturkundler und Arzt Hans van der Upwich. In regelmäßigen Abständen brachte mein Vater ein Marmeladenglas mit Stuhl meiner Mutter zu ihm; der Inhalt wurde genau analysiert, anschließend verschrieb van der Upwich eine Diät. Meine Mutter machte ohnehin ständig Diät, weil sie nicht nur mit Schmerzen, sondern auch mit ihrem Gewicht zu kämpfen hatte. Aber die Diäten dieses Herrn waren wirklich streng. Er hatte seine ganz eigenen Theorien, und eine davon war, dass der wichtigste Teil der Verdauung schon im Mund stattfinden sollte, um den Dickdarm zu entlasten. Also kauten wir jeden Bissen fünfzig Mal, auch mein Vater und mein ältester Bruder, die sich beide eine Heilung ihrer Magengeschwüre erhofften. Aber es dauerte nicht lange, und einer nach dem anderen hörte genervt damit auf – meine Mutter als Erste, sie behauptete, davon Sodbrennen zu bekommen.

Auf van der Upwich geht vermutlich auch die Anschaffung des Klistierapparats zurück, der all die Jahre ganz hinten im Schlafzimmerkleiderschrank meiner Eltern lag: eine durchsichtige Pumpe mit einem roten Schlauch. Klistiere waren neben Aderlass, Brechkuren, Blutegeltherapie und Canthariden-Pflastern mit Gift der Spanischen Fliege wichtige Bestandteile der Therapie, die van der Upwich sich ausgedacht hatte. Zu experimentellen Zwecken verabreichte er sich selbst zwei Jahre lang täglich ein Klistier, so erzählte er in einem Interview, denn »Klistiere können eine enorme Wirkung haben«. Er habe damit einen Mann, der wegen eines Hexenschusses bewegungsunfähig gewesen sei, innerhalb eines Tages vollständig geheilt.

Van der Upwich, der seine Karriere einst als orthopädischer Chirurg begonnen hatte, spezialisierte sich mit der Zeit auf die »Bauchdiagnose«. Indem er seine Patienten beklopfte, betastete und mit dem Stethoskop abhörte, stellte er fest, an welchen Darmbeschwerden sie litten, und verschrieb anschließend eine Diät. Unter der Prämisse, dass sämtliche Erkrankungen auf »einen schmutzigen Darm« zurückzuführen seien, richtete er in seiner Praxis ein Stuhllabor ein. Laut van der Upwich muss ein normaler Stuhl eine glatte Oberfläche aufweisen, wurstförmig, geruchlos und von einer Konsistenz sein, dass der Anus nicht verschmiert. »Die Farbe ist hellbraun, wie die eines Herbstblattes. Eine leicht gelbliche Verfärbung ist auch noch in Ordnung.«

Über seine Arbeit im Labor sagte er: »Oft war ich bis tief in die Nacht damit beschäftigt, den Stuhl meiner Patienten zu untersuchen. Ich entdeckte, dass er viele unverdauliche Kohlenhydrate enthielt. Und Kohlenhydrate können zu einer Art Selbstvergiftung führen, wenn sie im Magen und Darm gären.« Nach seinem Tod sagte seine Frau in einem Interview, das ständige

Stuhlgang-Gerede habe sie schon gestört: nicht nur in seinem Sprechzimmer, sondern auch in normalen Gesprächen. Der Stuhl seiner Patienten habe sein ganzes Leben beherrscht, ja noch an Heiligabend habe er daran herumdoktern müssen.

Van der Upwich rühmte sich, anfangs 30 Prozent seiner Patienten geheilt, sich aber später auf bis zu 90 Prozent gesteigert zu haben: »Ich war selbst ganz verblüfft. Es war lächerlich einfach – umso schlimmer, dass so wenige Kollegen meine Methoden anwenden.« Migräne, Hyperventilation, Allergien und Arthrose soll er angeblich mit einer Brechkur geheilt haben – wobei Weinsteinsäure und Ipecacuanha- oder Brechwurzel das Erbrechen auslösten. Blutegeltherapie setzte er bei hohem Blutdruck, Furunkeln, Karbunkeln und Stoffwechselerkrankungen ein, Aderlass bei hohem Fieber, Asthma, Nierensteinen und Menstruationsbeschwerden. Eine Frau mit tuberkulöser Rippenfellentzündung soll er mit Canthariden-Pflastern geheilt haben.

Meine Mutter scheint zu den 10 Prozent gehört zu haben, die er nicht heilen konnte. Mit der Zeit hat sie begriffen, dass ihr ein schmerzfreies Leben nicht vergönnt war. Trotzdem stand eine Heilpflanze neben ihrem Bett, und sie trug auch stets ein magnetisches Armband. Außerdem ging mein Vater eine Zeit lang zu einem Magnetiseur, der ein Foto oder eine Locke von ihr »bestrahlte«. Ihre größte Hoffnung setzte sie später allerdings in unseren Hausarzt, von dem sie sich Gold spritzen lassen wollte: kein Wundermittel, sondern eine übliche Methode bei rheumatoider Arthritis. Aus irgendeinem Grund ist es bis zu ihrem Tod im Jahr 1993 nicht dazu gekommen. Trotz aller Zipperlein wurde sie immerhin 89 Jahre alt.

14 »Leiden wie ein Tier«
Erfahrungen eines ehemaligen Radprofis

Der ehemalige Radrennprofi Peter Winnen (Jahrgang 1957) erzählt von Muskelübersäuerung, Erschöpfung und den Grenzen des eigenen Körpers. Zweimal gewann er bei der Tour de France die Königs-Etappe auf der Alpe d'Huez.

Der Aufprall bei einem Sturz – das tut richtig weh. Man denkt, man ist halb tot, und alles ist gebrochen. Die erste halbe Minute vergeht man schier vor Schmerz, gleichzeitig steht man so unter Schock, dass man einfach weitermachen will. Das kann man auch im Fernsehen beobachten: ein Radrennfahrer, der sich verdattert aufrappelt und sich gleich wieder in den Sattel schwingen will. Aber der Schmerz ist stärker als die Willenskraft. Man muss dann erst durch diesen Schmerztunnel durch, bis der Körper wieder funktioniert. Den Schmerz spürt man trotzdem überall, er wirkt noch tagelang nach.

Nach einem solchen Sturz hat man, wenn es blöd läuft, Schürfwunden am ganzen Körper, am Rücken, an den Schultern, an den Beinen und Armen. Hat man sich solche offenen Stellen zugezogen, kann man nachts kaum schlafen: Das Laken klebt überall an der Wundflüssigkeit fest. Oft kommen noch jede Menge Prellungen und Blutergüsse dazu, und wenn man Pech hat, Muskel- oder Rückenverletzungen. Auch wenn der Rücken durch eine manuelle Therapie wieder eingerenkt werden konnte, fährt man wegen der schmerzhaften Versteifungen schlechter. Es dauert eine Woche, bis der Schmerz wenigstens etwas nachlässt. Trotzdem sage ich: Die beste Therapie ist Bewegung. Ein Radrennfahrer stürzt durchschnittlich fünf Mal im Jahr, aber die meisten haben unglaubliche Nehmerqualitäten. Man kann noch so gut Rad fahren, wenn man keinen Schmerz verträgt und keine Niederlagen einstecken kann, hilft das alles nichts. Ich selbst konnte Schmerzen immer ganz gut ab. Jeder im Peloton kann das, wenngleich manche darin besser sind als andere. Der Belgier Eric Vanderaerden zum Beispiel, der wie ich im Panasonic-Team war, das war so einer. Als er einmal bei der Tour gestürzt ist, war sein Körper eine einzige Schürfwunde. So schlimm habe ich das noch nie gesehen. Abends hat ihn der Pfleger unter die Dusche gestellt, um den Teer und Split abzuschrubben. Dabei hat Vanderaerden geschrien wie ein abgestochenes Schwein. Er litt mehrere Tage an Wundfieber und gewann trotzdem kurz darauf eine Etappe.

Dass man beim Rennradfahren so leiden muss, ahnt man nicht, wenn man damit beginnt. Für mich war das schon ein Kindheitstraum, meine große Leidenschaft. Man bewundert seine Idole und sieht, dass sie Schmerzen haben, man blickt in ihre geschundenen Gesichter, aber das macht sie umso heldenhafter. Radfahren ist in gewisser Weise ein sehr katholischer Sport, denn er ist gleichbedeutend mit Leiden. Drei Wochen durch Frankreich touren – wer würde sich das heute noch ausdenken? Es ist ein unglaublich altmodischer Sport.

Als Radrennfahrer setzt man sich den Qualen freiwillig aus: kein Rennen ohne Schmerzen. Es kann sogar befriedigend sein, Schmerzen zu haben, aber nur, wenn man weiß, dass es am Ende gut ausgeht. Allerdings gibt es bei einem solchen Ausdauersport nicht nur eine Art von Schmerz, sondern mehrere. Da ist zunächst einmal der Schmerz, der von der Anstrengung herrührt, die sogenannte »Leidensphase«. Aber der fächert sich noch weiter auf, zum Beispiel in Schmerz infolge einer Muskelübersäuerung. Man hat dann das Gefühl, der ganze Körper würde lichterloh brennen. Manchmal war ich wirklich bis über beide Ohren übersäuert. Vor allem in den Bergen. Man muss da sehr vernünftig bleiben. Überschreitet man ein bestimmtes Tempo auch nur für kurze Zeit, geht bald gar nichts mehr. Dann ist alles futsch – die Trittfrequenz, der Rhythmus –, und das ganze Rennen geht den Bach runter. Man verwandelt sich gewissermaßen in eine Gipsstatue. Behält man jedoch einen klaren Kopf, weiß man genau, was man sich noch zumuten darf und was nicht.

Dann kommt der Punkt, an dem sich immer Müdigkeit einschleicht. Junge Fahrer, die sich noch abhärten müssen, können nach zweihundert Kilometern oder bei Bergetappen mit zwei, drei Pässen schlappmachen. Dann gerät man durch die extreme Muskelübersäuerung in ein solches Leistungstief, dass man sich vollkommen krank fühlt. Körperlich und seelisch. Das kann aber auch an einem Zuckertief liegen, weil man zu wenig gegessen hat. Und hier fängt ein kleiner Teufelskreis an. Bis man das merkt, ist man oft längst zu erschöpft, um überhaupt noch einen Bissen herunterzubringen.

Eine andere Form des Schmerzes hat etwas mit der Anstrengungsdauer zu tun. Bei großen Touren wie der Tour de France ist das der Schmerz, der einen in der dritten Woche plagt. Jeder Fahrer kommt hier an eine entscheidende Weggabelung: Entweder man schafft es oder man gibt auf. Die Grenze seines Könnens hat man hier längst erreicht. Der Körper macht nicht mehr richtig mit, die Augen liegen ganz tief und sind trüb, das Treten geht enorm mühsam, die Kräfte lassen nach. Wenn dann noch Bergetappen auf dem Programm stehen, sind das regelrechte Attentate, die man auf sich selbst verübt. Ungeschoren kommt da keiner mehr davon. Ich selbst hatte zum Beispiel Probleme mit kleinen entzündeten Knötchen tief unter der Haut, die ziemlich schmerzhaft waren. Weil man so lang im Sattel sitzt, wird die Haut gereizt, und das verursacht immer neue Entzündungen. Andere hatten »Extrahoden«, große Furunkel unter der Haut, die ziemliche Ausmaße annehmen können, aber damit hatte ich zum Glück nie Probleme.

Bei Rückenschmerzen habe ich allerdings immer »hier« geschrien. Das hat mich jahrelang, vor allem bei Bergetappen, begleitet, meist im unteren Rückenbereich. Manchmal war es so schlimm, dass ich mich kaum im Sattel halten konnte, weil ich das Gefühl hatte, meine Wirbelsäule sei völlig instabil. Diese Beschwerden hatte ich schon mit vierzehn, vor allem nach einem harten Training. Ich habe jahrelang Bauchmuskelübungen gemacht, aber die haben nichts gebracht. Wenn man auf einem Pass ins Finale gehen oder seinen Platz in der Gesamtwertung verteidigen muss, sind Schmerzen unglaublich störend, weil man nicht in der Lage ist, Vollgas zu geben. Da hilft es dann auch nichts, dass man weiß, dass alle anderen auch Schmerzen haben. Jeder leidet wie ein Tier. Aber es gibt Unterschiede: Wenn Übermenschen wie Hinault, Indurain oder Merckx Schmerzen hatten, waren sie immer noch gut. Und wenn sie keine hatten, waren sie sowieso nicht zu schlagen. Ich habe mir oft gedacht: Was soll das alles? Warum tue ich mir das an? Aber wenn man sich damit länger aufhält, fällt man psychisch in ein tiefes Loch. Der körperliche Schmerz verschwindet irgendwann, der psychische ist hartnäckiger.

Für die Schmerzen war zu meiner aktiven Zeit noch ein »Soigneur« zuständig, ein professioneller Pfleger. Erst später kamen dann die Teamärzte dazu. Gegen die Schmerzen bekam man Aspirin und Optalidon, ein koffeinhaltiges Mittel. Gegen »Extrahoden« und Furunkel half eine Lidocainsalbe. Mit Doping hatte das nichts zu tun, außerdem hilft Doping sowieso nicht gegen Schmerzen. In meinem Fall konnte letztlich nicht einmal die intensivste Therapie verhindern, dass ich 1991 aufhören musste – mir war ein Übertragungswagen reingefahren. Anfangs hatte es gar nicht mal so schlimm ausgesehen, eine Beckenfraktur. Aber es war eine unangenehme Verletzung, die Folgen hatte. Ich bekam noch mehr Rückenschmerzen, und die Kraft in meinem rechten Bein ließ erheblich nach. Bei der Tour habe ich so gelitten, dass ich nach zwei Wochen aufgeben musste. Im Jahr darauf hab ich's noch mal versucht, bei der Spanienrundfahrt, der Vuelta a España. Aber es ging einfach nicht mehr, und dann muss man so vernünftig sein aufzuhören. Und das ist noch einmal eine ganz andere Form des Schmerzes. Ich denke, die meisten Radrennfahrer oder Profisportler im Allgemeinen tun sich schwer damit, ins normale Leben zurückzukehren. Da klafft eine Riesenlücke, denn der Sport hat bis dahin dein Leben bestimmt. Deshalb wäre ich an manchen Tagen am liebsten gleich wieder aufs Rad gestiegen – Scheiß auf die Schmerzen.

Erst viel später wurde mir bewusst, dass diese Verletzung noch viel mehr mit mir gemacht hat, als »nur« meine Karriere zu beenden. Als Fabio Casartelli 1995 bei der Tour de France tödlich verunglückte, kam plötzlich alles hoch: Ich hatte schon seit längerem Träume, in denen alles zurückkam, was ich beim Radfahren erlebt habe; aber nach seinem Tod war die Angst lange allgegenwärtig. Und das, obwohl ich eigentlich nie unnötige Risiken eingegangen bin.

15 »Das Leben ist ein Kampf«

Kann man Schmerz überwinden?

Protokoll des Treffens einer Selbsthilfegruppe für Schmerz, bei dem Betroffene ihre Erfahrungen mit Ärzten und Therapien austauschen und von ihrem Leidensweg erzählen.

Es ist der letzte Dienstag im Monat. In einem Backsteinflachbau mitten im Industriegebiet sitzen acht Frauen und drei Männer an einem langen Tisch – alles chronische Schmerzpatienten zwischen fünfundvierzig und fünfundsiebzig. Bevor über die jeweiligen Beschwerden gesprochen wird, muss die Gesprächsleiterin, eine kleine, zierliche Frau mit kurzen grauen Haaren und großen blauen Augen, noch etwas loswerden: »Ihr ahnt ja nicht, was ich gestern erlebt habe! Da ruft doch um zehn, halb elf ein Mann an und will mit einer Ehrenamtlichen sprechen. Als ich sage, dass er da bei mir richtig ist, rief er: ›Wenn Sie kein Wundermittel gegen Schmerzen haben, werfe ich mich vor den Zug!‹ Ich habe ihm geraten, zum Arzt zu gehen, aber ich kann euch sagen: Nach so einem Erlebnis tut man kein Auge zu. Wenn jemand so mit sich selbst im Unreinen ist!«

»Dass dir jemand solche Angst einjagt, ist ja fürchterlich«, empört sich jemand aus der Gruppe.

»Die Kunst besteht darin, trotz Schmerzen etwas aus seinem Leben zu machen«, sagt die Gesprächsleiterin, selbst chronische Schmerzpatientin. »Aber dafür muss man Eigenverantwortung übernehmen. Trotz allem bleibt es ein Kampf.«

»Das ganze Leben ist ein Kampf«, bestätigt eine Frau.

»Und das mit Clara ist mir auch nahegegangen«, schiebt die Gesprächsleiterin hinterher. »Morgen wird sie beerdigt. Wenn jemand von euch hingeht: Legt doch bitte eine Rose für sie nieder.«

»Ich wollte nur ausrichten, dass Nel nicht kommen kann. Sie hat wahnsinnige Kopfschmerzen, jetzt beidseitig. Sie will am liebsten nur noch sterben.«

»Das sagt sie doch dauernd«, stellt die Gesprächsleiterin lakonisch fest.

»Bei mir findet sich einfach keine Ursache für die Kopfschmerzen. Der Mann von der Schmerzklinik, der übrigens sehr nett ist, hat gesagt: ›Ich bin Schmerztherapeut, aber wenn Sie nicht wissen, wo es herkommt, kann ich nichts für Sie tun.‹«

»Manchmal muss man den Schmerz einfach akzeptieren, statt zum nächsten Arzt zu rennen.«

Die Frau nickt missmutig und sagt dann: »Als ich vor zwanzig Jahren zum Arzt ging und sagte, ich könne kaum noch laufen vor Schmerz, hat er nur gesagt: ›Dann lassen Sie es eben.‹ Und als ich Schmerzen im Nacken hatte, meinte er: ›Dann lassen Sie sich von Ihrem Mann mal richtig massieren.‹ Noch heute gibt es Ärzte, die keine Ahnung von chronischem Schmerz haben.«

»Die meisten Ärzte hören gar nicht zu«, sagt eine andere Frau. »Der Neurologe neulich meinte: Das ist das Soundso-Syndrom. Nach jeder Antwort, die ich ihm abverlangt habe, wollte er aufstehen und mich rauskomplimentieren, aber ich habe mich nicht abwimmeln lassen. Ich hatte eine Freundin dabei, die jetzt noch wütend wird, wenn sie daran denkt. Dieses Desinteresse!«

»Hat er dir wenigstens weiterhelfen können?«, fragt ein Mann.

»Von wegen! Er wollte mich gar nicht richtig untersuchen, geschweige denn irgendwelche Tests machen.«

»So jemanden muss man zwingen.«

»Ich finde das alles so sinnlos. Aber…«

»Ich kenne auch so einen Kandidaten«, mischt sich ein Mann

ein. »Der hat zu mir gesagt: ›Selbst wenn Sie fünf Bandscheiben-vorfälle haben – ich kann nichts für Sie tun.‹ Was für ein Idiot! Ich habe ihn danach noch mal angerufen, und da hat er abge-stritten, so was gesagt zu haben. Als ich nicht locker ließ, meinte er: ›Dann habe ich mich eben etwas unglücklich ausgedrückt.‹ Na ja.«

»Sie fühlen sich überlegen.«

»Dabei sind wir die Erfahrungsexperten.«

»Soll ich euch mal was sagen? Ich war jetzt elf Wochen ohne Schmerzen – hallelujah! Ich war fast schon hyperaktiv, es war herrlich. Ich habe euch alle ausgelacht.«

»Und jetzt?«

»Jetzt sind die Kopfschmerzen wieder da.«

»Hast du dir deswegen alle Zähne ziehen lassen?«

»Ich bekomme gerade eine neue Behandlungsmethode gegen meinen Gesichtsschmerz: *deep oscillation.* Das sind tiefenwirk-same Schwingungen, mit denen meine Physiotherapeutin zwei Mal die Woche meine Wange behandelt. Der Schmerz kommt vor allem beim Einschlafen – und das seit vierundzwanzig Jah-ren. Erst war er in der Wange, dann unter der Nase, dann mal da, mal dort, immer im Rhythmus meines Herzschlags, nicht im Atemrhythmus. Deshalb bin ich so froh, dass ich seit einer Wo-che ganz normal einschlafen kann.«

»Und wenn du wieder aufwachst, ist der Schmerz dann auch weg?«

»Nein, dann ist er wieder da, aber deswegen gehe ich zu einem medizinischen Psychologen, das beruhigt mich.«

Pause.

»Ich möchte euch mal was fragen«, sagt eine Frau, wäh-rend sie Tee aufgießt. »Ich bin fünfundsiebzig und muss für die Führerscheinverlängerung angeben, welche Medikamente ich nehme. Was soll ich machen?«

»Was nimmst du denn?«

»Gabapentin, Tramadol.«

»An deiner Stelle würde ich das lieber nicht angeben.«

»Und wenn ich dann jemanden umfahre?«

*

Das eigentliche Thema des heutigen Treffens lautet: Wann hat der Schmerz Macht über uns, und wann kann man ihn überwinden? Die Gesprächsleiterin hat es auf einem Blatt Papier notiert, zusammen mit einem Gedicht:

> Es ist nicht etwa das Schmerzgeschehen,
> das uns lässt aufatmen oder untergehen:
> Stattdessen kommt's auf die innere Einstellung an,
> ob man leiden muss oder was verändern kann.

»Das Schlimmste für mich ist, dass ich so abhängig geworden bin«, sagt eine Frau. »Dass ich nicht mehr Motorrad fahren kann. Heute Morgen ist ein Nachbar auf dem Motorrad weggefahren, und das hat mich ganz aggressiv gemacht. Für mich war das Motorrad immer gleichbedeutend mit Freiheit: Freiheit mit einem großen F. Ich hatte Tränen in den Augen, als ich es hergeben musste.«

»Ich vermisse den Sport«, sagt ein Mann. »Ich kann beim Tennis- oder Fußballspielen nicht mal mehr mit meinem zwölfjährigen Sohn mithalten. Und weil mich das ärgert, gehe ich über meine Grenzen hinaus und kann hinterher kaum noch kriechen. Der reinste Teufelskreis. Als ein Ball gestern direkt auf mich zuflog, musste ich mich entscheiden: Entweder er trifft mich mitten im Gesicht oder knallt gegen meine Schulter. Ich habe mich für die Schulter entschieden und bin hinterher fast krepiert vor Schmerz.«

»Scheut ihr das Risiko?«, fragt die Gesprächsleiterin und schaut gespannt in die Runde.

»Das war kein Risiko, das war ein Reflex«, sagt der Mann beleidigt.

»Was ich damit sagen wollte: Verzichtet ihr auf bestimmte Dinge, weil ihr Angst vor den Folgen habt?«

»Ich gehe auf kein Konzert mehr, wo es nur Stehplätze gibt. Früher bin ich drei Mal die Woche zu Open-Air-Veranstaltungen gegangen, heute nur noch einmal im Jahr.«

»Es ist doch toll, dass du das immer noch machst!«

»Aber wenn ich das tue, weiß ich, dass ich Probleme bekommen werde, und dann ist die Laune schon im Keller.«

»Mir fällt es oft schwer, die eigenen Grenzen zu respektieren. Ich kann zum Beispiel nicht mehr heimwerken…«

»Kann nicht gibt's nicht.«

»…und das stört mich sehr. Ich habe es geliebt, unseren Schuppen im Garten oder den Zaun zu streichen, aber das geht nicht mehr. Jetzt muss ich einen Maler beauftragen, was einen Haufen Geld kostet. Das tut fast noch mehr weh als der Schmerz.«

»Ich finde, Schmerztherapie ist auch nicht alles: Nach der Kortisonspritze habe ich mich besser gefühlt, aber als die Wirkung nachließ, kam ich mir vor, als hätte man einen Schalter umgelegt.«

»Wenige Leute wissen ja, dass Schmerz wandert. Man kann sich zwar den Zahn ziehen lassen, aber dann sucht sich der Schmerz eben einen anderen Ort.«

»Ich habe mir sämtliche Zähne ziehen lassen!«

»Und jetzt hast du keine Schmerzen mehr?«

»Doch. Im Fuß.«

»Ich bin erst kürzlich wieder zu neuen Ärzten gerannt, erst zum Neurologen. Aber der hat gesagt: ›Sie haben keinen Bandscheibenvorfall und auch keinen Tumor.‹ Der Orthopäde meinte dann: ›Das ist Arthrose.‹ Jetzt gehe ich zur manuellen Therapie.

Ich war inzwischen fünf Mal da, danach hatte ich lauter blaue Flecken. Außerdem hatte ich noch nie solche Rückenschmerzen.«

»An meiner Krankheit ist die Panik das Schlimmste«, sagt eine Frau. »Ich habe eine echt schlimme Woche hinter mir.«

»Was machst du, wenn du Panik bekommst?«

»Nichts. Darauf hoffen, dass es wieder besser wird. Aber ich fürchte, ohne Tabletten komme ich nicht aus.«

»Es hört nie auf. Immer wenn man denkt, jetzt ist es vorbei, kommt es wieder.«

»Aber wir wollen uns doch nicht an den Schmerz klammern!«, sagt die Gesprächsleiterin. »Wir wollen doch daran arbeiten?«

»Deshalb gehe ich zu kunstgeschichtlichen Vorträgen an der Volkshochschule.«

»Bloß nicht zu Hause auf dem Sofa hocken!«

»Ich bin froh, dass es Prednison gibt. Ich kam in letzter Zeit kaum noch die Treppe rauf.«

»Prednison ist aber doch nur eine vorübergehende Lösung. Hat man dich nie an eine Schmerzklinik überwiesen?«

»Nein. Aber auf die Idee bin ich selbst auch noch gar nicht gekommen.«

»Man muss sich einfach ablenken! Aber irgendwann sagt einem der Körper: Stopp, so geht das nicht weiter!«

»Ich erlebe es jedes Mal als Niederlage, dass ich meinem Körper immer wieder Ruhepausen gönnen muss. Und selbst wenn ich das dann tue, wache ich nachts auf vor lauter Schmerzen und denke: ›Bitte gebt mir eine Säge, damit ich mir den Fuß absägen kann.‹ Es ist und bleibt ein ewiger Kampf.«

16 »Es war, als würde ich operiert, aber ohne Messer«

Eine Frau mit chronischer Dystrophie über die »mazedonische Methode«

Ricky P. (Jahrgang 1960) hatte eine chronische Dystrophie und fand Heilung durch die »mazedonische Methode«. Eine intensive Therapie, die wegen fehlender wissenschaftlicher Belege für ihre Wirksamkeit nicht unumstritten ist.

Ich habe bei einem Catering-Unternehmen gearbeitet, als wir im Februar 2002 eine Feuerwehrübung hatten. Dabei bin ich mit dem linken Fuß umgeknickt. Ich muss dazu sagen, dass ich damals hundertzehn Kilo wog. Ich hörte etwas reißen, dann wurde mir schwarz vor Augen. Im Krankenhaus hat man dann anhand eines Röntgenbilds festgestellt, dass die Sehnen gerissen waren. Ich bekam erst mal einen Gips, aber als mein Fuß stark anschwoll, wurde der Gips ausgetauscht. Trotzdem hat sich mein Fuß nicht gut angefühlt. Der Schmerz ging mir durch Mark und Bein. Er war wirklich unbeschreiblich, obwohl ich schon einiges mitgemacht habe: zwei Knieoperationen, eine Gebärmutterentfernung nach meiner zweiten Fehlgeburt, eine tote Tochter. Normalerweise kann ich Schmerz gut vertragen, meine Schmerzgrenze ist unheimlich hoch. Ich habe Tramadol und Vioxx geschluckt, ein mittlerweile verbotenes Schmerzmittel, doch es hat alles nichts genutzt. Der Gips kam ab, und man sollte meinen, dass man das Krankenhaus anschließend verlassen kann und alles gut ist. Von wegen! Mein Fuß sah schlimm aus: Er war ganz blau, grün und gelb, geschwollen von dem Ödem. Und ich hatte unvorstellbare Schmerzen.

Als ich ein halbes Jahr später einen neuen Gips bekam, sagte ein Krankenpfleger: »Hoffentlich haben Sie keine posttraumatische Dystrophie. Andererseits fehlen die Symptome wie Haare an den Zehen und Nagelpilz.«* Der Arzt ging erst nicht davon aus, aber drei Monate später bekam ich im Krankenhaus eine Woche lang eine Mannitol-Infusion gegen Dystrophie. Durch den hohen Zuckergehalt von Mannitol werden die freien Radikale im Blut gefangen. Stelle sich nach einer Woche keine Verbesserung ein, könne man nichts mehr machen, hieß es. Zur Sicherheit wurde die Therapie um eine Woche verlängert. Außerdem sollte ich mich drei Mal täglich mit DMSO-Salbe eincremen und täglich sechs Paracetamol nehmen.

Nach der ersten Woche ließen die Schmerzen ein wenig nach – ich konnte mir sogar wieder mit einem Handtuch den Fuß abtrocknen. Aber zur Arbeit konnte ich nicht mehr. Das kam nicht gut an, mein Job stand auf dem Spiel, und 2004 gelang es meinem Arbeitgeber tatsächlich, mich loszuwerden. Ich habe dann eine Ausbildung als Fußpflegerin gemacht, damit ich im Sitzen arbeiten kann. Aber ich brauchte alles Mögliche: einen Rollstuhl, ein anderes Auto, ein Elektromobil.

Später erhielt ich eine weitere zweiwöchige Mannitol-Behandlung. Nichts hat geholfen, ich bekam sogar einen Spitzfuß, einen Fuß, der nach unten zeigt, so als ginge man auf Zehenspitzen. Tagsüber hatte ich kalte Dystrophie, aber abends wurde der Fuß glühend heiß, so als würde er gleich explodieren. Ich bin in eine Schmerzpoliklinik gegangen, wo man alle möglichen Untersuchungen mit mir angestellt hat. Wieder wurde ich mit Mannitol behandelt, diesmal mit einem Katheter, der in die Zentralvene unterm Schlüsselbein geschoben wird. So blieb ich mobil. Zehn Tage lang ging alles gut, bis sich die Wunde entzün-

---

* Dieses Krankheitsphänomen wird heute dem Komplexen regionalen Schmerzsyndrom (CRPS) zugerechnet.

det hat. Als der Katheter entfernt wurde, quoll der Eiter nur so heraus. Am nächsten Tag bekam ich kaum noch Luft, und zwei Tage später stellte sich heraus, dass ich eine Lungenembolie hatte. Noch immer tat mein Fuß wahnsinnig weh, und mit Stock konnte ich höchstens zehn Meter laufen.

Ich ging mit Schmerzen zu Bett und stand mit Schmerzen wieder auf. Niemand durfte an meinen Fuß kommen, nicht einmal der Arzt. Ich habe nachts einen Wäschekorb über mein Bein gestülpt, in den Arie, mein Mann, ein Loch geschnitten hatte, darüber kam die Bettdecke. Damals habe ich mit dem Arzt über eine Amputation gesprochen, aber er war dagegen. Denn die Chance, dass der Schmerz weggeht, liege höchstens bei 50 Prozent. Die Dystrophie sitze irgendwo im Körper und könne an anderer Stelle wieder auftauchen.

Ohne mein Wissen hat Arie damals im Internet recherchiert. Er war dort auf die »mazedonische Methode« für Leute mit Dystrophie gestoßen und wollte mehr darüber wissen. Eines Tages sagte er, wir würden nach Mazedonien in Urlaub fahren. »Wo liegt denn das?«, habe ich gefragt. Er hat mir erklärt, dass das unser letzter Strohhalm sei. Also sind wir 2006 nach Thessaloniki geflogen. Ich habe dem Krankenhaus noch Bescheid gesagt, obwohl ich als austherapiert galt.

Am Flughafen wartete ein Chauffeur auf uns, der uns mit dem Taxi ins mazedonische Gevgelija fuhr. Ein Dolmetscher war auch dabei. Ich habe noch gefragt: »Muss denn der Rollstuhl nicht mit?«, woraufhin er sagte: »Den brauchen Sie dort nicht mehr.« Wir sind eine Stunde lang kreuz und quer durch die Berge gefahren, bis wir zu ein paar verfallenen Hütten kamen, dazwischen stand ein normales Haus. Madame Shinka hat bereits draußen auf uns gewartet – eine schwarzgekleidete, grauhaarige kleine Frau. Ihr Mann ist in einem der Balkankriege ums Leben gekommen, deshalb trägt sie nur Schwarz.

Im Haus hat sie mich aufgefordert, mich neben sie aufs Sofa zu setzen, und mir zu verstehen gegeben, dass ich meinen Fuß in ihren Schoß legen soll. Ich hatte keine Ahnung, was mich erwartet, hatte aber schon im Vorfeld beschlossen, mich nicht zu wehren und sie einfach machen zu lassen. Betrachte es als Operation ohne Messer, habe ich mir gesagt. Madame Shinka legte ihre Hand auf meinen Fuß und begann, mit ihrem Daumen auf Muskeln, Sehnen und Knochen zu drücken. Ich hätte an die Decke gehen können vor lauter Schmerz. Anschließend sagte sie, dass ich meinen Fuß täglich in eine Thermalquelle im Dorf halten müsse, wo schwefelhaltiges, etwa 40 °C heißes Wasser aus dem Boden sprudelt. »Banjo« hat sie das genannt.

Am ersten Abend ging es mir keinen Deut besser, ich war bloß müde, und mein Fuß war blau und wund. Auch am zweiten Tag hat sie nach bestimmten Stellen gesucht, und jedes Mal hörte man es knacken. Dann nickte sie zufrieden. Als Hausaufgabe musste ich zur Thermalquelle und außerdem ein Stück laufen. Am dritten Tag hat sie wieder auf meinem Fuß herumgedrückt, bis sie zum Dolmetscher sagte: »Holen Sie schnell ein Glas Wasser, sie wird gleich ohnmächtig werden.« Sie hatte recht. Als ich wieder zu mir kam, saß Arie neben mir auf dem Sofa. Madame Shinka drückte immer wieder auf diese besonders empfindliche Stelle, seitlich und auch von oben. Ich machte mir beinahe in die Hosen vor Schmerz. Aber irgendwann fühlte es sich an, als würden mir lauter Ameisen über den Rücken laufen. Sie hat meinen Fuß in alle möglichen Richtungen gedreht und nach fünf Minuten gesagt: »Laufen, laufen!« Erst noch mit Stock, dann ohne.

Ich hatte immer weniger Schmerzen, dafür Entzugserscheinungen: Mir tat der Kopf weh und ich habe gezittert. Madame Shinka hatte am ersten Tag sofort gesagt: »Ich bin keine Ärztin, aber Sie sollten die Medikamente lieber absetzen.« Ich nahm damals Tramadol, Diclofenac und Fluimucil, einen Hustenlöser, täglich 500 mg. Außerdem schluckte ich Paracetamol und cremte meinen Fuß mit der DMSO-Salbe ein.

Auch an den darauffolgenden Tagen drückte Madame Shinka immer wieder auf dieselbe Stelle, zwanzig Mal hintereinander, und jedes Mal hörte man ein Knacken. So wie Knochen knacken. Dann sagte sie: »Sie fahren jetzt mit dem Taxi zum Markt und laufen die zwei Kilometer zu Fuß zurück.« Ich musste vier Pausen einlegen, aber ich habe es geschafft. Anschließend hatte ich starke Schmerzen, aber es war ein ganz anderer Schmerz: Muskelkater. Der Dystrophie-Schmerz war eigentlich schon weg, als mir die Ameisen über den Rücken gekrabbelt sind.

Es ging mir zunehmend besser, und vom vierten Tag an bin ich schmerzfrei zum Markt und wieder zurückgelaufen. Wir haben auch ein Fahrrad gemietet, das war ein echter Triumph! Seitdem habe ich nicht mehr im Rollstuhl gesessen. Auf dem Hinflug hatte ich das Flugzeug noch über einen Lift verlassen müssen, auf dem Rückweg habe ich es ganz normal betreten. Mein Mann hat das als Wunderheilung betrachtet.

Madame Shinkas Fähigkeit, andere zu heilen, sei angeboren, meint sie. Aber erst als ihr Mann zur Armee ging, hat sie mit den Behandlungen angefangen. Diese Fähigkeit sei eine große Gabe, die ihr Sohn und ihre Tochter nicht besäßen, dafür ihre Enkelin. Des Geldes wegen mache sie das nicht. Man spendet bei jedem Besuch das, was man erübrigen kann, sie selbst rührt das Geld gar nicht an. Man muss es diskret unter einen Aschenbecher legen. Der Dolmetscher hat uns später gesagt, dass sie das meiste an bedürftige Menschen verschenkt. Die Leute dort können jeden Euro brauchen. Bei mir wurde ein bestimmter Betrag vereinbart, etwa fünfzig Euro. Von der örtlichen Bevölkerung nimmt sie zur Not auch einen Bund Zwiebeln, Brot oder Kartoffeln. Manchmal ist der Weg zu ihrem Haus völlig zugeparkt.

Dann behandelt sie sechzig Personen am Tag. Nur sonntags und im Winter hat sie keine Sprechstunde.

Ich habe noch heute eine ganz besondere Verbindung zu ihr. Sie war meine Rettung! Ich habe nicht nur zwanzig Kilo abgenommen, sondern bin auch diese schreckliche Krankheit losgeworden. Manchmal habe ich noch fortgeleiteten Schmerz: Muskelschmerzen bei Überlastung oder bei hoher Luftfeuchtigkeit. Dann nehme ich zur Not Diclofenac. Madame Shinka hat die Gabe, sich ganz auf die Beschwerden zu konzentrieren. Egal, wie laut man schreit, sie macht einfach weiter. Sie versucht, jeden einzelnen Muskel zu lockern, damit er wieder einen Impuls weiterleitet. Madame Shinka sagt selbst, dass es nur ums Durchhaltevermögen geht: Weiter, weiter, weiter! Ich muss gestehen, dass ich lieber fünf Kinder zur Welt bringe, als mich von ihr behandeln zu lassen. Aber wenn die Dystrophie wiederkommt, stehe ich morgen wieder bei ihr vor der Tür.

17 Das große Versprechen der Lebensenergie Qi

Wirkt Akupunktur als Schmerztherapie?

Die Wirkung von Akupunktur ist wissenschaftlich nicht nachgewiesen. Trotzdem wird sie immer wieder als Schmerztherapie empfohlen. Studien zeigen, dass Akupunktur Schmerzen nicht lindert und das Stechen der Nadeln höchstens vorübergehend vom eigentlichen Schmerz ablenkt. Zunehmend rücken selbst Ärzte, die früher Akupunktur als Schmerztherapie befürworteten, wieder davon ab.

Oft sind es gar nicht die schlechtesten Schmerztherapeuten, die Akupunktur empfehlen. Das am häufigsten vorgebrachte Argument lautet, dass es sich dabei immerhin um eine mehr als dreitausend Jahre alte Behandlungsmethode handele. Ich will es genauer wissen, und rufe den Anästhesiologen Dik Snijdelaar (Jahrgang 1963) an, um ihn nach seinen Erfahrungen mit Akupunktur zu fragen. Kaum habe ich mein Anliegen vorgebracht, herrscht erst einmal Schweigen in der Leitung. Dann sagt er zögernd, dass er diese alternative Heilmethode fast gar nicht mehr anwende, zumindest nicht bei chronischen Schmerzpatienten. Bei ihnen habe sie keinerlei Wirkung. Früher sei er eigentlich ein Anhänger der Akupunktur gewesen, inzwischen überwiege die Skepsis.

Ich will wissen, was seinen Sinneswandel bewirkt hat. Snijdelaar erzählt, dass sich seine Einschätzung schon in den Jahren 1996 und 1997 langsam geändert habe; damals ging er jeden Samstag zu einem Akupunkturkurs, an dem rund fünfundzwanzig Ärzte teilnahmen, überwiegend Hausärzte. Sie lernten alles über die Energiebahnen oder Meridiane sowie die Akupunktur-punkte im menschlichen Körper. Snijdelaar wollte das Gelernte im Rahmen einer Studie unterfüttern, bekam aber immer wieder zu hören, das sei in China längst alles ausführlich untersucht worden und insofern unnötig.

Stellte er kritische Fragen, hieß es, er müsse die Akupunktur als Philosophie betrachten, als Lebensweise, gepaart mit chinesischen Heilkräutern und Gymnastik. Damit mochte er sich aber nicht zufriedengeben; Snijdelaar wollte wissen, wie Akupunktur genau funktionieren sollte. Seine Kollegen in der Uniklinik machten sich schon lustig über ihn: »Konzentrier dich lieber auf echte Wissenschaft!«, hieß es, als sie in der Zeitung ein Interview mit ihm lasen, in dem er über seine Akupunktur-Forschung berichtete.

Vis vitalis

Obwohl es Schätzungen darüber gibt, wann die Chinesen genau mit Akupunktur begonnen haben – vor drei-, acht-, zehntausend Jahren oder noch länger –, stammt die erste detaillierte Beschreibung aus dem 2. Jahrhundert v. Chr. Sie ist Teil der gesammelten Schriften des Huang Di Nei Jing und findet sich im *Buch des Gelben Kaisers zur Inneren Medizin*. Darin steht, wie das Qi oder Chi, eine Vitalenergie oder Lebenskraft, entlang der Meridiane durch den menschlichen Körper fließt. Krankheiten seien auf ein Ungleichgewicht oder einen Stau des Qi zurückzuführen; indem man die Meridiane an bestimmten Punkten nadle, könne man das Qi wieder ins Gleichgewicht beziehungsweise in Fluss bringen.

Der ehemalige amerikanische Akupunkteur Ben Kavoussi allerdings bezweifelt, dass die heute praktizierte Methode etwas damit zu tun hat. Er meint, dass chinesische Mediziner einst keines-

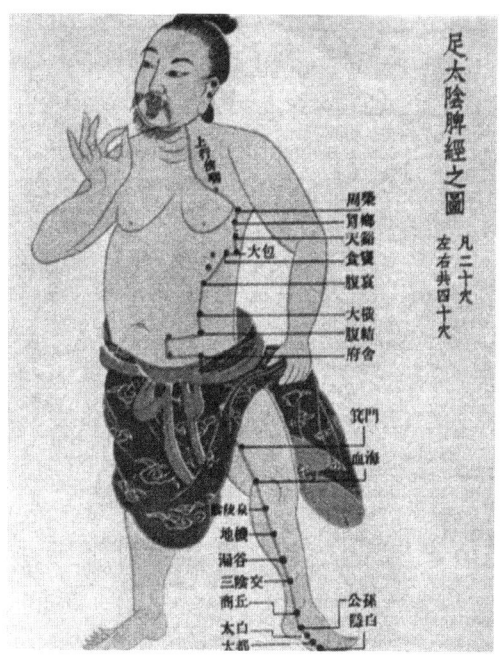

Akupunkturkarte aus der Ming-Dynastie (um 1340).

wegs mit haardünnen Nadeln, sondern mit Messern und Pfriemen hantiert hätten, die Ärzte in Europa eher zum Aderlass, zum Aufstechen von Abszessen oder Zunähen von Wunden benutzten. Die Akupunktur in China sei bis etwa 1930 nicht viel mehr gewesen, so Kavoussi, als eine Mischung aus Astrologie und eben jenem Aderlass, den man auch im Westen bis ins 19. Jahrhundert praktizierte.

Die Philosophie, die der Akupunktur zugrunde liegt, ist der Daoismus. Zu dieser »Lehre des Weges« gehören bestimmte Vorstellungen von Himmel und Erde, von den fünf Wandlungsphasen, die ein Lebewesen durchläuft, die Lehre von der Energie (Qi) und die zwei sich ergänzenden Prinzipien Yin und Yang. Das weibliche Yin steht unter anderem für unten, dunkel, weich, kalt und Ruhe. Das männliche Yang steht für oben, hell, hart,

warm und Aktivität. Während Yang mit der hellen Sonne assoziiert wird, ordnet man Yin eher dem düsteren Mond zu. Beide
Prinzipien oder Kräfte unterscheiden sich diametral, gelten aber
als gleichwertig. Dem Körper sollen sie einen nicht stofflichen
Geist geschenkt haben, das bereits erwähnte Qi. Dem Daoismus
zufolge muss zwischen dem Qi mit Yin- und dem mit Yang-Cha-
rakter eine harmonische Balance herrschen. Lebt der Mensch
zum Beispiel nicht im Einklang mit der Natur, gerät das Qi-
Gleichgewicht durcheinander, der Mensch erkrankt oder droht
gar zu sterben.

Anhänger dieser Lehre vergleichen das Yin-Yang-Gleich-
gewicht mit dem sympathischen und dem parasympathischen
Teil des vegetativen (autonomen) Nervensystems: Während das
parasympathische Nervensystem dafür sorgt, dass sich der Körper nach einer Anstrengung wieder erholt, versetzt ihn das sympathische Nervensystem in erhöhte Alarmbereitschaft (Angriff-
oder-Flucht-Reaktion). Gerät das System ins Ungleichgewicht,
kommt es zu Beschwerden.

Manche meinen, der Begriff Qi entspreche in etwa dem der
Seele im Christentum. Der Glaube an eine Lebenskraft oder Vitalenergie steht auch bei vielen anderen alternativen Behandlungsmethoden im Mittelpunkt. Die Chiropraktik zum Beispiel
spricht von spinaler Energie, der Vitalismus im 19. Jahrhundert
von *vis vitalis*, und die magnetische Theorie geht von einem magnetischen Fluidum aus, das den Körper durchdringt. Der Chiropraktik zufolge – Therapeuten sagen dazu lieber »Manuelle
Medizin« – bekommen Organe und Gewebe bei Krankheiten
zu wenig Energie, weil etwa eine Fehlstellung der Wirbelge-
lenke das Nervensystem beeinträchtige. Heilung sei erst möglich, wenn solche Blockaden in der Wirbelsäule gelöst würden
und die spinale Energie wieder frei fließen könne.

Die Energie Qi soll angeblich in vierzig verschiedenen Formen existieren, darunter die »wahre« oder »nährende« Energie,

die in den Nieren gespeicherte Energie oder auch Zong Qi, die von den Ahnen weitervererbte Energie. Dieses Ahnen-Qi, das sogenannte Qi des Urhimmels, ist angeblich in jedem Menschen seit dem Moment der Zeugung vorhanden und hat seinen Sitz unter dem Bauchnabel oder in den Nieren. Für den Transport von Qi durch den Körper sorgt das Meridiansystem. Gemäß der traditionellen chinesischen Medizin gibt es zwölf Hauptmeridiane (nach den zwölf Hauptflüssen Chinas), wobei jeder Meridian einem Organ oder Organsystem zugeordnet ist. Zu diesem System zählten ursprünglich noch 71 Kanäle und 365 Akupunkturpunkte – gemäß den Tagen eines Jahres. Aber da im Lauf der Jahrhunderte verschiedene Schulen mit eigenen Auslegungen entstanden, existieren heute mehr als zweitausend Akupunkturpunkte.

Durch diese Meridiane fließt nicht nur Qi, sondern auch Blut und die sogenannte Ye-Flüssigkeit, die Gelenke und Sehnen schmiert, das Gehirn schützt und die Wirbelsäule füllt. Die Meridiane haben verschiedene Funktionen. Erstens sind sie das Bindeglied zwischen dem Menschen und seinem elektromagnetischen Umfeld. Zweitens kontrollieren sie die Energieverteilung im Körper. Und drittens sorgen sie für den Informationsaustausch zwischen den einzelnen Körperzellen. Außerdem sind alle Meridiane je einem Organ oder Organsystem zugeordnet, mit dem sie in Verbindung stehen und nach dem sie benannt sind.

Henri Woollerton und Colleen J. McClean schrieben in ihrem 1981 erschienenen Buch *Acupuncture Energy in Health and Disease*, dass der Energiefluss in den Meridianen stets schwanke. Zu bestimmten Tageszeiten entfalte ein Meridian seine stärkste Wirkung. Dann sei ein Maximum an Energie vorhanden und damit das höchstmögliche Yin-und-Yang-Niveau. Die Autoren rieten dazu, einen geschwächten Patienten in der Phase zu behandeln, in der seine Yang-Energien zunehmen, um den Prozess der Stärkung zu unterstützen. Wolle ein Akupunkteur dagegen Energiespitzen abflachen, um den Patienten zu beruhigen, solle das zwischen siebzehn und neunzehn Uhr abends geschehen. Darüber hinaus warnen sie: Vor allem beim Anzapfen von Meridianen mit viel Blutenergie wie Blase, Dünndarm, Herzbeutel und Leber sei Vorsicht geboten. Das dürfe der Akupunkteur nur mit einer dreieckigen Nadel oder einem Messerchen tun, aber auch dann müsse er äußerst vorsichtig vorgehen. »Generell sollte das Anzapfen der Meridiane wenige Tage vor und nach Vollmond vermieden werden«, so Woollerton und McClean.

Um den geeigneten Zeitpunkt abzupassen, spiele zudem die Pulsdiagnose eine wichtige Rolle. Mit Zeige-, Mittel- und Ringfinger könne ein geschulter Akupunkteur je nach Tageszeit zwölf verschiedene Pulsfrequenzen messen. Sie würden ihm Aufschluss nicht nur über die Energiebalance in den verschiedenen Organen, sondern auch über die medizinische Vorgeschichte des Patienten liefern. Auch die Zunge soll nach Möglichkeit einer gründlichen Untersuchung unterzogen werden, da sie eine Art virtuelle Landkarte des Körpers sei.

Götter- und Satansdiener

Der erste Europäer, der eine wissenschaftliche Abhandlung über Akupunktur schrieb, war der *Doctor medicinae* der Niederländischen Ostindien-Kompanie, Willem ten Rhijne (1647–1700). Er dachte sich auch den Namen dafür aus, eine Ableitung vom lateinischen *acus* für »Nadel« und von *pungere* für »stechen«. Seine Kenntnisse erwarb er in Japan, wo er vom Juli 1674 bis Oktober 1676 in der niederländischen Handelsniederlassung Dejima lebte. Dass die Ostindien-Kompanie einen akademisch ausgebildeten Mediziner schickte, ist auf eine Bitte der Magistratur von Nagasaki zurückzuführen, vermutlich auf Drängen

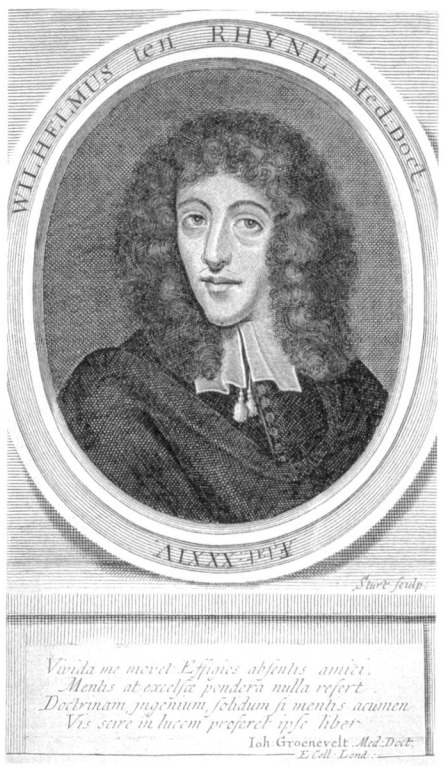

Vivida me movet Efsigies absentis amici,
Mentis at excelsae pondera nulla resert.
Doctrinam ingenium, solidum si mentis acumen
Vis scire in lucem profert ipse liber.

Ioh Groenevelt Med Doct
E Coll Lond

Der Stich zeigt den Arzt der Ostindien-Kompanie Willem ten Rhijne –
als erster Europäer schrieb er eine wissenschaftliche Abhandlung über
Akupunktur. Das Porträt befindet sich in seinem 1683 erschienenen Buch.

des Kaiserhofs hin, der angeblich mehr über westliche Medizin
wissen wollte. Tatsächlich soll der Kaiser damals sehr krank gewesen sein.

In seinem 1683 erschienenen Buch *Dissertatio de Arthridide:
Mantissa Schematica: De Acupunctura: Et Orationes Tres* berichtet ten Rhijne über die Wirkungsweise von Akupunktur
und Moxibustion. Moxibustion ist eine Form von Akupunktur, bei der die Nadeln mit einer Art Zigarre aus getrocknetem
Beifuß erwärmt werden. Das soll den Qi- und Blutfluss anre-

157

gen. Tatsächlich heißt das chinesische Wort für Akupunktur *zen jiu*, wörtlich »Stechen« (durch die Nadeln) und »Wärmen« (durch Moxakraut bzw. Beifuß [*Artemisia vulgaris*]).

Dem Buch war kein großer Erfolg beschieden – auch weil ten Rhijnes Kollegen mit einer Therapie, die aus dem Arsenal von »Götzen- und Satansdienern, die das heilsame Licht des Evangeliums nicht kennen«, stamme, wie es ein Kritiker formulierte. Dennoch wurde die Akupunktur in Europa immer wieder als alternative Behandlungsmethode propagiert. So kam Louis Berlioz, der Vater des französischen Komponisten Hector Berlioz, Anfang des 19. Jahrhunderts auf die Idee, Strom durch Nadeln zu leiten, um die Wirkung der Akupunktur zu verstärken. Am eigenen Körper hat er es nicht einmal ausprobiert, aber später wandte ein französischer Arzt Elektroakupunktur bei einem Patienten mit Bauchkoliken an. Ein anderer Franzose, George Soulié de Morant (1878–1955) brachte in seinem 1932 erschienenen Buch *L'Acouponcture chinoise* den Begriff »Meridian« für die Energiekanäle und »Qi« für Energie oder Lebenskraft auf. Deshalb gilt er auch als »Vater der westlichen Akupunktur«. Doch im *Deutschen Ärzteblatt* schrieb der Arzt und Schriftsteller Hanjo Lehmann 2010 unter der Überschrift »Akupunktur im Westen: Am Anfang war ein Scharlatan«, Soulié de Morant sei ein Phantast und Scharlatan gewesen, der sich das alles bloß ausgedacht habe. Der Franzose, der eigentlich Georges Soulié hieß, soll die Akupunktur nie erlernt haben, und die von ihm erfundenen Begriffe würden die eigentliche Wortbedeutung überhaupt nicht wiedergeben.

Auch in China war die Akupunktur nicht immer unumstritten: Das lag vermutlich auch daran, dass viele Patienten nach der Behandlung Hepatitis B bekamen; Man wusste damals nicht, dass unsterile Nadeln die Krankheit übertragen können. Im Lauf der Jahrhunderte wurde die Therapie sogar mehrmals verboten, zum letzten Mal 1929. Der Vorsitzende der chinesischen Akademie der Wissenschaften, Guo Moruo, hatte sie wenige Jahre zuvor noch als Humbug abgetan. Doch auf Veranlassung von Mao Zedong erlebte die Akupunktur Ende der 1950er-Jahre ein Comeback: Sein vermeintlich »Großer Sprung nach vorn« war nicht in allen Teilen erfolgreich, die Situation in der chinesischen Volksrepublik wurde immer dramatischer: eines von fünf Kindern starb, die Sterblichkeitsrate war enorm hoch, außerdem kamen immer mehr behinderte Kinder zur Welt. Die Hauptursachen waren Unterernährung und Krankheiten wie Lepra, Tuberkulose, Gehirnhautentzündung und Diphtherie. Im ganzen Land gab es gerade einmal 20 000 Ärzte; nun sollte eine halbe Million »Volksheiler« Abhilfe schaffen. Sie wurden auf breiter Front mobilisiert, um die alte Traditionelle Chinesische Medizin (TCM) – verpackt in Maos Politpropaganda – zu verbreiten und zu praktizieren. Unter den damaligen Umständen war das schlichtweg die billigste und unkomplizierteste Lösung, obwohl es der »Große Steuermann« selbst so gar nicht mit chinesischen Heilpflanzen hatte und im Krankheitsfall auf westliche Arzneimittel zurückgriff.

Seitdem propagiert die kommunistische Partei Chinas TCM als Überbegriff für mehrere therapeutische Verfahren. Akupunktur, Moxibustion und Akupressur zählen ebenso dazu wie die Massageform *Tuina*, Ernährungslehre, Meditation und Pflanzenheilkunde. Manches mag eine positive Wirkung haben, doch über den Einsatz von Elefantenhaut gegen Furunkel, Tigerknochenmehl gegen Arthritis, Hirschpenis gegen Impotenz, Nashornpulver gegen Krebs oder Bärengalle als Allheilmittel bei Fieber, Nierensteinen, Augenbeschwerden, einer vergrößerten Leber und Rachenentzündung schütteln westliche Mediziner nur den Kopf.

Ein Mann mit einer Mission

TCM und Akupunktur wurden 1971 in den Vereinigten Staaten als Methode bei der Behandlung von Schmerzpatienten entdeckt, nachdem ein Kolumnist der *New York Times* über seine Erfahrungen damit berichtet hatte. James Reston war im Tross von Henry Kissinger nach Peking gereist, als dieser noch Richard Nixons Berater für Außen- und Sicherheitspolitik war. Dort bekam der Journalist eine Blinddarmentzündung und wurde wegen der Nachschmerzen mit Moxibustion behandelt. Als Nixon ein halbes Jahr später selbst nach China reiste, ordnete er nach seiner Rückkehr an, auch US-Mediziner sollten sich diesen alternativ-medizinischen Bereichen widmen. Die Leitung der National Institutes of Health in Bethesda (Maryland) sah sich daraufhin genötigt, einen Wissenschaftler chinesischer Herkunft einzustellen, der forschen und großzügig mit Fördermitteln unterstützt werden sollte.

Als Nixon 1974 infolge des Watergate-Skandals zurücktreten musste, wurde der Geldhahn jedoch sofort zugedreht. Doch das konnte den Vormarsch der Akupunktur nicht aufhalten – vermutlich auch, weil die Schulmedizin die Schmerztherapie so lange vernachlässigt hatte. Auf einmal gab es Therapeuten, die sich ausführlich mit Patienten, ihrer Vorgeschichte und ihren Problemen befassten und außerdem noch auf eine exotische, jahrhundertealte Behandlungsform zurückgreifen konnten. Auch in Deutschland gewann die Akupunktur immer mehr Anhänger. Sie sind inzwischen sehr gut organisiert, bieten Fortbildungsmöglichkeiten an und wollen die Akupunktur und die damit zusammenhängenden Therapien aus der »alternativmedizinischen Ecke« holen. Sie bevorzugen den Begriff Komplementärmedizin. Es gibt aber auch Alternativmediziner, die den Begriff integrative Medizin (IM) verwenden, weil sie das Wort »Komplementärmedizin« irreführend finden. Es suggeriere, diese Behandlungsform sei nur eine Ergänzung zur klassischen Schulmedizin. Manche dieser Therapeuten betrachteten die Bereitschaft, normale Medikamente und Spritzen zu verabreichen als »Verrat an der ganzheitlichen Medizin«.

Einer der renommiertesten Akupunkteure ist der Niederländer Jan Marius Keppel Hesselink (Jahrgang 1953), heute Professor für Molekularpharmakologie an der Universität Witten/Herdecke. Er ist ein Mann mit einer Mission, der sich vor allem auf neuropathischen Schmerz konzentriert. »Das ist der schlimmste Schmerz überhaupt, der die Leute in den Selbstmord treibt«, so Keppel Hesselink. »Die Schulmedizin kümmert sich viel zu wenig um sie. Sie verschreibt nur Schmerzmittel wie Gabapentin, Amitriptylin und Morphiumderivate. Wenn sie den Schmerz um 25 Prozent lindern, ist das schon viel, realistisch sind dagegen zehn Prozent. Doch wir haben einen neuen Ansatz entwickelt.«

Während sich alle Welt auf die Nerven konzentriert, hat Keppel Hesselink laut Eigenaussage festgestellt, dass zwei Zelltypen viel wichtiger sind, nämlich Mast- und Gliazellen. Die stimulieren sich gegenseitig und das Nervensystem, bis chronischer Schmerz entsteht – »gliopathischer Schmerz«, wie Keppel Hesselink ihn nennt. Der Professor kombiniert Naturheilweisen mit der vom Japaner Toshikatsu Yamamoto entwickelten Neuen Schädelakupunktur (YNSA) – eine Form der Neuroakupunktur, bei der die Nadeln in die Kopfhaut gesteckt werden – und dem neuen Schmerzmittel und Entzündungshemmer Normast. Außerdem hat er verschiedene Cremes hergestellt, die den neuropathischen Schmerz bekämpfen sollen. Eine davon soll auch die Entzündungszellen beruhigen. Daher sieht er sich nicht nur als Akupunkteur oder Naturheilkundler, sondern auch als Schmerztherapeut.

Keppel Hesselink sagt, dass er das Beste aus beiden Welten nutzen, also Schul- und Alternativmedizin verbinden möchte. Die meisten Schulmediziner würden sich weigern, Akupunktur oder Naturheilkunde den ihnen gebührenden Platz einzuräumen, mit dem Argument, solche Behandlungen beruhten auf Prinzipien wie Meridianen und Qi, die einfach nicht funktionieren können. »Aber Meridiane sind nur eine Hypothese, die veranschaulicht, wie die Menschen den Körper damals wahrgenommen haben«, so Keppel Hesselink. »Ich bin jedoch fest davon überzeugt, dass es für Akupunktur eine biologische Erklärung gibt und dass man vor allem bei chronischem Schmerz viel damit erreichen kann.«

Kleromantie

Das Interesse an Akupunktur war in der zweiten Hälfte der 1970er-Jahre schon wieder am Abflauen, als die Weltgesundheitsorganisation WHO 1979 ein Dokument veröffentlichte, in dem sie der Akupunktur bei etwa zwanzig Erkrankungen eine positive Wirkung bescheinigte. Auch der Akupunktur-Kongress, den die WHO noch im selben Jahr in Peking organsierte, lieferte neue Impulse. 2003 erschien ein zweiter, erneut wohlwollender WHO-Bericht, aber laut Edzard Ernst und Simon Singh, Autoren des Buchs *Gesund ohne Pillen. Was kann die Alternativmedizin?* sei der einfach nur irreführend gewesen. Und mehr noch: Der WHO-Bericht sei nicht nur »faktenverzerrend«, sondern auch »gefährlich«, weil er Akupunktur bei einer Vielzahl von Krankheiten befürworte, zum Beispiel auch bei lebensbedrohlichen Situationen wie Erkrankungen der Herzkranzgefäße.

Die Autoren kennen sich mit der Materie aus. Der deutsche Professor Edzard Ernst ist Leiter des Centre for Complementary Health Studies an der Universität von Exeter (Großbritannien), der Brite Simon Singh Naturwissenschaftler und Fernsehredakteur bei der BBC. In ihrem ursprünglich auf Englisch verfassten Buch stellten sie alle möglichen alternativen Heilmethoden auf den Prüfstand. Was die Frage angeht, warum die WHO einen solchen in ihren Augen »unverantwortlichen« Bericht verfassen konnte, meinen sie, dass die WHO möglicherweise Angst habe: Kritik an der Akupunktur könne auch als Kritik an China und der fernöstlichen Kultur an sich aufgefasst werden. Fakt ist jedenfalls, dass der WHO-Bericht vom Honorardirektor Zhu-Fan Xie des Instituts für integrative Medizin in Peking verfasst wurde – einer staatlichen Organisation, die die Anwendung von Akupunktur bei allen möglichen Krankheiten voll und ganz unterstützt. Unabhängigkeit sieht anders aus. Grundlage des Berichts waren ausschließlich chinesische Veröffentlichungen, kritische Studien (etwa aus englischsprachigen Ländern) fanden hingegen keine Berücksichtigung.

Für die Wirksamkeit von Akupunktur und ähnlichen Therapien wie Moxibustion und Akupressur gibt es allerdings keinerlei empirische Belege, von einer evidenzbasierten Medizin kann also keine Rede sein. Stattdessen haben die Chinesen über Jahrtausende hinweg ihre Theorien über die verschiedenen Kreislaufsysteme, das Yin-und-Yang-Prinzip sowie die Fünf-Elemente-Lehre entwickelt, ohne bis weit ins 19. Jahrhundert hinein auch nur die geringste Ahnung zu haben, wie der Blutkreislauf und das Nervensystem beim Menschen wirklich funktionieren. In der chinesischen Kultur galt es als unangebracht, eine Leiche zu sezieren. Deshalb wurde ein größtenteils imaginäres Modell von der menschlichen Anatomie entwickelt. Ähnliche Vorstellungen gab es auch im Westen: Die Wahnidee, dass die Erde eine Scheibe ist, ist älter als die Erkenntnis, dass sie rund ist. Auch was die heilsame Wirkung von Aderlass angeht, haben sich Ärzte im Westen jahrhundertelang getäuscht: ein Irrglaube, der übrigens zahllose Menschenleben gekostet hat, unter anderem das von George Washington, dem ersten Präsidenten der Vereinigten Staaten, der wegen einer Rachenentzündung einen Aderlass nach dem anderen bekam.

Vor diesem Hintergrund sagt der ehemalige Akupunkteur Ben Kavoussi, das Argument, »es muss doch helfen, schließlich ist es mehr als fünftausend Jahre alt«, müsse endlich vom Tisch. Exorzismus, Sühneopfer, Magie, Nekromantie (Totenorakel), Kleromantie (Los- und Würfelorakel), Numerologie, Geomantie (Weissagung aus der Erde), Astrologie, Wahrsagerei, Handlesen, Talismane, Amulette, Gebete, Opfer und anderer Unsinn seien schließlich ebenfalls fünftausend Jahre alt, trotzdem sei dadurch noch niemand geheilt worden.

Bei ihrem Urteil über Akupunktur berufen sich Ernst und Singh auf die Analyse der Cochrane Collaboration, einer der renommiertesten Organisationen auf dem Gebiet der klinischen Forschung mit einem internationalen Netzwerk von 28 000 ehrenamtlichen Forschern in mehr als hundert Ländern. Die Organisation ist nach dem britischen Epidemiologen Archie Cochrane (1905–1988) benannt, einem Pionier auf dem Gebiet der evidenzbasierten Medizin. Sie wurde 1993 gegründet und hat jetzt Zentren in verschiedenen Ländern; darunter auch das Deutsche Cochrane Zentrum am Universitätsklinikum Freiburg. Ihre Veröffentlichungen, die sogenannten *Cochrane Reviews*, genießen einen ausgezeichneten Ruf. Laut Ernst und Singh geht daraus hervor, dass es »keinen signifikanten Beweis« für die Wirksamkeit von Akupunktur bei Erkrankungen wie Nikotin- und Kokainsucht, Gesichtslähmung, chronischem Asthma, Steißlage, Depressionen, Schizophrenie, Rheumatoider Arthritis, Schlaflosigkeit, Morgenübelkeit, Menstruationskrämpfen und Schlaganfall gibt.

Kurzum: »Trotz der Jahrtausende, in denen Akupunktur in China angewendet wird, und trotz der jahrelangen Forschung in zahlreichen Ländern gibt es keinen empirischen Beweis, dass Akupunktur bei einer der oben genannten Krankheiten hilft.« Es gebe zwar einige Untersuchungen, die Akupunktur bei bestimmten Schmerzformen und bei Übelkeit empfehlen, aber genauso viele, die davon abraten. Dasselbe gelte für Akupressur, Moxibustion und Akupunktur in Kombination mit Elektrizität, Laserlicht oder Schallschwingungen. Diese eher ausgefallenen Praktiken seien noch weniger getestet als die konventionelle Akupunktur. Zusammengefasst könne man Folgendes sagen, so Ernst und Singh: Würde man die Wirkung von Akupunktur nach denselben Kriterien bewerten wie Schmerzmittel, würde diese als wirkungslos gelten und nicht zugelassen werden.

Im Namen der Ehrlichkeit

Anders als man im Westen oft denkt, wenden chinesische Krankenhäuser nur in beschränktem Umfang Akupunktur an, nämlich bei 10 bis 15 Prozent der Patienten – und auch das lediglich bei denjenigen, die dafür offen sind oder explizit darum bitten. Bei Operationen spielt Akupunktur so gut wie keine Rolle, höchstens, um den Patienten im Vorfeld zu beruhigen, aber nicht, um den Operationsschmerz zu betäuben. Dass Akupunktur manchmal funktioniert, sei, so Kritiker der Methode, auf einen reinen Placebo-Effekt zurückzuführen. Menschen wollen einfach an die Wirksamkeit einer bestimmten Therapie oder eines bestimmten Medikaments glauben, auch wenn diese faktisch nicht gegeben ist.

Obwohl seit langem über den Placebo-Effekt geforscht wird, ist nach wie vor unklar, wodurch er bewirkt wird. Jedenfalls nicht durch das Placebo selbst, denn genau das ist ja unwirksam. Wäre das nicht der Fall, könnte man sich sogenannte Doppelblindstudien, bei denen ein Medikament und ein Placebo verabreicht werden, um die Wirksamkeit des Medikaments zu testen, sparen. Trotzdem haben Placebos bei manchen alternativen Therapiemethoden – aber auch in der Schulmedizin – schon die seltsamsten Heilungen bewirkt. So gesehen sei es laut Ernst und Singh für einen Arzt, der bei einem Patienten nicht weiterkommt, durchaus verführerisch, ihm alternative Heilmethoden zu empfehlen. Ein Verhalten, das bei den beiden nicht auf Gegenliebe stößt. Für sie fallen diese Mediziner in die Kategorie der »problematischen Ärzte«. An erster Stelle in dieser »Rangordnung« steht der unwissende Arzt: Er empfiehlt alternative Heilmethoden, ohne zu wissen, dass sie nicht helfen. Dann kommt der faule Arzt, der jeden Patienten, bei dem er nicht mehr weiterweiß, entsprechend berät. An letzter Stelle steht der unaufmerksame Arzt: Er frustriert die Patienten unabsichtlich, sodass sie ihre Rettung selbst in alternativen Therapien suchen.

Ernst und Singh plädieren dafür, »im Namen der Ehrlichkeit, des Fortschritts und einer anständigen Gesundheitsversorgung« überall dieselben wissenschaftlichen Maßstäbe anzulegen. Denn die Patienten sollen sich darauf verlassen können, dass sie Behandlungen bekommen, die nachweislich mehr nützen als schaden. Lege man diese Maßstäbe nicht auch an die Alternativmedizin an, bestehe die Gefahr, dass sich Homöopathen, Akupunkteure, Chiropraktiker, Pflanzenheilkundler und andere Alternativmediziner an den verletzlichsten Mitgliedern unserer Gesellschaft bereichern, ihnen falsche Hoffnungen machen und ihre Gesundheit gefährden.

18 »Ich bin ein ziemlicher Optimist«
Erfahrungen eines Mannes mit Rheumatoider Arthritis

Rheumatoide Arthritis ist die häufigste entzündliche Gelenkerkrankung. Bert S. (Jahrgang 1934), ein pensionierter Fotograf, erzählt von seinem Leben mit chronischen Gelenkschmerzen.

Manche Dinge muss man einfach akzeptieren: Der eine hat einen Klumpfuß, der andere Rheuma. Doch anfangs wollte ich meine gesundheitlichen Einschränkungen einfach nicht wahrhaben. Ich bin eigentlich ein ziemlicher Optimist, aber Schmerz geht nicht spurlos an einem vorüber, er beeinflusst das ganze Leben. Nicht nur was die körperlichen Möglichkeiten angeht, Schmerz setzt einem auch psychisch zu. Trotzdem lasse ich mir vom Rheuma nicht die Lebensfreude nehmen. Ich dachte immer, eines Tages wird es schon wieder weggehen; das denke – oder hoffe – ich immer noch.

Wenn ich mich umschaue, sehe ich genügend Menschen, die deutlich schlimmer dran sind. Meine zehn Jahre ältere Schwester hatte auch Rheuma und keinen geraden Knochen mehr im Leib. In Mexiko bekam sie immer wieder neue Titangelenke eingesetzt. Sie ist in ihrer Wahlheimat Los Angeles bereits mit fünfundsechzig gestorben, offiziell an Arzneimittelvergiftung.

Bis zu meinem vierzigsten Geburtstag war ich kerngesund. Mit dreißig wurden mir die Mandeln rausgenommen, das war alles. Danach hatte ich nie mehr was, bis ich mir eines Tages den Fuß angestoßen habe und fürchterliche Schmerzen bekam, die einfach nicht mehr weggehen wollten. Der Hausarzt meinte, das sei Ischias, und schickte mich zu einem Rehazentrum. Als ich dort ins Wartezimmer kam, sah ich lauter Menschen im Rollstuhl. »Meine Güte!«, dachte ich. Ich machte eine entsprechende Bemerkung gegenüber dem Rheumatologen, und der meinte ganz trocken: »Das steht Ihnen auch noch bevor.«

Nach der Untersuchung stand die Diagnose fest, ich sah mich schon im Rollstuhl. Aber als ich das meinem Physiotherapeuten erzählte, meinte der, ich hätte die Folgen von Rheuma selbst in der Hand. Bewegungsübungen seien äußerst wichtig. Meine Schwester kam nie mehr aus dem Rollstuhl heraus und hat den Schmerz durch zu viel Essen kompensiert. Zum Physiotherapeuten war ich ursprünglich gegangen, weil mir das Schleppen des schweren Fotokoffers Schulterprobleme bereitet hatte. Damals war ich noch Zeitungsfotograf. Aber schon drei Monate nach der Diagnose musste ich das Fotografieren aufgeben. Sobald ich etwas zu fest auf den Kameraauslöser drückte, durchzuckte der Schmerz Hand und Arm. Ganz so, als wäre meine Hand in einen Schraubstock eingespannt. Stattdessen wurde ich Bildredakteur. Für mich war das sehr schwer, Fotografieren war meine Leidenschaft, außerdem hatte ich mir einen guten Ruf in der Branche erarbeitet. Zu allem Überfluss lebte ich damals in Scheidung und trank zu viel. Ich weiß gar nicht mehr, was zuerst kam: die Scheidung oder das Rheuma. Ich glaube, es war das Rheuma.

Meine Mutter hatte ebenfalls Rheuma. Jugendrheuma, schon im Alter von zehn. Erst hieß es, es gebe keine Folgeschäden, aber später stellte sich heraus, dass ihre Herzklappe angegriffen war. Sie hatte ihr Leben lang Herzprobleme und ist mit fünfzig gestorben. Trotzdem muss ihr Rheuma nichts mit dem von meiner Schwester und mir zu tun haben. Meine andere Schwester hat zum Beispiel kein Rheuma. Ich glaube, dass bei mir die Mandeln der Entzündungsherd waren. Die Entzündung muss sich in meinem Körper ausgebreitet und mein Immunsystem durcheinandergebracht haben. Latent war es also schon lange da.

Ich leide an einer langsam voranschreitenden Form von Rheuma, die mit Schmerzen in meinen Füßen und Knöcheln begonnen hatte. Um mir nicht die Zehen zu stoßen, trug ich damals tagsüber Schuhe mit Metallkappen. Wenn ich nachts mal raus musste, passte ich höllisch auf, im Dunkeln nicht irgendwo dagegenzulaufen. Ich hatte fünfzehn Jahre lang ständig Schmerzen, aber erst nach drei Jahren hat mir der Arzt etwas dagegen verschrieben: Indometacin, ein entzündungshemmendes Schmerzmittel. Ich habe es fünfunddreißig Jahre lang genommen, bis ich letztes Jahr einen neuen Rheumatologen bekam. Eine junge Frau mit einer ganz anderen Herangehensweise. Mein alter Rheumatologe hat immer gesagt: »Da kann man nichts machen, ich kann Ihnen nur Schmerzmittel verschreiben. Wir müssen abwarten, ob noch was anderes gefunden wird.«

Die neue Ärztin meinte, Indometacin sei schlecht für meine Nieren – die funktionieren nur noch zu fünfzig Prozent. Sie hat mir Diclofenac verschrieben, aber davon bekam ich wahnsinnige Sehstörungen. Jetzt nehme ich wieder mein altes Medikament, zwei Mal täglich 25 Milligramm. Früher habe ich zehn Mal so viel genommen. Nimmt man zu viel, wehrt sich der Magen. Nimmt man zu wenig, bekommt man Schmerzen. Ich habe das Mittel von Anfang an mit Joghurt eingenommen, um den Magen zu schonen. Ich versuche, die Dosis nach und nach zu verringern, aber wenn man morgens aufsteht und merkt, dass es heikel wird, nimmt man lieber zwei Tabletten mehr.

Zum Glück ist der Schmerz jetzt nicht mehr so schlimm wie damals, als ich noch bei der Zeitung war. Da brauchte ich nur mit dem Zeigefinger gegen eine Tasse zu stoßen und schon hatte ich fünf Minuten lang höllische Schmerzen. So als hätte ich mir die Finger am Gasherd verbrannt. Nachts hatte ich regelmäßig heftige Attacken. Ich nahm Schlaftabletten, die den Schmerz einigermaßen unterdrückt haben. Aber sobald ich mich umdrehte, bekam ich wahnsinnig stechende Schmerzen im Knie. Dann lag ich wach und ging am nächsten Tag völlig erschöpft in die Arbeit. Ich musste um halb acht in der Redaktion sein, aber wenn man Rheuma hat, kommt man morgens nur schwer aus dem Bett. Die Füße tun weh, und man muss erst mal eine Viertelstunde auf der Bettkante sitzen bleiben. Schon der Weg ins Bad ist die Hölle. Gegen zwei Uhr mittags machte ich regelmäßig schlapp und ging zum Schlafen nach Hause. Eine der Nebenwirkungen der Tabletten war, dass ich mich unglaublich müde gefühlt habe. Jahrelang habe ich mich so durchgewurstelt, bis der Betriebsarzt meinte, ich solle nur noch halbtags arbeiten. Danach ging es mir besser. Ich war nicht mehr so extrem kaputt und hatte manchmal sogar die Energie, etwas Gymnastik zu machen. Der Physiotherapeut meinte, ich müsse über die Schmerzgrenze hinausgehen, aber an manchen Tagen hat meine Willenskraft dafür nicht gereicht. Zum Glück hat mein Haus viele Treppen, ich musste mich also zwangsläufig bewegen.

Als ich noch gearbeitet habe, hat mich meine Schwester zu allen möglichen Alternativtherapeuten geschickt. Zu Urindeutern, Akupunkteuren, Irisdiagnostikern. Die Akupunktur hat kein bisschen geholfen – ein unglaublicher Quatsch. Ich bin sogar nach Schottland gefahren, weil meine Schwester meinte, es gebe dort jemanden, der mich heilen könne. Nach der »Behandlung« sagte der Mann: »Und, fühlen Sie sich schon besser?« Als ich verneinte, meinte er: »Wenn Sie nach Hause kommen, werden Sie sich besser fühlen.« Viele Betroffene greifen nach jedem Strohhalm, hoffen auf Linderung. Aber ich habe nicht daran geglaubt. Ich habe das nur meiner Schwester zuliebe getan, weil sie sich wahnsinnige Sorgen um mich gemacht hat.

Damals begann das auch mit den Gelenkverwachsungen. Inzwischen sind keine Knorpel mehr da, und ich habe Berührungsschmerzen. Man kann sich neue Gelenke implantieren lassen, aber das möchte ich nicht, obwohl die Einschränkungen immer massiver wurden. Ich bin schon immer ein leidenschaftlicher Heimwerker gewesen, doch das ging bald nicht mehr. Ich wurde wahnsinnig wütend, wenn ich einen Hammer in die

Hand nehmen wollte, und ihn nicht mehr halten konnte. Auch ganz simple Dinge, wie eine Flasche mit Drehverschluss öffnen, gingen nicht mehr. Dafür nehme ich jetzt einen Nussknacker, irgendwie gibt es für alles eine Lösung.

Wenn ich mich jetzt stoße, tut es nach wie vor weh, aber meine Schmerzwahrnehmung hat sich verändert. Ich weiß, dass der Schmerz vorbeigeht, und ich habe nicht mehr das Gefühl, dass meine Hand in einem Schraubstock steckt. Stattdessen habe ich schlimme Rückenschmerzen, weil ich durch die Medikamente Osteoporose bekommen habe. Als ich mir die Hüfte brach, stellte man fest, dass die Knochendichte nur noch bei 10 Prozent lag. Jetzt ist sie wieder bei 40, 50 Prozent, weil ich ein Kalkpräparat einnehme. Ich habe zwei eingebrochene Wirbel, dadurch sind meine Nerven eingeklemmt. Eine Zeit lang habe ich auch Prednison bekommen: eine Spritze – und schon hat man eine Woche keine Schmerzen. Das war herrlich, aber der Rheumatologe meinte: »Das ist ja alles gut und schön, aber wenn wir so weitermachen, brechen Ihre Knochen wie Streichhölzer.«

Trotzdem habe ich nicht das Gefühl, dass mich der Schmerz beherrscht. Ich hatte ein paar schwierige Jahre, aber die Arbeit bei der Zeitung hat mir sehr geholfen. Ich habe nie gedacht: Mist, schon wieder zur Zeitung! Ich habe sehr gern gearbeitet. Wer weiß, hätte ich keinen so schönen Job gehabt, würde ich vielleicht schon lange im Rollstuhl sitzen.

19 Letzte Hoffnung der Verzweifelten
Die Implantation von Tiefenelektroden ins Gehirn

Viele Patienten mit schweren chronischen Schmer-
zen haben schon alles ausprobiert. Wenn nichts
mehr hilft, bleibt als letztes Mittel manchmal nur
noch die komplizierte und riskante Tiefe Hirnstimu-
lation (THS) durch eine implantierte Elektrode. Sie
soll die Hirnregion, die den Schmerzimpuls auslöst,
deaktivieren. Diese relativ neue Methode kommt bei
Parkinson zum Einsatz, aber auch bei Menschen mit
extremem Cluster-Kopfschmerz. Weltweit haben sich
erst fünfzig Personen mit Cluster-Kopfschmerz dieser
Operation unterzogen. Es folgt das Protokoll einer
Elektroden-Implantation, die im April 2011 an
der Amsterdamer Uniklinik stattfand.

9:20 Uhr

In einem abgedunkelten kleinen Zimmer im zweiten Stock der
Amsterdamer Uniklinik blicken zwei Männer und zwei Frauen
in weißen Kitteln hochkonzentriert auf einen Leuchtkasten.
Zu sehen sind drei Gehirn-MRTs eines Patienten mit chroni-
schen Kopfschmerzen. Ihm wird der Neurochirurg Pepijn van
den Munckhof gleich eine Tiefenelektrode einsetzen. Wie sein
Kollege Rick Schuurman hat er bereits genügend Erfahrung mit
THS; er führt solche Implantationen regelmäßig bei Parkinson-
Patienten durch. Bei diesem Eingriff wird die Hirnaktivität in
Arealen wie dem Hypothalamus oder dem *Nucleus subthalami-*
cus kontrolliert verändert. In der Regel verbessert sich das Be-
finden der Patienten dadurch erheblich.

»Aber das hier ist schon was anderes«, meint Schuurman. »Einen Tremor – also das unaufhörliche Zittern bei einem Parkinson-Patienten – kann man sehen, doch Schmerz kann man von außen nicht beurteilen.« Glaubt man seinem Kollegen van den Munckhof, ist die Implantation für den Patienten mit Cluster-Kopfschmerz der letzte Ausweg. Der Mann gehört zu einer äußerst kleinen Gruppe, die völlig resistent gegen Medikamente ist; kein Präparat hat angeschlagen. Eingriffe wie eine Sphenopalatinumblockade* und das Einsetzen einer Elektrode in den Okzipital- bzw. den großen Hinterhauptnerv brachten auch keinen Erfolg. Im Gegenteil, seitdem ist der Patient hochdepressiv. Das Einzige, das seine Schmerzen etwas lindern kann, ist Morphium; in schlimmen Phasen spritzt er sich fünf bis acht Mal am Tag.

Die vier Ärzte beraten darüber, wie sie am besten an den hinteren Teil des Hypothalamus herankommen. Eine der wichtigsten Aufgaben des Hypothalamus besteht darin, dass er das Nervensystem über den Hypophysenstiel mit der Hypophyse, sprich der Hirnanhangsdrüse, verbindet, die Hormone produziert. So regelt er unter anderem den Blutdruck, den Puls, den Appetit und den Schlaf-Wach-Rhythmus, außerdem spielt er bei der Nahrungsaufnahme, bei Angriff-oder-Flucht-Reaktionen sowie beim Sexual- und Fortpflanzungsverhalten eine Rolle. Der deutsche Neurologe Arne May, Professor am Universitätsklinikum Hamburg Eppendorf und stellvertretender Direktor am Institut für Systemische Neurowissenschaften, hat anhand von PET-Scans festgestellt, dass der hintere Hypothalamus bei Cluster-Attacken eine Überaktivität aufweist. Er sieht einen Zusammenhang zwi-

---

* Das *Ganglion sphenopalatinum* (heute: *Ganglion pterygopalatinum*) ist ein Nervenknoten hinter der Nasenhöhle. Bei einer Blockade wird dieses Ganglion mithilfe einer Nadel unter Strom gesetzt und erhitzt. Dadurch werden nur die dünnen Nervenbahnen unterbrochen, und das Ganglion sollte keine Schmerzsignale mehr weiterleiten.

schen den Attacken und der circadianen Rhythmik. Damit ist der 24-Stunden-Zyklus gemeint, der nicht nur beim Menschen, sondern auch bei Pflanzen, Tieren, ja sogar bei Schimmelkulturen und bestimmten Bakterien dafür sorgt, dass sich der Organismus auf regelmäßig wiederkehrende Phänomene einstellt (z. B. Schlaf-Wach-Rhythmus, das Öffnen und Schließen von Blütenblättern bei Pflanzen usw.). Diese chronobiologische Uhr – man könnte auch von innerer Uhr sprechen – soll bei Patienten mit Cluster-Kopfschmerz gestört sein.

Van den Munckhof wird an unserem Patienten eine stereotaktische Hirnoperation durchführen. Dabei wird der zu operierende Bereich nicht freigelegt, sondern der Eingriff erfolgt minimalinvasiv. Und zwar auf der Grundlage geometrischer Berechnungen. Die Basis für dieses Verfahren wurde Anfang des 20. Jahrhunderts gelegt, als der britische Neurochirurg Victor Horsley (1857–1916) entdeckte, dass die Abstände der einzelnen Hirnregionen zum Schädelknochen bei den meisten Menschen fast gleich sind. Gemeinsam mit seinem Landsmann, dem Physiologen Robert H. Clarke, entwickelte er 1908 ein dreidimensionales Koordinatensystem sowie »Gehirnkarten«, mit denen sich bestimmte Punkte im Gehirn genau lokalisieren lassen. Anschließend führten sie mit dem von ihnen entwickelten Apparat Experimente an einem Affen durch. Als Clark das Gerät auch am Menschen ausprobieren wollte, kam es zwischen den Forschern zum Bruch. Erst nach dem Zweiten Weltkrieg wurden schließlich verschiedene Typen von stereotaktischen Rahmen konstruiert, die Neurochirurgen bei Hirnoperationen verwenden konnten. Der Kopf und die Operationsinstrumente werden dabei in einem verschraubten Rahmen fixiert, die Steuerung der Instrumente läuft heute allerdings über den Computer.

Das Koordinatensystem ermöglicht es dem Neurochirurgen, jede nur denkbare Stelle innerhalb des Gehirns millimetergenau zu bestimmen. Bei Implantationen in den Hypothalamus sind die

Ausgangskoordinaten fast immer gleich: 2 mm lateral AC-PC, 3 mm posterior AC-PC, 5 mm interior AC-PC. AC-PC steht für die englischen Bezeichnungen *anterior commissure* und *posterior commissure*. Als »Kommissur« werden in der Anatomie Querverbindungen bezeichnet, hier Nervenstränge im vorderen (anterioren) und im hinteren (posterioren) Teil des Zwischenhirns. Zusammen mit dem deutlich größeren *Corpus callosum* (dem Balken) verbinden sie beide Gehirnhälften miteinander.

Obwohl van den Munckhof genau weiß, wo er hinmuss, möchte er – auch um Blutungen zu vermeiden – mit der Elektrode nicht zu nah an die Hirnventrikel herankommen und diese möglicherweise verletzen. Die Ventrikel sind mit Liquor (Hirnwasser) gefüllte Hohlräume. Aber Schuurman scheint noch nicht ganz überzeugt zu sein. Während er mit seinem Zeigefinger auf eines der MRTs klopft, sagt er: »Rein intuitiv würde ich hier reingehen, aber dann wird es doch ventrikulär.«

Van den Munckhof schüttelt langsam den Kopf: »Das geht nicht, damit riskieren wir auch, dass es zu Blutungen im Ependym kommt.« Damit meint er, dass die Zelllage, die die Ventrikel auskleidet, aufgerissen werden könnte. »Außerdem habe ich Sorge, dass die Elektrode irgendwann verrutscht, wenn sie in einen Ventrikel gerät.« Seine Kollegin nickt zustimmend.

Selbstmordkopfschmerz

In Deutschland leiden etwa 70 000 Menschen an Cluster-Kopfschmerz. Andere Namen für diese Krankheit sind »Horton-« oder »Bing-Horton-Syndrom«, nach dem Schweizer Neurologen Robert Bing (1878–1956) und seinem amerikanischen Kollegen Bayard T. Horton (1895–1980), die Cluster-Kopfschmerz als Erste näher erforscht haben. Während es sich bei klassischen Migränepatienten meist um Frauen handelt, kommt dieses Syndrom hauptsächlich bei Männern vor: Das Verhältnis beträgt 70 zu 30 Prozent.

Der Schmerz tritt in zeitlich beschränkten, sogenannten Cluster-Attacken anfallsartig auf. Der Patient spürt dann einen starken schneidenden oder bohrenden Schmerz entweder einseitig, überall, im oder hinter dem Auge – so als würde es herausgedrückt – oder aber in den Schläfen. Wird eine solche Attacke nicht behandelt, kann sie zwischen einer Viertelstunde und drei Stunden anhalten, und das zwölf Wochen lang, mit bis zu acht Anfällen am Tag. Begleiterscheinungen wie rote, tränende Augen, eine verstopfte oder triefende Nase, Schweißperlen auf der Stirn, eine verengte Pupille und ein hängendes Lid lassen auf eine erhöhte Aktivität im Zentrum des autonomen Nervensystems, also im Hypothalamus, schließen.

Manchmal verspürt der Patient einen heftigen Bewegungsdrang und muss ständig auf und ab laufen. Normalerweise treten die Attacken nachts nach ein- bis anderthalb Stunden Schlaf auf, sodass man Cluster-Kopfschmerz auch »Wecker-Kopfschmerz« nennt. Ein solcher Anfall kann dermaßen heftig sein, dass der Patient mit dem Kopf gegen die Wand rennt – daher die Bezeichnung Selbstmordkopfschmerz. Betroffene Frauen sagen, so eine Schmerzattacke sei schlimmer als Geburtsschmerzen.

Cluster-Kopfschmerz kann entweder episodisch oder chronisch verlaufen: Ist Ersteres der Fall, kann der Patient nach einer Attacke Monate, ja manchmal sogar Jahre beschwerdefrei sein. Bei einem Anfall können verschiedene Behandlungsmethoden wie das Inhalieren von reinem Sauerstoff oder eine Injektion des Anti-Migränemittels Sumatriptan helfen. Am schlimmsten betroffen sind die Patienten (etwa 10 Prozent), die an der chronischen Form leiden. Bei ihnen treten die Anfälle täglich oder fast täglich kurz hintereinander auf, und nicht immer helfen Medikamente. Warum und wie es zu den Attacken kommt, ist größtenteils unbekannt. Bei einer sogenannten Anfallsperiode können bestimmte Trigger wie Alkohol, Rauchen, gefäßerweiternde Medikamente wie Histamine und Nitrate, lange Flugreisen und ein Aufenthalt in großer Höhe eine Rolle spielen. Aber es gibt keine Erklärung dafür, warum die Anfälle zyklisch auftreten, zu einer bestimmten Tages- oder Jahreszeit.

Ganz ohne Risiko ist die Implantation einer Tiefenelektrode bei Menschen mit unbehandelbarem Cluster-Kopfschmerz nicht, da das Gebiet um den Hypothalamus ziemlich gefäßreich ist. In einer Klinik in Lüttich starb ein Patient wenige Stunden nach dem Eingriff an einer Gehirnblutung. Der Mann gehörte zu einer Gruppe von sechs Patienten mit Cluster-Kopfschmerz, die 2003 an einer Studie teilnahmen und Tiefenelektroden eingesetzt bekamen. Eine zweite Testperson erlitt eine Panikattacke, als der Chirurg sie aus der Narkose holte, um mithilfe von Tests zu kontrollieren, ob die Elektrode funktioniert. Die Hälfte der Patienten soll nach der Implantation ein Abflauen der Attacken bemerkt haben.

Schwere Geschütze

Zusammen mit dem inzwischen pensionierten D. Andries Bosch und seinem Kollegen Schuurman hat van den Munckhof schon mehr als fünfhundert Patienten (mit unterschiedlichen Erkrankungen) eine Tiefenelektrode eingesetzt: Menschen, die an Parkinson, aber auch an schlimmen Zwangsstörungen und Muskelkrämpfen bzw. Dystonie leiden. Seit 2010 führt die Amsterdamer Uniklinik diese Implantation auch bei Menschen durch, die trotz Medikamenten, Verhaltenstherapie und Elektroschocks schwere Depressionen haben. Man überlegt sogar, die Technik bei Suchterkrankungen und Essstörungen wie Magersucht und krankhaftem Übergewicht sowie bei Epilepsie und verschiedenen Formen von chronischem Schmerz einzusetzen.

Auch das Tourette-Syndrom will man so behandeln. Doch nicht alle sind davon überzeugt, dass eine THS bei den oben genannten Erkrankungen und Syndromen helfen wird.

Der Neurologe Jacob Patijn, Schmerzspezialist am UMC Maastricht und Koordinator der Dutch Pain Collaboration, ist ausgesprochen skeptisch: »Wir wissen noch viel zu wenig. Was würden Sie dazu sagen, wenn Sie eine Elektrode ins Gehirn implantiert bekämen? Da kann man das Gehirn auch gleich ans Stromnetz anschließen, sage ich manchmal im Spaß.«

Der ehemalige Neurochirurg Bosch wiederum befürwortet eine solche Stimulation zwar bei Bewegungs- und einigen psychischen Störungen, vielleicht sogar bei krankhafter Fettsucht. »Aber da chronischer Schmerz, außer bei einigen wenigen Patienten, die nachweislich an neurologischen Störungen leiden, kein objektives Syndrom ist, ist eigentlich nicht zu erwarten, dass die THS hier erfolgreich sein wird.« Van den Munckhof dagegen glaubt, dass das erst der Anfang ist und nach und nach immer mehr Hirnregionen an die Reihe kommen werden. Als Beispiel nennt er das periaquäduktale Grau, ein Gebiet im Stammhirn, das unter anderem als Schaltstelle für Schmerz fungiert, sowie den motorischen Kortex. Dieser Teil der Hirnrinde steuert die Ausführung und Planung von Bewegungen.

»Die Implantation einer Elektrode in den Kortex hat nachweislich Wirkung gezeigt«, erklärt er. Sie habe in anderen Körperregionen Parästhesien verursacht, also ein nicht schmerzhaftes Kribbeln und Prickeln. Natürlich werde es noch viele Wirksamkeitsstudien geben müssen, aber er zweifelt nicht daran, dass diese Methode auch bei Menschen mit chronischem Schmerz funktioniert. »Wie bei allen Therapien«, meint er, »müssen wir uns auch hier bewusst sein, dass eine Implantation nicht für jeden geeignet ist. Solche schweren Geschütze fahren wir nur bei Menschen auf, bei denen alles andere versagt hat. Die mit Tabletten angefangen haben, dann eine selektive Wurzelblockade hatten, eine Rückenmarksstimulation usw. Eine intrakraniale* Stimulation ist das letzte Mittel der Wahl.«

*

10:25 Uhr

Eine Krankenschwester schiebt den schlafenden Patienten auf einer Krankenliege in den OP. Der Mann hat ein blasses Gesicht mit dunklen Ringen unter den Augen. Um 8:00 Uhr hat man ihn in Narkose versetzt und seinen Kopf mit Jod eingepinselt. Bei dieser Art von Operation lässt van den Munckhof »aus kosmetischen Gründen«, wie er so schön sagt, nicht mehr das gesamte Kopfhaar abrasieren. Der stereotaktische Rahmen wurde mit vier kleinen Schrauben am Schädel des Patienten fixiert, anschließend wurde eine MRT vom Gehirn gemacht.

Im Operationssaal befinden sich zehn Personen, darunter auch Schuurman und die beiden Ärztinnen. Zwei Anästhesiologen und zwei Assistenten sollen dafür sorgen, dass es keine Komplikationen gibt, wenn der Patient aus der Narkose geholt wird, damit die Funktionsfähigkeit der Elektrode getestet werden kann.

Ein Monitor über dem Operationstisch zeigt das Elektrokardiogramm, die Herzfrequenz des Mannes beträgt 59. Nachdem die OP-Schwester den Kopf des Mannes bis auf eine winzige Öffnung mit einem grünen Laken bedeckt hat, macht van den Munckhof einen sichelförmigen Einschnitt in der oberen Stirnregion des Mannes und klappt ein Stück Kopfhaut zurück. Dabei fließt kaum Blut. »Er hat eine bewegliche Haut«, stellt er fest. »Das kommt vom Morphium. Außerdem isst er kaum noch etwas und hat stark abgenommen.«

Anschließend bohrt der Chirurg ein Loch von ungefähr fünf-

---

* Intrakranial bedeutet »innerhalb des Schädels« und bezeichnet den Ort, an dem die Tiefenhirnstimulation stattfindet.

zehn Millimetern Durchmesser in den Schädel, was schnell und ohne viel Lärm vonstatten geht. Ich kann van den Munckhof über die Schulter schauen und sehe durch das Loch die *Dura mater* pochen, die dicke, zähe äußerste Hirnhaut, die zusammen mit der mittleren Hirnhaut, der sogenannten *Arachnoidea* oder Spinnwebenhaut sowie der innersten Schicht, der *Pia mater*, das Gehirn und Rückenmark schützt. Der Operateur legt einen Plastikring um das Loch, einen »Stimloc«, durch den er die Elektrode in das Gehirn einführen wird. Der Stimloc muss die Elektrode von nun an auch an Ort und Stelle halten.

Bevor die Teststimulation beginnen kann, näht der Chirurg die Kopfhaut mit ein paar Stichen wieder an. Die OP-Schwester nimmt den Kopf des Patienten von der Stütze und bettet ihn mit dem Rahmen und allem Drum und Dran auf ein Kissen; dann zieht sie das grüne Laken weg. Der Anästhesiologe entfernt eine Kanüle aus dem Hals des Mannes und saugt Schleim aus dessen Mund ab, anschließend setzte er ihm eine Sauerstoffmaske auf. »Wenn er nicht richtig wach wird«, sagt van den Munckhof fest entschlossen, »setze ich ihm die Elektrode trotzdem ein.«

11:30 Uhr

»Bitte kneifen Sie kurz in meine Hand. Können Sie die Augen aufmachen?«, fragt der Chirurg. Und als der Patient nicht reagiert: »Haben Sie Schmerzen?«

Der Mann schüttelt langsam den Kopf. »Ich habe einen trockenen Mund«, flüstert er. Nachdem die OP-Schwester ihm den Mund mit einem Stück in Wasser getränkter Gaze befeuchtet hat, fragt van den Munckhof: »Wissen Sie, wo Sie sind?«

»In Amsterdam.«

»Und welchen Tag haben wir heute?«

»Freitag.«

»Nein, es ist Donnerstag.«

Der Mann erzählt mit heiserer Stimme, dass er stark angespannt sei und letzte Nacht ziemlich schlecht geschlafen habe, aber van den Munckhof beruhigt ihn: »Alles läuft bestens. Die MRT war ganz toll. Sind Sie so weit, können wir weitermachen? Gut. Dann werde ich nun die Elektrode einführen und anschließend ein paar Tests machen.«

Im OP-Saal befinden sich inzwischen zwölf Personen, die gespannt zuschauen, wie der Chirurg die Naht wieder öffnet und mit einem winzigen Skalpell ein Kreuz in die Dura mater schneidet. Dann brennt er mit einer bipolaren Pinzette – einem elektrochirurgischen Instrument – ein Loch in die beiden anderen Hirnhäute.

»Spüren Sie, dass sich jemand an Ihrem Kopf zu schaffen macht?«, fragt Schuurman. »Ihr Gehirn können Sie an und für sich nicht spüren, aber dass er sich an Ihrer Kopfhaut zu schaffen macht, schon.«

»Ich habe Kopfschmerzen«, flüstert der Mann.

12:05 Uhr

Van den Munckhof schiebt die Makrostimulationselektrode durch den Stimloc über die Frontalregion tiefer ins Gehirn, was man auch auf dem Monitor über dem OP-Tisch verfolgen kann. Sollte er eines der Ventrikel erwischen, so van den Munckhof, würde ein Piepen ertönen. Die Elektrode besitzt vier Stimulationspunkte aus Platin, die alle getestet werden. Das Abzählen beginnt, bis die Elektrode an der gewünschten Stelle im Hypothalamus sitzt: noch acht Millimeter über -6, noch sieben, sechs, fünf. Als sich die Elektrode an Ort und Stelle befindet, schließt der Chirurg sie an den Neurostimulator an – eine Art Schrittmacher von vier mal fünf Zentimetern und einer Dicke von einem Zentimeter.

Mit dem *patient programmer*, einer Art Fernbedienung, versetzt er dem Mann einen kleinen Stromstoß. Dann führt er eine Reihe von Tests durch: »Halten Sie meine Hand fest. Kneifen Sie in meine Hand. Können Sie zählen? Strecken Sie mal die Zunge raus.« Der Mann klagt darüber, dass sein linkes Augenlid nach unten hänge und er alles doppelt sehe. Van den Munckhof verschiebt die Elektrode um zwei Millimeter und beginnt erneut mit den Tests. »Spüren Sie nun ein seltsames Kribbeln oder Prickeln?«, fragt er.

12:20 Uhr

Es dauert ein bisschen, aber als van den Munckhof endlich die richtige Stelle gefunden hat, lässt er den Patienten erneut in Narkose versetzen. Nachdem er die Elektrode endgültig implantiert hat, schiebt er den daran angeschlossenen Stecker unter der Haut Richtung Ohr. Dann entfernt er den stereotaktischen Rahmen vom Kopf des Mannes. Anschließend wird der Stecker mit einem Verlängerungskabel zur Brust geführt (»getunnelt«). Der Chirurg macht fünf Zentimeter unter dem Schlüsselbein mit dem Skalpell eine Tasche, in die er den Neurostimulator steckt, den er anschließend mit dem Verlängerungskabel verbindet.

Zur Sicherheit zählt die OP-Schwester laut die blutigen Gazestückchen nach, die bei der Operation verwendet wurden. Fünfzehn müssen es sein, und fünfzehn sind es auch. Erst dann näht van den Munckhof den Schnitt wieder zu. Um viertel vor eins schiebt eine Krankenschwester die Liege mit dem noch schlafenden Patienten aus dem OP-Saal in den Aufwachraum.

*

Als ich van den Munckhof eine Woche später in der Amsterdamer Uniklinik besuche, erzählt er, dass der Mann seit der Implantation weniger Beschwerden hat und auch die tägliche Morphiumdosis reduzieren konnte. Nach wie vor sehe er aber manchmal alles doppelt. Van den Munckhof wird ihn in den kommenden Monaten regelmäßig untersuchen, auch um die Elektrode gegebenenfalls noch weiter anpassen zu können. Der Neurochirurg weiß, dass es sicherlich ein Jahr dauert, bis die Stimulation wirklich perfekt wirkt. Der Patient muss übrigens einkalkulieren, dass er für den Rest seines Lebens vom Krankenhaus abhängig sein wird. Er muss nicht nur regelmäßig zu medizinischen Kontrolluntersuchungen erscheinen, sondern auch den Neurostimulator regelmäßig austauschen lassen. Je nachdem, wie stark die Impulse sein müssen, um den Schmerz effektiv zu bekämpfen, hält die Batterie drei bis sechs Jahre, dann muss sie erneuert werden. Voraussetzung ist allerdings, dass die Tiefe Hirnstimulation dem Patienten wirklich hilft.

20 »Betrachten Sie mich als Versuchskaninchen«

Über die Entscheidung, sich eine Elektrode
ins Gehirn setzen zu lassen

Jean-Paul K. (Jahrgang 1966) leidet an unbehandelbarem Cluster-Kopfschmerz. Seit 2005 ist er in Frührente. Die 50-prozentige Chance, dass seine Schmerzen durch die Tiefenelektrode weniger werden, ist für ihn Grund genug, sich der riskanten Hirnoperation zu unterziehen.

Ich habe wirklich lange überlegt, ob ich mir diese Elektrode einsetzen lassen soll. In Maastricht hieß es: »Sie haben eine Chance von 50 Prozent, dass Ihr Kopfschmerz verschwindet.« Und in Amsterdam: »Sie haben eine Chance von 50 Prozent, dass sich Ihre Lage verbessert.« Das klingt nicht ganz so gut, aber mein Neurologe hat gesagt, dass das die letzte Rettung für mich sei. Täte ich nichts, hätte ich eine Chance von 2 Prozent, dass es mit den Schmerzen wieder besser wird. Es heißt zwar, dass Cluster-Kopfschmerz zwischen dem 45. und 49. Lebensjahr plötzlich verschwinden kann. Aber das muss man erst mal abwarten können. Außerdem wollte meine Frau, dass ich es mache. Mir blieb also gar keine andere Wahl.

Natürlich bin ich mit wackeligen Knien nach Amsterdam gefahren. Ich wusste, dass ein Patient gestorben ist, einer von fünfzig, aber immerhin. Zu van den Munckhof habe ich gesagt: Wenn ich eine Gehirnblutung bekomme, können Sie mir gleich das Fell über die Ohren ziehen. So wie bei einem geschlachteten Kaninchen. Ich wollte nicht im Rollstuhl landen.

Genau wie meine Mutter habe ich schon mein Leben lang

Kopfschmerzen: Migräne ohne Aura*. Ich konnte beinahe die Uhr danach stellen, dass ich Migräne bekam – meist auf der linken Seite –, wenn ich mir irgendetwas Schönes vorgenommen hatte. Dann war mir auch übel, doch übergeben musste ich mich nie. Der Cluster-Kopfschmerz kam von einem Tag auf den andere. Ich war morgens in der Arbeit und hatte plötzlich das Gefühl, jemand würde mir ein Messer in den Kopf rammen. Und so fühlt es sich noch heute an. Man kann das schlecht beschreiben. Oft sage ich: Lieber zehn Tage Migräne als einen Tag Cluster-Kopfschmerz. Manchmal sitzt der Schmerz rechts über der Augenbraue, aber meist seitlich an der Schläfe.

Anfangs wusste keiner, wo der Schmerz herkommt. Der Hausarzt meinte, meine Nebenhöhlen seien verstopft. Ich solle in Urlaub fahren, die gute Seeluft einatmen. Das werde mir helfen. Stattdessen saß ich die meiste Zeit in meinem Hotelzimmer und trank gegen die Schmerzen. Als es von Tag zu Tag schlimmer wurde, kam ich ins Krankenhaus. Dort sagte ein Neurologe: »Sie haben Cluster-Kopfschmerz.« Er verschrieb mir starke Tabletten. Aber nach fünf Tagen war es immer noch nicht besser. Mein Hausarzt sagte, hätte er die Dosis schlucken müssen, hätte er einen Monat lang flachgelegen.

Ich bin dann nach Maastricht in eine Schmerzklinik gegangen, wo man alles Mögliche mit mir angestellt hat. Mit Hitze und Strom hat man einen Gesichtsnerv blockiert. Angeblich war ich »ausreichend« betäubt worden, doch ich habe alles gespürt. Es hat wahnsinnig wehgetan, und ich hatte noch Tage später Schmerzen. Die Behandlung selbst hat überhaupt nicht geholfen.**

---

* Eine Aura ist ein neurologisches Symptom, das einem Migräneanfall vorausgeht: Man sieht Lichtblitze, Flecken oder Sternchen.
** Dabei handelt es sich um die im Kapitel 19 beschriebene Sphenopalatinumblockade.

Daraufhin habe ich im Internet nachgeschaut, welche Möglichkeiten es noch gibt. Dort habe ich entdeckt, dass manche Menschen empfindlich auf Amalgamfüllungen reagieren. Ein Zahnarzt wollte mir die entfernen, hat mir aber auf meine Bitte hin erst den Nerv eines Zahnes durchtrennt. Ich habe mir eingebildet, er könnte der Grund sein. Jetzt habe ich einen toten Zahn, ansonsten hat sich nichts geändert. Irgendjemand hat mir dann von einem Wunderheiler erzählt, der einen für tausend Euro schmerzfrei machen könne. Also sind wir dahin, und ich muss sagen, dass alles sehr professionell aussah. Die Leute kamen von überall her. Der Mann meinte, meine Leber funktioniere nicht richtig. Zur Heilung packte er meinen Finger und sagte: »Ich rede mit Ihnen, aber Sie dürfen nicht antworten.« Ganz toll. Und natürlich völliger Quatsch. Ich habe später auch noch einen Akupunkteur in Deutschland aufgesucht, siebzig Euro pro Sitzung, ebenfalls ohne jeden Erfolg. In einem Krankenhaus in Sittard hat man mir dreißigmal Botox in Gesichts- und Halsmuskeln gespritzt. Und ich war bei einem Osteopathen – auch ein teurer Spaß –, der sich an mir aber wenigstens nicht bereichern wollte, sondern nach einigen Besuchen offen sagte: »Ich kann nichts für Sie tun.«

Als Nächstes ließ ich mich zu einem Neurologen überweisen, aber dort hieß es: »Sie müssen lernen, damit zu leben. Wenn man mit dem Fuß unter einen Zug kommt, muss man sich auch damit abfinden.« Man vergeht schier vor Schmerzen, und dann wird man so grausam behandelt!

Ich bekam nun auch alle möglichen Opiate: OxyContin, OxyNorm, Tramadol, stets in höheren Dosen, manchmal doppelt so hoch wie normal. Das Zeug nahm ich, bis ich im Internet auf Dr. Ferrari gestoßen bin, einen Migräne-Professor in Leiden. Er riet mir, keine Opiate mehr zu schlucken. Stattdessen sollte ich Verapamil und Sumatriptan nehmen. Als ich ging, sagte seine Assistentin: »Ich kenne einen guten Neurologen in Ihrer Nähe, in Sittard.« Und so bin ich zu Dr. ter Berg gekommen, einem sehr guten Arzt, bei dem ich immer noch bin.

Gleich bei meinem ersten Besuch sagte ich zu ihm: »Betrachten Sie mich gern als Versuchskaninchen, Hauptsache ich werde die schrecklichen Schmerzen los!« Er hat mich dann so ziemlich durchs ganze Land geschickt. In Tilburg wurde ich mit einem Gamma-Knife behandelt. Das ist ein spezielles Strahlentherapiegerät, das mich zwei Mal je eine Dreiviertelstunde lang mit Gammastrahlen beschossen hat. Es hat nicht funktioniert, dafür war meine rechte Wange taub. Als ich deswegen anrief, hieß es lapidar: »Ach so ja, das hätten wir Ihnen vorher sagen müssen.«

Ich habe mich auch lange einer Sauerstofftherapie unterzogen. Ich hatte damals extra aufgehört zu trinken, denn das kann den Schmerz triggern. Ich trinke gern Whisky, und wenn es besonders schlimm war, habe ich eine halbe Flasche auf ex ausgetrunken. Danach war ich erst mal weg vom Fenster, aber anschließend fühlte ich mich noch schlechter. Rauchen tue ich trotzdem noch, das ist auch schon egal. Dr. ter Berg hat nicht lockergelassen, und 2007 haben Ärzte in Heerlen und Maastricht bei mir, zwei anderen Männern und einer Frau eine Elektrode am Hinterkopf eingesetzt. Bei keinem von uns vieren haben Medikamente mehr geholfen. Deshalb also jetzt die Okzipitalis-Nervenstimulation.*

Als ich wieder wach wurde, wollte ich sofort aus dem Bett springen. Ich fühlte mich super, und wir dachten schon, es funktioniert. Aber nach einer Woche war die Wirkung verflogen. Nachdem ein Arzt fünfzehn Monate später die Elektrode wieder entfernt hatte, habe ich mich auf Kosten meiner Eltern in

---

* Der *Nervus occipitalis major* (großer Hinterhauptsnerv) ist ein Ast des Rückenmarksnervs, der zwischen dem ersten und dem zweiten Halswirbel entspringt.

187

Deutschland von Kopf bis Fuß scannen lassen. Die Ärzte stellten fest, dass ich ein Aneurysma, eine Aussackung in einer Hirnschlagader, habe. Hätte ich keinen Cluster-Kopfschmerz bekommen, hätte man nie etwas gemerkt. Darüber war ich schon froh, denn so ein Ding kann jederzeit platzen. In Maastricht hat mir ein Chirurg dann eine kleine Spirale eingesetzt, einen *Coil*, der das verhindern soll.

Aber was die Kopfschmerzen anging, half einfach nichts. Dr. ter Berg meinte schließlich, es gebe da noch die Möglichkeit, sich eine Tiefenelektrode ins Gehirn implantieren zu lassen. Tja, und so bin ich dann in der Amsterdamer Uniklinik gelandet. Ich kann mich noch daran erinnern, wie mein Auge bei einem der Tests anfing zu schielen. Ich spürte einen derartigen Druck auf den Augen, dass ich fast nichts mehr sehen konnte. Das Ding schien also irgendeine Wirkung zu haben – nur leider nicht auf den Schmerz. Van den Munckhof hat mir eine Fernbedienung mitgegeben, mit der ich die Voltstärke selbst erhöhen kann: um je 0,1 Volt innerhalb von zwei Tagen. Anfangs war mir schwindlig, und ich bin fast umgekippt. Es funktioniert immer noch nicht, aber vielleicht muss ich einfach Geduld haben. Die Kunst scheint darin zu bestehen, die richtige Einstellung zu finden, und das kann dauern. Trotzdem haben wir vereinbart, dass die Elektrode entfernt wird, wenn es nach anderthalb Jahren immer noch nicht funktioniert. Wenn das der Fall sein sollte, kann ich mir eigentlich nur noch die Kugel geben. Aber ich habe Kinder und eine Frau, da bringt man sich nicht einfach um. Meine Älteste hat meine lange Leidensgeschichte von Anfang an miterlebt, das Ganze nimmt sie sehr mit. Die Jüngste kennt es nicht anders, außerdem kann sie es wohl nicht wirklich einschätzen, sie ist Autistin. Neulich hat sie allerdings gesagt: »Du wirst doch nicht sterben, Papa?«

Es geht mir wahnsinnig auf die Nerven, dass ich so wenig tun kann. Seit drei Jahren spritze ich wieder Morphium, inzwischen acht bis zehn Mal am Tag, sodass ich fast umkomme vor Schmerz in den Armen. Ich kann mir nicht mal mehr selbst die Jacke anziehen. In dieser Zeit habe ich ungefähr dreißig Kilo abgenommen. Früher habe ich Bodybuilding gemacht, aber das kann ich jetzt vergessen. Außerdem habe ich einen völlig gestörten Rhythmus: Kaum liege ich im Bett, stehe ich schon wieder auf und mache den Fernseher an. Manchmal lasse ich ihn bis sechs, sieben Uhr morgens laufen. Wird der Schmerz noch schlimmer, gehe ich im Zimmer auf und ab. Das Einzige, was mir noch Freude macht, ist Motorradfahren. Ein, zwei Mal die Woche zum Supermarkt oder eine Runde durchs Viertel. Es tut mir gut, auf dem Motorrad zu sitzen. Die frische Luft. Ansonsten ist das wirklich kein Leben. Der Freundeskreis wird immer kleiner, die Menschen haken einen ab. Wie es weitergehen soll, weiß ich nicht.

21 Gefährliches Paradies
Menschen ohne Schmerzempfinden

Während viele Menschen an chronischen Schmerzen verzweifeln, sind andere aufgrund einer Krankheit oder eines Gendefekts nicht in der Lage, Schmerzen zu empfinden. Was zunächst paradiesisch klingt, ist lebensgefährlich: Sobald schmerzunempfindliche Kinder Zähne bekommen, beißen sie sich Teile von Zunge und Lippen ab, weil der Schmerz als Warnsignal fehlt.

In dem Roman *Verdammnis*, dem zweiten Band der weltberühmten Millennium-Trilogie von Stieg Larsson, hat der kriminelle Halbbruder der Heldin Lisbeth Salander einen denkwürdigen Auftritt. Ronald Niedermann ist ein blonder Hüne mit fast übermenschlichen Kräften. Und noch etwas zeichnet ihn aus: Er hat eine angeborene Analgesie, ist also völlig schmerzunempfindlich. Weder spürt er die Schläge, die er von Profiboxer Paolo Roberto einstecken muss, noch empfindet er etwas, als ihm Lisbeth tief in die Hand schneidet. Im dritten Band rechnet sie ein für alle Mal mit ihm ab, nagelt ihn sogar mit einer Nagelpistole an den Boden. Auch hier zuckt er mit keiner Wimper.

Dass Ronald Niedermann keinen Schmerz spürt, liegt daran, dass er an hereditärer sensorischer und autonomer Neuropathie (HSAN) leidet – eine sehr seltene Krankheit, die mit einer angeborenen Störung des Schmerzsinns einhergeht. Man könnte meinen, so ein Leben ohne Schmerz sei paradiesisch, aber für die Betroffenen ist es ein einziger Albtraum. Schmerz ist nicht nur gleichbedeutend mit Leiden, Schmerz hat auch eine Funktion: Er zeigt uns an, dass etwas mit unserem Körper nicht stimmt.

Ein Warnsignal, das verschiedene Mechanismen in Gang setzt, die uns zum Beispiel davor bewahren, nach einem Beinbruch einfach weiterzulaufen. Menschen, die keinen Schmerz empfinden können, merken oft gar nicht, dass sie sich verletzt haben, und das kann fatale Folgen haben.

Der englische Orthopäde, Chirurg und Lepra-Arzt Paul Brand (1914–2003) schrieb in seinem 1993 erschienenen Buch *Pain: The Gift Nobody Wants*, dass Schmerz aus heutiger Sicht zum Feind geworden sei, ja als hinterhältiger Angreifer gelte, den man so schnell wie möglich ausschalten müsse. Brand findet diese Sichtweise gefährlich; es sei vielmehr wichtig, auf den Schmerz zu hören, auf das, was er uns mitteilen will. Bevor man ein Schmerzmittel wie Aspirin oder Paracetamol einnimmt, sollte man sich immer zuerst fragen, was die Schmerzursache sein könnte und welche Botschaft unser Körper uns damit senden will.

Schätzungen zufolge kommt einer von 250 000 Menschen ohne Schmerzsinn zur Welt. Man kann das Schmerzempfinden aber auch erst später verlieren, zum Beispiel durch einen Unfall, bei dem das Rückenmark verletzt wird. Andere Ursachen sind Krankheiten wie Lepra, Diabetes (diabetische Neuropathie), Syphilis und Multiple Sklerose. Schmerzlosigkeit kann außerdem bei Alkoholismus, bei einigen psychiatrischen Erkrankungen wie Schizophrenie und einer Konversionsstörung, nach Impfungen und bei Blei-, Kadmium- und Arsenvergiftungen auftreten.

Von der Erbkrankheit HSAN, an der die Romanfigur Ronald Niedermann leidet, gibt es fünf Haupt- und zwei Subtypen. Bei diesem Syndrom sind die sensorischen Nerven des peripheren Nervensystems gestört, die für Gefühl in Händen und Füßen sorgen. Auch das autonome Nervensystem ist beeinträchtigt, das unter anderem die Schweißproduktion, die Verdauung und den Blutdruck reguliert. Das bedeutet, dass diese Patienten entweder gar nicht schwitzen können – die fehlende Schweißsekretion nennt man Anhidrose – oder aber extrem schwitzen (Hyperhidrose).

Alle fünf HSAN-Haupttypen sind Erbkrankheiten: Das Vererbungsmuster von Erbkrankheiten wird von zwei Faktoren bestimmt: von dem Chromosom, auf dem sich der Gendefekt befindet, und davon, ob das betreffende Gen dominant oder rezessiv ist. Jede menschliche Zelle enthält 22 sogenannte autosome Chromosomenpaare und ein Geschlechtschromosomenpaar. Beim autosomal-dominanten Erbgang ist das Risiko doppelt so groß. In diesem Fall genügt es, dass nur ein Elternteil den Gendefekt hat (dieser Elternteil leidet dann auch selbst an HSAN).

Von den fünf Haupttypen ist HSAN I am häufigsten, er wird als einziger autosomal-dominant vererbt. Typ III heißt auch Familiäre Dysautonomie oder Riley-Day-Syndrom. Er kommt hauptsächlich bei aschkenasischen Juden, also bei Juden aus Mittel- oder Osteuropa, vor. Relativ selten ist Typ IV, englische Bezeichnung: *congenital insensivity to pain with anhidrosis* (angeborene Schmerzlosigkeit und Unfähigkeit zu schwitzen), abgekürzt CIPA.

Der amerikanische Arzt George Van Ness Dearborn war der Erste, der über den angeborenen fehlenden Schmerzsinn schrieb. Der Artikel »A Case of Congenital Pure Analgesia«, den er 1923 im *Journal of Nervous and Mental Diseases* veröffentlichte, schildert den Fall eines 54-jährigen Mannes namens Edward H. Gibson, der unter dem Spitznamen »Human Pin Cushion« (»menschliches Nadelkissen«) auf Jahrmärkten auftrat. Dort forderte er die Zuschauer auf, ihm Nadeln in den Körper zu bohren. Etwas, das Gibson nicht das Geringste ausmachte. Dearborn gegenüber gab er an, in seinem ganzen Leben nur drei Mal Schmerz verspürt zu haben. Mit sieben habe er Kopfschmerzen

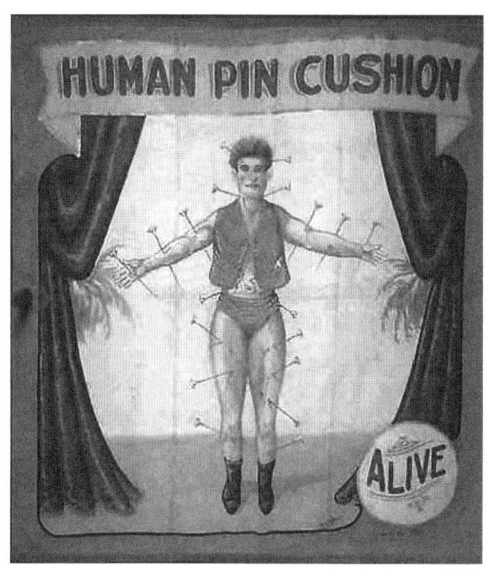

Das »menschliche Nadelkissen«:
ein Mann ohne Schmerzsinn

gehabt, nachdem ihm jemand eine Axt über den Schädel gezogen
hatte. Mit vierzehn fühlte er »eine Sekunde lang« Schmerz, als
ihm ein Chirurg ohne jede Betäubung eine Kugel aus dem Finger
schnitt. Und zwei Jahre später empfand er beim Schienen seines
gebrochenen Wadenbeins »ein bisschen Schmerz«.

Seinen größten Stunt wollte Gibson in den 1920er-Jahren in
einer amerikanischen Vaudeville-Show vorführen. Er kündigte
an, sich mit vier vergoldeten Nägeln kreuzigen zu lassen. Nachdem ihm ein Assistent einen Nagel durch die Hand geschlagen
hatte, fiel eine Frau im Publikum in Ohnmacht – woraufhin die
Vorstellung abgebrochen wurde. Auch als Gibson längst nicht
mehr auftrat, soll er Freunde und Nachbarn damit unterhalten
haben, dass er sich Injektionsnadeln in den Arm und Hutnadeln
durch die Wange stach.

Seit dem Erscheinen von Dearborns Artikel wurden in der

medizinischen Fachliteratur zahlreiche Fälle von HSAN beschrieben. In Japan gibt es sogar eine Patientenvereinigung, die 2010 vierundsechzig Mitglieder zählte. Außerdem betreiben zwei Betroffene, der Engländer Paul Waters und der Amerikaner Steven Pete, eine Webseite, auf der sie über ihr Syndrom informieren: thefactsofpainlesspeople.com. Die beiden kennen sich von klein auf, da Petes Familie 1987 einen Artikel in der amerikanischen Wochenzeitung *Parade* über die Probleme der Walters las, die drei Kinder mit HSAN haben. Ein Jahr später kam es zu einem Treffen, bei dem sich Paul und Steven anfreundeten. Als einen Beweggrund für diese Webseite geben die beiden an, sie hätten ein schlechtes Gewissen – weil sie sich als Kinder solche Schäden zugefügt und ihren Eltern und Geschwistern damit viel Leid beschert hätten. Waters erzählt, dass er sich als Kind sogar absichtlich verletzt habe, um von seinen Eltern Trostgeschenke zu bekommen. In erster Linie wollen sie jedoch über ihre Krankheit informieren. Das sei dringend notwendig, oft genug seien sie selbst Ärzten gegenübergesessen, die noch nie etwas von fehlendem Schmerzsinn gehört hätten.

Das SCN9A-Gen

Was es für Eltern bedeutet, ein Kind mit HSAN zu haben, beschreibt Brand in seinem bereits erwähnten Buch *Pain: The Gift Nobody Wants*. Er erzählt, wie die Mutter der vierjährigen Tanya zu ihm ins Leprakrankenhaus in der amerikanischen Stadt Carville, Louisiana, kam. Die Frau hatte gelesen, dass Leprapatienten keine Schmerzen empfinden, und wollte wissen, ob Brand vielleicht eine Therapie für Tanya habe. Bei dieser Gelegenheit schilderte sie ihm, dass ihre Tochter siebzehn Monate alt war, als sie zum ersten Mal merkte, dass etwas nicht stimmte: Während sie die Küche aufräumte, spielte Tanya

194

im Laufstall. Ihre Mutter hörte sie lachen und brabbeln, alles schien in bester Ordnung zu sein. Als sie kurz darauf das Zimmer betrat, sah sie, dass ihre Tochter mit dem Finger rote Striche auf die weiße Plastikmatratze malte. Was da los war, begriff sie erst, als sie näher kam. Anscheinend hatte sich das Kind eine Fingerkuppe abgebissen und »malte« nun mit seinem eigenen Blut. »Tanya, was hast du getan?«, rief die Mutter entsetzt. Aber das Kind lächelte nur strahlend und zeigte seine blutbeschmierten Zähne.

In den darauf folgenden Monaten versuchten die Eltern, Tanya mit allen möglichen Methoden davon zu überzeugen, dass sie sich nicht auf die Finger beißen dürfe: mit liebevollen Worten, Belohnungen und auch Prügel – doch die Kleine lachte sie nur aus. Später ging das Mädchen sogar so weit, den Finger zum Mund zu führen, sobald es seinen Willen nicht bekam. Die Eltern waren verzweifelt, denn die Finger des Kindes wiesen immer neue Wunden auf. Nach einem Jahr konnte der Vater nicht mehr: Mit den Worten »Wir haben ein Monster gezeugt« verließ er die Familie.

Bei Tanya begannen die Probleme, als sie etwa anderthalb Jahre alt war. Bei den meisten Kindern ohne Schmerzempfinden setzen sie früher ein, meist in der Phase des Zahnens. Dann beißen sie sich ganze Stücke aus Zunge oder Lippen heraus. Je älter die Kinder werden, desto mehr Verletzungen ziehen sie sich zu. Hinzu kommt, dass viele von ihnen extrem übermütig sind: Kleinkinder springen von hohen Mauern oder setzen sich auf glühend heiße Öfen, um sich von ihren schmerzempfindlichen Altersgenossen dafür bewundern zu lassen. Ein Mädchen habe nichts schöner gefunden, als sich einen Bleistift durch die Wange zu stechen, erzählte Peter J. Dyck, Neurologe an der amerikanischen Mayo Clinic der Nachrichtenagentur Associated Press. Dyck gehörte zu dem Forscherteam, das 1983 die fünf Haupttypen von HSAN klassifizierte. Dasselbe Mädchen, berichtete er weiter, habe einmal mit der Hand so lange auf die heiße Herdplatte gefasst, bis es nach verbranntem Fleisch roch.

Kinder mit HSAN merken auch nicht, dass sie eine Blinddarmentzündung oder eine andere gefährliche Erkrankung haben. Hinzu kommt, dass sich ihre Gelenke und Sehnen kaum von den vielen Verletzungen erholen können. Jemand, der sich das Knie verletzt, entlastet das Gelenk automatisch und vermeidet abrupte Bewegungen und starke Belastungen. Ziehen sich HSAN-Betroffene schwere Wunden zu, die nicht behandelt werden, kann das Gewebe nachhaltig beschädigt werden. Abgestorbenes und geschädigtes Gewebe ist eine ideale Brutstätte für Bakterien. Die können sich im schlimmsten Fall bis ins Knochenmark hineinfressen und eine lebensbedrohliche Entzündung verursachen. Häufig muss die betroffene Extremität am Ende amputiert werden.

Angesichts der vielen möglichen Komplikationen liegt die durchschnittliche Lebenserwartung eines HSAN-Patienten bei fünfzehn Jahren. Kinder mit Typ IV bzw. CIPA werden oft nur drei Jahre alt. Aber es gibt auch Ausnahmen: Aus einer 2004 in Schweden veröffentlichten Studie geht hervor, dass einige Männer und Frauen mit Typ V das stolze Alter von 94 Jahren erreichten. Besonders beeindruckt hat das Forscherteam damals eine Familie in der nordschwedischen Provinz Norrbotten. Alle hatten den Gendefekt. Infolge zahlreicher Brüche und kaputter Gelenke hatten sie extrem verwachsene und verformte Gliedmaßen, außerdem eine völlig deformierte Wirbelsäule. Keiner von ihnen wollte ein Stützkorsett tragen, wozu auch, wenn man den damit einhergehenden Schmerz ohnehin nicht spürte.

Menschen ohne Schmerzempfinden betrachten ihr Syndrom mit gemischten Gefühlen. Als Kinder, so erzählen nicht wenige, hätten sie sich allen anderen überlegen gefühlt. Sie seien tapferer gewesen als ihre Altersgenossen, die über jedes Wehwehchen jammerten. Später habe sie jedoch das unangenehme Gefühl beschlichen, nicht normal zu sein. Ein Gefühl, das nicht leicht zu ertragen gewesen sei. Deshalb hätten sie Ärzten und sich selbst wider besseres Wissen vorgemacht, dass sie eben nicht anders seien als ihre Mitmenschen.

Je älter HSAN-Patienten werden, desto mehr nimmt die Schmerzlosigkeit ab. Dann kann es vorkommen, dass sie über Tiefenschmerz wie Kopf- oder Zahnschmerz klagen und Menstruationsbeschwerden wahrnehmen. Auch oberflächlicher Schmerz (verursacht etwa durch eine Schürfwunde) wird besser registriert. Aber diese »Spontanheilung« kommt zu spät: Bis es so weit ist, sind Gelenke und Teile des Gewebes bereits unwiederbringlich deformiert und zerstört.

Noch gibt es kein Mittel gegen HSAN, das die Erkrankung heilen oder auch nur bremsen könnte, aber vielleicht eröffnet die Entdeckung des Genetikers Geoffrey Woods vom Cambridge Institute for Medical Resarch, die er zusammen mit seinem Team aus internationalen Wissenschaftlern gemacht hat, neue Möglichkeiten. Es fing 2006 an mit einem Artikel in der britischen Fachzeitschrift *Nature*. Darin schrieben die Forscher, dass sie bei sechs pakistanischen HSAN-Patienten zwischen zwei und zwölf Jahren eine Mutation des SCN9A-Gens entdeckt hätten, die die Übertragung von elektrischen Signalen blockiert.

Ein zehnjähriger pakistanischer Junge hatte die Wissenschaftler auf die Idee gebracht, den genetischen Hintergrund von Schmerzlosigkeit zu untersuchen. Der Kleine war in Lahore eine Attraktion, weil er ohne jedes Anzeichen von Schmerz über glühende Kohlen lief und sich ein Messer in den Arm rammte. Über ihn lernten die Forscher drei Familien aus Nordpakistan kennen. Sie waren zwar nicht direkt miteinander verwandt, gehörten aber alle dem Qureshi-Birdari-Stamm an. Sechs der Kinder der Familien hatten schwere Verletzungen an Lippen und Zunge, zwei davon hatten sich große Stücke ihrer Zunge abgebissen. Außerdem hatten sie deformierte Arme und Beine infolge von unbehandelten Brüchen. Doch ansonsten wirkten sie gesund, konnten auch Kälte und Wärme spüren. Eine DNA-Untersuchung ergab, dass die Kinder einen Gendefekt hatten, der sich auf dem erwähnten SCN9A-Gen fand und autosomal-rezessiv vererbt wird. Dieses Gen ist für die Herstellung eines Proteins verantwortlich, das in Nozizeptoren und Ganglien (Nervenknoten) des sympathischen Nervensystems eine zentrale Rolle für die Signalweiterleitung spielt.

Es folgte eine sechsjährige Forschungstätigkeit. 2010 veröffentlichte das Team im Tagungsband *Proceedings of the National Academy of Sciences*, kurz PNAS, das Ergebnis: Unterschiede in der Schmerzwahrnehmung könnten genetische Ursachen haben. Das Forscherteam hatte eine Studie mit insgesamt 1277 Personen aus verschiedenen Ländern durchgeführt und untersucht, inwieweit das Schmerzempfinden mit dem SCN9A-Gen zusammenhängt. Die Studienteilnehmer litten alle an schmerzhaften Krankheiten: Arthrose, Ischiassyndrom, Phantomschmerzen oder chronischer Bauchspeicheldrüsenentzündung. Sie und 186 gesunde Frauen, die Vergleichsgruppe, wurden auf ihre Schmerzempfindlichkeit getestet; außerdem analysierte man bei allen die Reihenfolge der DNA-Bausteine im SCN9A-Gen.

Die Forscher stellten fest, dass das SCN9A-Gen in mehreren Varianten vorlag, die sich minimal in der DNA-Zusammensetzung unterschieden. Solche Varianten kennt man auch von anderen Genen, sie sind unter anderem der Grund dafür, dass nicht alle Menschen gleich aussehen. Genetiker nennen dieses Phänomen »Polymorphismus«, Vielgestaltigkeit. Die meisten der SCN9A-Genvarianten hatten keinen Einfluss auf das Schmerzempfinden – bis auf eine. Diese Variante wurde bei zehn Prozent der untersuchten Personen gefunden, und sie erhöhte das Schmerzempfinden eindeutig. Wie sie das im Detail macht, wissen die Forscher noch nicht, aber sie haben die Hoffnung, dass sich neue Schmerzmedikamente entwickeln lassen, wenn man den Mechanismus erst einmal genau kennt.

Der diabetische Fuß

Während HSAN sehr selten vorkommt, war Lepra (vom altgriechischen Wort *lépros* für »schuppig«, »aussätzig«) jahrelang weitverbreitet. Andere Namen dafür sind Hansen-Krankheit oder Morbus Hansen nach dem norwegischen Arzt Gerhard Hansen (1841–1912), der das verantwortliche Bakterium entdeckt hat: *Mycobacterium leprae*. Das Bakterium dringt ins periphere Nervensystem ein und zerstört es langsam. Dadurch wird sein Opfer gefühllos für Schmerz, mit der Folge, dass durch wiederholte Verletzungen das Gewebe von Nase, Lippen, Händen und Füßen abstirbt.

In seinem Buch *Pain: The Gift Nobody Wants* erzählt Paul Brand von seiner Arbeit mit Leprakranken in Indien, für die er 1950 unweit der Stadt Vellore ein christliches Rehazentrum errichtete, das New Life Center. Obwohl das Mittel Dapson die Krankheit bei den meisten Patienten zum Stillstand gebracht hatte, verloren sie nach wie vor Zehen und Finger. Sie selbst glaubten, das liege wie ihr Aussatz am »schlechten Fleisch«, wie sie die Krankheit nannten, aber Brand bezweifelte das. Er schlug vor, dass sich die Betroffenen einmal pro Woche von ihm untersuchen ließen, damit er Veränderungen, neue Verletzungen usw. feststellen und protokollieren konnte. Es stellte sich heraus, dass die sogenannten spontanen Wunden zu 90 Prozent auf die Schmerzlosigkeit der Patienten zurückzuführen waren. Aber das Verschwinden ganzer Zehen- und Fingerkuppen blieb nach wie vor ein Rätsel. Der Zufall kam Brand zu Hilfe. Ein Leprakranker lag eines Nachts wach im Schlafsaal des Rehazentrums. Plötzlich sah er, wie eine große Ratte auf das Bett eines Mitpatienten sprang. Das Tier schnupperte herum und begann dann, seelenruhig an einem Finger zu nagen. Von diesem Moment an gab Brand jedem Leprakranken, der geheilt aus dem Zentrum entlassen wurde, eine Katze mit nach Hause.

Nach neunzehn Jahren in Indien wurde Brand 1966 die Leitung der Reha-Abteilung des National Hansen's Disease Center in Carville übertragen. Dort wollte er ein ebenso faszinierendes wie verrücktes Projekt durchführen, das er »einen praktischen Ersatz für Schmerz« nannte. Die National Institutes of Health stellten sogar Fördergelder von einer Million Dollar zur Verfügung. Brand wollte das menschliche Nervensystem in kleinem Maßstab kopieren, indem er Nervensensoren für Fingerkuppen und Fußsohlen entwarf. Diese Sensoren wurden dann in einen speziellen Handschuh integriert, den schmerzunempfindliche Patienten tragen sollten. Taten sie etwas potenziell Schädigendes, sollte der Handschuh ein Warnsignal aussenden.

Fünf Jahre lang arbeitete er mit seinem Team an dem Projekt, aber jedes Mal tauchten neue Probleme auf. Laut Brand scheiterte es letztlich daran, dass die Patienten nicht bereit waren, ihr Verhalten zu ändern, wenn der Nervensensor ein Warnsignal aussandte:

Man kann eine schmerzunempfindliche Person zwar durch ein Signal darauf hinweisen, dass eine bestimmte Handlung schädlich ist. Aber wenn ein Betroffener sie unbedingt durchführen will, wird er sich davon nicht abbringen lassen. Eine schmerzempfindliche Person dagegen wird sofort damit aufhören, dafür sorgt allein schon der Schmerz. Zudem wissen schmerzempfindliche Menschen instinktiv, dass die körperliche Unversehrtheit wichtiger ist als alles andere.

Als Brand kurz darauf von einer Gruppe von Diabetesspezialisten aus Texas, dem sogenannten Sugar Club, zu einem Vortrag über fehlendes Schmerzempfinden infolge von Diabetes eingeladen wurde, beschäftigte er sich intensiver mit dieser Krankheit. Schon bald kam er zu dem Schluss, dass es große Gemeinsamkeiten zwischen Lepra und dem von Geschwüren befallenen »diabetischen Fuß« von Zuckerpatienten gibt. Ein solches Hautgeschwür heißt *Ulcus diabeticum*, es sitzt in der Lederhaut oder noch tiefer. Die Lederhaut ist eine Bindegewebsschicht unter der Epidermis oder Oberhaut.

Früher war es üblich, das Bein unterhalb des Knies zu amputieren, wenn sich Infektionen der offenen Wunde nicht mehr bekämpfen ließen. Weil die Entzündung die Durchblutung hemmt, kann das Gewebe absterben und eine tödliche Gangrän (Wundbrand) nach sich ziehen. Von den rund 200 000 Amputationen, die in den 1970er-Jahren jährlich in den Vereinigten Staaten vorgenommen wurden, war die Hälfte auf einen diabetischen Fuß zurückzuführen. War der Patient älter als fünfundsechzig, lag das Risiko einer Fußamputation bei zehn Prozent.

Laut Paul Brand werden solche Wunden am Fuß durch mechanische Belastungen beim Laufen verursacht, also durch das Drücken und Scheuern von Schuhwerk. Doch weil der Diabetespatient kein Schmerzempfinden mehr hat, bleiben sie oft unbemerkt. Läuft der Betroffene unvermindert weiter, kann die Wunde nicht zuheilen, und es kommt häufig zu Infektionen. Um den Fuß zu entlasten, so Brand, müsse man ihn eingipsen – genau wie bei Leprapatienten.

Die texanischen Spezialisten waren skeptisch, also nahm Brand Kontakt zu Ärzten in Carville auf. Die versprachen ihm, Diabetespatienten mit Fußproblemen an ihn zu überweisen. Brand untersuchte nicht nur ihr Schmerzempfinden, sondern auch die Durchblutung ihrer Füße. Ihm fiel auf, dass sie sich warm anfühlten, also ausreichend durchblutet waren, um eine Infektion zu heilen. (In den 1990er-Jahren wurde allerdings festgestellt, dass ein Fuß zwar warm sein, aber trotzdem eine mangelnde Durchblutung aufweisen kann.) Außerdem zeigte sich, dass die Geschwüre der Diabetespatienten häufig an denselben Stellen saßen wie bei Leprakranken. Für Brand war damit alles klar: »Jetzt wusste ich, dass Diabetespatienten ihren Fuß aus denselben Gründen zerstören wie Leprapatienten: Ihnen fehlt der Schmerzsinn.« Infolgedessen seien bei »Zehntausenden von Menschen« grundlos Extremitäten amputiert worden, so Brand: Hätten die Ärzte die Füße ihrer Patienten regelmäßig auf Wunden hin untersucht, wäre das nicht nötig gewesen.

Es dauerte allerdings, bis Brands These auch im Kollegenkreis auf fruchtbaren Boden fiel. Doch dann meldeten sich von überallher Ärzte – und mit ihnen auch Therapeuten und Orthopädieschuhmacher – zu Kursen im neuen Foot Care Centre in Carville an. Sie lernten, wie man den diabetischen Fuß mit besonderem Schuhwerk vermeiden kann. Außerdem demonstrierte Brand, dass die angeblich unheilbaren Geschwüre und Wunden manchmal durchaus heilbar waren.

Obwohl die Anzahl der Amputationen in den Vereinigten Staaten seitdem auf jährlich rund 95 000 zurückgegangen ist, bleibt die Lage besorgniserregend: Im Schnitt bekommen 15 Prozent aller Diabetespatienten Geschwüre am Fuß, was bei 4 Prozent eine Amputation nach sich zieht. Von den Amputierten wiederum sterben 68 Prozent innerhalb von fünf Jahren. Während 2011 in einem Land wie Großbritannien 5000 Amputationen an Diabetikern vorgenommen wurden, was innerhalb eines Zeitraums von zehn Jahren einer Verdoppelung entspricht, sind die Zahlen für Deutschland gänzlich haarsträubend: Dort wurden 2011 aufgrund von Diabetes mehr als 30 000 Patienten Zehen, Füße, Unter- oder Oberschenkel amputiert. Der deutsche Spezialist für Gefäßmedizin und Diabetes-Folgeerkrankungen Klaus Amendt findet das eine »unverantwortlich hohe Zahl«. Sicherlich 60 Prozent dieser Amputationen ließen sich seiner Einschätzung nach durch eine adäquate Versorgung verhindern.

Seine Erfahrungen im Diakoniekrankenhaus Mannheim wiesen darauf hin, dass auch die moderne Gefäßmedizin hier viel ausrichten kann.

Die Zukunftsaussichten sind dennoch alarmierend. Die Zahl der Diabetespatienten steigt dramatisch – Angaben der Allgemeinen Ortskrankenkassen (AOK) und anderen Berechnungen zufolge gab es in Deutschland zwischen 2000 und 2009 eine Zunahme um 49 Prozent. Laut der International Diabetes Federation (IDF) ist die Zahl von weltweit 194 Millionen im Jahr 2003 auf 366 Millionen im Jahr 2011 geklettert, 2030 sollen es schon 552 Millionen sein. Eine Entwicklung, die dem amerikanisch-indischen Diabetesforscher Manish Bharara den Ausruf entlockte: »Alle dreißig Minuten fallen Gliedmaßen Landminen zum Opfer, und alle dreißig Sekunden Diabetes.«

»Ich bin nicht aus Zucker«

Eine junge Frau ohne Schmerzempfinden
erzählt von ihren Erfahrungen

*Menevse D. (Jahrgang 1981) hat den Gendefekt
HSAN Typ II und berichtet von ihrem komplizierten
Leben ohne Schmerzwahrnehmung.*

Ich bin jemand, der gern die Kontrolle behält und ein ganz normales Leben führen möchte. Trotzdem gibt es Menschen, die versuchen, einen ständig zu bevormunden und sich überall einzumischen. Das kann ich gar nicht leiden. Ich mag es nicht, wenn andere mir Entscheidungen abnehmen wollen – seien es nun meine Eltern, Kollegen oder Bekannte. Ich *bin* nicht HSAN, ich *habe* HSAN. Ich kann richtig wütend werden, wenn jemand etwas über meinen Kopf hinweg bestimmt. Dann denke ich: Hau ab, ich bin schließlich nicht aus Zucker! Laut sage ich das nicht, und deshalb glauben die Leute, ich wäre einverstanden.

Zwischen meinem dreizehnten und achtzehnten Lebensjahr war ich sehr verschlossen. Ständig habe ich mir über alles den Kopf zerbrochen. Im Grunde bin ich noch heute eine Grüblerin. Ich bin die Einzige in der Familie, die sich Gedanken über unsere Krankheit macht. Mein jüngerer Bruder und ich, wir haben beide HSAN, er hat Typ V, ich Typ II. Meine Eltern reden gar nicht darüber, weder mit uns noch mit Außenstehenden. Sie sind Cousin und Cousine, aber bei uns in der Türkei wird häufig zwischen Verwandten geheiratet. Meine Schwägerin ist eine Cousine von mir, und mein Schwager ist der Neffe meiner Mutter. Ich finde, auf diese Weise fordert man das Schicksal heraus. Andererseits hat niemand außer meinem Bruder und mir die

Krankheit, sodass es nicht unbedingt am Verwandtschaftsgrad liegen muss. Aber die Wahrscheinlichkeit ist einfach höher.

Als ich noch ein Baby war, konnte man nichts Außergewöhnliches feststellen. Alles schien ganz normal zu sein – bis ich geimpft werden sollte. Während die anderen Kleinkinder losheulten, zuckte ich nicht einmal mit der Wimper, ich schlief einfach weiter. Meine Mutter und der Arzt fanden das seltsam, und daraufhin wurde ich untersucht. Es wurde sofort festgestellt, was ich habe. Doch wie sollte man damit umgehen? Welche Vorsichtsmaßnahmen sollte man ergreifen? Als ich zu zahnen anfing, gingen die Probleme richtig los. Mit vier oder fünf Jahren biss ich mir ein Loch in die Lippe. Alles, was ich getrunken und gegessen habe, ist da wieder rausgelaufen. Als die Wunde verheilt war, fehlte ein Riesenstück von meiner Lippe. Mit zwölf hat man mir im Krankenhaus ein Stück von meiner Zunge entfernt und an die Lippe genäht. Es sieht nicht perfekt aus, aber ich bin kein großer Fan von plastischer Chirurgie. Ich habe bisher keine Probleme damit, und als Model komme ich sowieso nicht infrage. Mir wurden auch sämtliche Zähne gezogen, um zu verhindern, dass ich meine Lippen und Finger weiter kaputtbeiße. Ich bekam zwar ein Gebiss, aber das vertrage ich nicht, ich bekomme davon Brechreiz. Die Ärzte wollten auch eine Hornhauttransplantation am Auge vornehmen, denn ich habe eine getrübte und geschädigte Hornhaut. Die Schädigung sitzt in der Mitte, sodass eine Brille nicht hilft, aber letztlich haben sie sich doch nicht getraut. Es ist zu riskant, ich könnte vollkommen erblinden. Jetzt werden meine Augen immer schlechter.

Mit vier bin ich zum ersten Mal im Rollstuhl gelandet, nachdem ich mir das Knie gebrochen hatte. Es passiert leicht, dass ich eine falsche Bewegung mache oder einen Körperteil überbeanspruche. Ich weiß noch, dass mein Knie eingegipst war und ich oft aus dem Rollstuhl gefallen bin. Ich war als Kind ziemlich wild und wollte immer mit den anderen mithalten. An die Folgen habe ich nicht gedacht. Immer wieder habe ich mir etwas verstaucht oder mir einen Finger gebrochen. Heute kann ich meinen Zeigefinger nicht mehr bewegen.

Irgendwann wurde mir in der Türkei auch der kleine Zeh meines linken Fußes amputiert. An diesem Zeh hatte ich ständig kleine Wunden, die sich entzündet haben. Man hat mir den Zeh dann ohne Betäubung abgenommen, was nicht an der Türkei lag, sondern an meinem Vater. Der hatte zum Arzt gesagt: »Schneid ihn ab, sie spürt ohnehin nichts.« Ich habe nicht hingesehen, aber doch mitbekommen, wie das Blut auf den Kittel des Arztes spritzte. Mein Bruder hat schon seit Jahren Probleme mit Wunden an den Zehen, aber heute tut man alles, um nicht amputieren zu müssen. Später wurde mir in Amsterdam auch noch der rechte Zeh abgenommen – aber da habe ich auf eine Betäubung bestanden.

Mit fünf kam ich auf eine Behindertenschule. Körperlich mag ich mehrfach eingeschränkt sein, aber geistig bin ich zum Glück topfit. Sobald ich von der Schule kam, hat meine Mutter kontrolliert, ob noch alles mit mir in Ordnung ist. Sie hat auch immer geschaut, ob ich unterkühlt bin. Ich habe nämlich nicht nur ein Problem mit Außentemperaturen (da merke ich nur ganz große Kälte), sondern auch mit meiner Körpertemperatur; sie kann von einem Moment auf den anderen auf 34 °C, ja sogar auf 30 °C fallen. Meine Haut fühlt sich dann ganz abgestorben an und ist weiß, außerdem beginne ich zu zittern. Es dauert Stunden, bis ich wieder »auftaue«. Wenn ich krank bin, bekomme ich dagegen schnell 40 °C Fieber und Kopfschmerzen.

In meinem Körper herrscht einfach ein ziemliches Chaos, nichts passt zusammen. Ich spüre es zum Beispiel, wenn man mich kitzelt, und ich kann es nicht leiden, wenn man mir über den Rücken streicht. Ich empfinde das als extrem unangenehm. Aber ein kräftiges Kneifen merke ich nicht. Kein Schmerzsignal schlägt Alarm. Jucken nehme ich dagegen sehr stark wahr, aber das muss dann schon ein Jucken sein, das deutlich schlimmer ist als das nach einem Mückenstich. Inzwischen reibe ich nur kurz über die betreffende Stelle, aber früher habe ich mich in solchen Momenten völlig aufgekratzt, bis alles geblutet hat. Das Einzige, was ich bis heute nicht ertragen kann, ist ein Niednagel: Ich pule ständig daran herum und ziehe immer größere Hautfetzen weg. Im Moment habe ich wieder eine kleine Wunde am Daumen. Ich ziehe ganze Hautschichten ab und nehme mir richtig Zeit dafür. Das ist fast schon ein bisschen zwanghaft, und ich weiß, dass das nicht gut ist und man sich heftige Infektionen zuziehen kann.

Einmal wäre ich an einer Entzündung fast gestorben: Im Sommer 2000 hatte ich plötzlich ein gefühlloses Bein. Wenn ich es belasten wollte, gab es sofort nach. Wir waren in der Türkei und sind dort in eine Klinik gegangen, um Röntgenaufnahmen machen zu lassen. Die Ärzte sagten, ich hätte mir die Hüfte gebrochen. Meine Mutter fragte: »Bist du gestürzt?« Ich hatte keine Ahnung, wann und wie das passiert war. Die Ärzte meinten: »Wenn Sie ohnehin bald in die Niederlande zurückkehren, sollten Sie sich dort operieren lassen.« In Amsterdam wurden erneut Röntgenaufnahmen gemacht, man hat mir auch Blut abgenommen. Es hieß, ich hätte mir die Hüfte nur ausgekugelt; ansonsten sei alles in Ordnung.

Als ich Ende Januar 2001 krank wurde, haben wir uns zunächst keine großen Gedanken darüber gemacht. Aber mein Zustand verschlechterte sich, bis ich nach ein paar Tagen, es war ein Donnerstag, den Fuß nicht mehr bewegen konnte. Auch das Knie wurde immer dicker. Am Samstag kam ich dann ins Krankenhaus. In der Notaufnahme stellte man fest, dass ich Abszesse in Oberschenkel und Hüfte hatte. Normale Menschen hätten geschrien vor Schmerz, aber ich habe nur einen vagen Druck im Bauchraum gespürt. Zwei Tage später wurden die Abszesse entfernt, danach habe ich im Krankenhaus sechs Wochen mit dem

Tod gekämpft. Ich hatte ständig hohes Fieber, und die Wunde heilte nicht. Danach hatte ich bestimmt zweieinhalb Jahre damit zu tun. Der Nerv in meinem Fuß wurde geschädigt, und ich litt lange unter Berührungsschmerz. Es ist nämlich nicht so, dass ich gar keine Schmerzen empfinden kann. Bei Grippe bekomme ich Muskelschmerzen, so ein Stechen, das ungefähr eine Sekunde lang anhält. Ich habe auch Menstruationsschmerzen, und das leider ziemlich heftig. Eine blöde Erfindung der Natur, zumal ich ohnehin keine Kinder haben will. Ich bin Trägerin dieses Gendefekts und, mal angenommen, ich bekomme ein Kind mit HSAN! Ich bin absolut gegen Abtreibung, Menschen sind keine Wegwerfartikel. Heiraten würde ich dagegen schon gern, aber manchmal frage ich mich, ob mich überhaupt jemand haben wollen würde. Gesunde wünschen sich einen gesunden Partner und werden sich niemals für einen Behinderten entscheiden. Alle träumen vom perfekten Partner. Das Leben ist auch so schwer genug, und wenn man mit einem Behinderten zusammenzieht, wird es noch schwieriger.

Zwei Jahre lang war ich mit einem Türken zusammen, er hatte *Spina bifida*, also einen offenen Rücken. Einmal haben wir uns getroffen, ansonsten haben wir uns nur gemailt. Seine Eltern haben sich darüber gefreut, meine aber nicht; die haben ihn bloß runtergemacht, ohne ihn jemals gesehen zu haben. Er wollte mich zwar nicht heiraten, aber mit mir zusammenziehen. Irgendwann hat er mich vor die Wahl gestellt: entweder ich oder deine Eltern. Nur bin ich leider auf meine Eltern angewiesen: Sie sind die Einzigen, die mir helfen. Hätte er mich wirklich respektiert, hätte er so etwas nicht von mir verlangt. Wahrscheinlich ist es besser so, auch wenn ich großen Liebeskummer hatte. Aber wenn ich so mitkriege, was andere alles haben, denke ich: Hab ich ein Glück! Ich bin dankbar, dass ich noch ein einigermaßen normales Leben führen kann. Vor allem im Vergleich zu meinem Bruder kann ich wirklich nicht klagen. Sein Daumen wurde amputiert, er hat keine Nase mehr, weil er ständig irgendwo dagegenläuft, und seine Arme sind voller Brandwunden. Außerdem hat er stinkende Geschwüre an den Zehen. Er weiß, dass er die Krankheit hat, aber was das bedeutet, ist ihm nicht klar. »Ich spüre doch keine Schmerzen!«, sagt er immer. Muss er erneut amputiert werden, sagt er nur: »Von mir aus.«

Sicher, ich bin schon abhängig, aber nicht zu sehr. Meine Selbstständigkeit ist mir heilig. Ich bin stolz auf meine Wohnung. Gleichzeitig weiß ich, dass das wegen meiner Krankheit alles gefährdet ist. Ich kann immer etwas verlieren – ein Bein oder einen Arm. Und ich kann blind werden. Besser wird es ohnehin nicht mehr, aber es kann jederzeit schlimmer werden. Alles ist vorherbestimmt. Gott hat für jeden eine Lösung. Ich bin ihm auch nicht böse. Gott straft die Menschen nicht, sondern erschafft sie aus einem ganz bestimmten Grund. Gott hat mir die Krankheit als Prüfung auferlegt. Nur er kann wissen, ob ich sie bestehen werde. Er stellt meinen Glauben und meine Kraft auf die Probe. Natürlich könnte ich rumsitzen, jammern und fluchen, aber das hilft auch nicht weiter. Im Gegenteil: Man sollte sich nicht auf das konzentrieren, was man nicht kann, sondern auf das, was noch geht. Dass ich nicht bete, liegt eher an meiner Faulheit – und nicht an meiner Krankheit.

23 »Ein Indianer kennt keinen Schmerz«

Schmerzwahrnehmung und chronischer Schmerz bei Kindern

Im 19. Jahrhundert entdeckte man, dass die Myelinschicht, die die Nerven umgibt, bei Säuglingen noch nicht ausgebildet ist. So kam der Irrglaube auf, dass Neugeborene deshalb kaum Schmerz empfinden würden – weshalb man zum Beispiel Beschneidungen lange ohne Narkose durchführte. Noch 1938 hieß es, ein Schwamm mit Zuckerwasser sei für Babys zur Schmerzlinderung ausreichend. Dabei ist das Gegenteil der Fall: Das Rückenmark kann Schmerz bei Kleinkindern noch nicht so gut hemmen.

Es war Mitte der 1980er-Jahre, als die Ärzteschaft realisierte, dass Säuglinge, aber auch Frühgeburten durchaus Schmerz empfinden können. Bis dahin wurden Operationen – angefangen von Beschneidungen bis hin zu so komplizierten Eingriffen wie Operationen am offenen Herzen – in der Regel ohne Betäubung durchgeführt. Dabei kam die Fehleinschätzung, dass Kleinkinder keinen oder weniger Schmerz empfinden, erst im 19. Jahrhundert auf! Der griechische Arzt Hippokrates hatte noch geschrieben, Erwachsene könnten Schmerz besser ertragen als Kinder, weil sie daran gewöhnt seien. Bei der Schmerzempfindung an sich gebe es keinen Unterschied. Genau den aber wollte der deutsche Hirnanatom Paul Emil Flechsig (1847–1929) festgestellt haben: 1876 verkündete er, längst nicht alle Nerven von Neugeborenen besäßen eine schnell leitende Myelinschicht. Daraus könne man schließen, dass das Nervensystem noch nicht

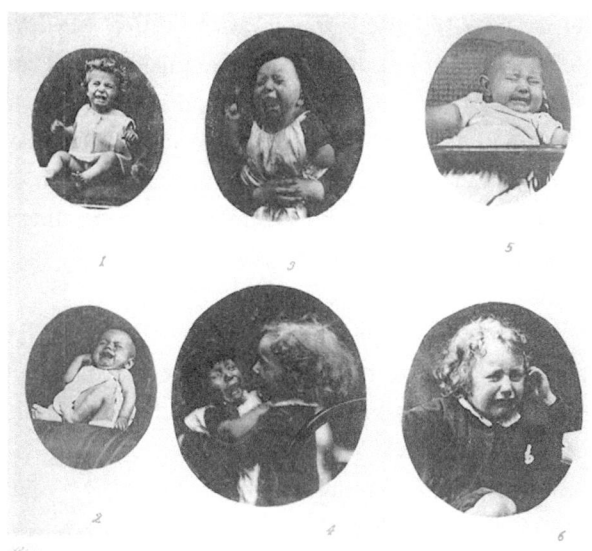

Illustrationen aus Darwins Buch *Der Ausdruck der Gemüts-
bewegungen bei dem Menschen und den Tieren* (1872).
Laut Darwin sind die Mimik von Kleinkindern sowie ihre Schreianfälle
keine Schmerzäußerung, sondern bloße Reflexe.

richtig funktioniere und Babys deshalb weniger schmerzempfindlich seien.

Flechsigs Auffassungen setzten sich durch, nicht zuletzt weil
schon Charles Darwin (1809–1882) etwas ganz Ähnliches behauptet hatte. In seinem Buch *Der Ausdruck der Gemütsbewe-
gungen bei dem Menschen und den Tieren* aus dem Jahr 1872
schrieb er, die Mimik von Kleinkindern sowie ihr Weinen und
ihre Schreianfälle seien nicht schmerzbedingt, sondern bloße Reflexe.

Der amerikanische Arzt John Kellogg (1852–1943) ging noch
einen Schritt weiter. Er glaubte, Schmerz habe »einen heilsamen
Effekt« auf das Gehirn von Säuglingen. Kellogg, übrigens auch
der Erfinder der Cornflakes, war ein glühender Verfechter der
Beschneidung und als solcher fest davon überzeugt, dass die-

ser Eingriff auch vor »Selbstmissbrauch« durch Masturbation schütze: Eine betäubungslose Beschneidung sei somit auch als eine Art Strafe zu verstehen. Durch Kellogg wurde die nicht religiöse Beschneidung oder Vorhautamputation, wie Kritiker dies bezeichnen, in den Vereinigten Staaten äußerst populär. Als das Masturbationsargument irgendwann nicht mehr überzeugte, dachten sich die Befürworter neue Argumente wie Hygiene und Schutz vor AIDS aus.

Lange bekamen Säuglinge bei und nach operativen Eingriffen höchstens ein Muskelentspannungs- und ein Schlafmittel verabreicht. 1938 hieß es in einem chirurgischen Handbuch, ein mit Zuckerwasser getränkter Schwamm genüge, um Babys zu betäuben. Erst als der Kinderanästhesiologe K. J. S. Anand, ein Sikh, der in den Vereinigten Staaten lebt und lehrt, sowie die englische Neurobiologin Maria Fitzgerald 1987 unabhängig voneinander ihre Studienergebnisse über körperliche Veränderungen bei schmerzgeplagten Babys veröffentlichten, fand ein Umdenken statt. Anand und Fitzgerald hatten herausgefunden, dass die Schmerzrezeption nicht in Zusammenhang mit der Myelenisierung der Nerven steht. Bei Säuglingen werde Schmerz sogar weniger gedämpft als bei Erwachsenen.

Außerdem konnten die Forscher nachweisen, dass starker, lang anhaltender Schmerz bei Säuglingen Spuren in Form eines Schmerzgedächtnisses hinterlässt. Etwas Ähnliches belegen auch Studien aus Schweden und Kanada: Hier wurde eine größere Gruppe von Jungen, die direkt nach der Geburt ohne Betäubung rituell beschnitten worden waren, mit unbeschnittenen Jungen verglichen. Als die Babys ein halbes Jahr später ihre erste Impfung bekamen, wurden sie erneut beobachtet. Wie sich herausstellte, setzten sich die beschnittenen Jungen viel stärker zur Wehr und weinten heftiger als die unbeschnittenen.

Obwohl die Langzeitfolgen noch unzureichend untersucht sind, weist vieles darauf hin, dass Babys, die wiederholt schmerzhaften Eingriffen unterzogen werden, ein verändertes peripheres Nervensystem haben. Die Erinnerung an solche Eingriffe muss man sich in etwa wie eine empfindliche Narbe vorstellen: Männer, die als Kind ohne Betäubung beschnitten wurden, sind deutlich schmerzempfindlicher als Männer, die unter Narkose beschnitten wurden. Nach einer Reihe solcher Veröffentlichungen waren Anästhesiologen nicht mehr ganz so zurückhaltend bei der Verabreichung von Opiaten an Babys. Während 1988 gerade mal 18 Prozent der Narkotiseure Betäubungsmittel bei Neugeborenen einsetzten, waren es 1995 bereits 92 Prozent.

Vieles weist darauf hin, dass körperlicher Schmerz die seelische Entwicklung von Kindern beeinträchtigen kann. Kinder, die früh eine unzureichende Schmerzbehandlung bekommen haben, scheinen später nicht nur öfter an Schmerzsyndromen zu leiden, sondern auch Verhaltensänderungen und -störungen zu entwickeln. Schmerz, Schmerzmessung und Schmerzbehandlung bei Kindern sind daher inzwischen zu einem ernsthaften Forschungsgegenstand geworden.

Laut Hugo Heymans (Jahrgang 1947), emeritierter Professor für Kinderheilkunde in Amsterdam, ist es vor allem den Eltern zu verdanken, dass dieses Thema mehr Beachtung findet. »Es gab Kinder, die zahlreichen Spezialbehandlungen unterzogen wurden und sich heftig dagegen sträubten«, so Heymans. »Es waren die Eltern, die fanden, dass da was passieren muss. Bei Kindern, die häufig zu einer Rückenmarks- oder Knochenmarkspunktion kommen mussten, baten sie beispielsweise um eine Vollnarkose.« Seiner Meinung nach sollten Ärzte gut auf die Eltern hören: »Ein Arzt sieht das Kind nur wenige Minuten, aber die Eltern kennen ihr Kind ganz genau. Sie merken, wenn es ihm nicht gut geht und auch, wann es Angst hat oder schwer verunsichert ist. Angst ist erlaubt, denn sie hat eine Funktion. Angst hat man vor Dingen, die man nicht kennt. Deshalb muss man die Kinder gut vorbereiten, damit sie nicht in Panik geraten. Manche Kinder haben furchtbare Angst vor Spritzen.«

Die Erkenntnisse über Schmerz bei Kindern führten zur Gründung diverser interdisziplinärer Kinderschmerzgruppen in Kliniken. In den Niederlanden gibt es derzeit siebzig solcher Gruppen; Anästhesiologen, Kinderärzte, Pflegepersonal, Physiotherapeuten und Erzieher treffen sich im Schnitt etwa alle sechs Wochen, um die Schmerztherapie für jedes einzelne Kind zu koordinieren. Eine Schmerzgruppe für Kinder ab drei Jahren kann auf verschiedene Beurteilungsmethoden zurückgreifen, wobei Rücksicht auf das Entwicklungsstadium des jeweiligen Kindes genommen wird. Kindern fällt es noch schwerer als Erwachsenen, ihren Schmerz zu beschreiben. Bei der Schmerzbeurteilung wird alles berücksichtigt, was das Kind wahrnimmt, also physiologische, sensorische, affektive und kognitive Faktoren, und natürlich auch, wie es sich bei Schmerzen verhält. Die reine Schmerzmessung bezieht sich immer nur auf die Schmerzintensität und ist deshalb zu eindimensional.

Der Kinderarzt kann die visuelle Analogskala benutzen, die numerische Rating-Skala bzw. abgewandelte Versionen davon wie Skalen mit Gesichtern. Ein Beispiel dafür ist die sogenannte Oucher-Skala, die aus sechs Fotos oder Zeichnungen von Kindern mit verschiedenen Gesichtsausdrücken besteht. Das erste Gesicht ist das eines Kindes ohne Schmerz, jede weitere Abbildung zeigt das Gesicht mit steigendem Schmerz. Der Arzt oder das Krankenhauspersonal bittet den kleinen Patienten, auf das Gesicht zu zeigen, mit dem er sich am besten identifizieren kann.

Die Erfinderin dieser 1983 entwickelten Skala ist die Amerikanerin Judith E. Beyer, emeritierte Professorin für Pflegewissenschaften an der University of Missouri-Kansas City. In einer Mail schrieb sie mir, der Name Oucher stamme von *ouch*, englisch für »autsch«. Auf ihrer Webseite www.oucher.org finden sich weitere Erklärungen sowie unterschiedliche Versionen der

Skala, zum Beispiel für Jungen und Mädchen indianischer, afro-amerikanischer oder asiatischer Herkunft.

Das Alice-im-Wunderland-Syndrom

Einen wichtigen Forschungsbeitrag zum Thema chronischer Schmerz bei Kindern lieferte im Jahr 2000 die Ärztin Christel Perquin. Sie fragte schriftlich rund 5400 Personen von null bis achtzehn Jahren aus Rotterdam und Umgebung, ob sie Schmerzen hätten. Die Fragebögen für Kinder von null bis drei Jahren wurden von den Eltern ausgefüllt. Mädchen zwischen zwölf und vierzehn sowie zwischen sechzehn und achtzehn gaben überdurchschnittlich häufig an, chronische Schmerzen zu haben. Bis zu 45 Prozent litten ständig an Schmerzen, in 25 Prozent der Fälle handelte es sich dabei um Kopfschmerzen in Verbindung mit Bauchschmerzen.

Die Befragten sollten außerdem angeben, wie sie persönlich mit Schmerz umgingen und wie ihr Umfeld darauf reagierte. Von denjenigen mit chronischen Schmerzen hatten mehr als die Hälfte einen Arzt aufgesucht, 39 Prozent nahmen Medikamente. Viele Patienten hatten Eltern mit einem geringen Bildungsniveau sowie eine Mutter mit chronischen Schmerzen.

In Deutschland leiden laut Angaben der Deutschen Schmerzgesellschaft 350 000 Kinder an chronischen Schmerzen. Dauerschmerz wird häufig ab dem achten Lebensjahr diagnostiziert, der »Durchschnitts-Schmerzpatient« in den Kinder- und Jugendkliniken ist elf oder zwölf Jahre alt. Das sind so schockierende Zahlen, dass Professor Boris Zernikow (Leiter und Initiator des 2012 an der Vestischen Kinder- und Jugendklinik Datteln gegründeten ersten Deutschen Kinderschmerzzentrums) von einer »stillen Epidemie« spricht. In einem Interview mit der Zeitung *Die Welt* sagte er über die schwerwiegenden Folgen: »Viele Kinder leiden nicht nur, sondern gehen wegen ihrer chronischen Kopf- oder Bauchschmerzen auch nicht zur Schule. Dann schaffen sie den Stoff nicht und müssen das Schuljahr wiederholen. Mit allen bekannten Folgen: Sie müssen sich in der neuen Klasse neue Freunde suchen, ihr Selbstwertgefühl leidet.« Im schlimmsten Fall werde dem Kind so der Weg in einen guten Job verbaut.

Doch was können die Ärzte, Psychologen und Pfleger am Kinderschmerzzentrum gegen die Schmerzen unternehmen? »Das Wichtigste«, so Zernikow, »ist, dass wir bei chronischen Schmerzen nie versprechen, dass der Patient ein schmerzfreies Leben führen wird. Das geht bei chronischen Schmerzen in vielen Fällen nicht. Aber jedes Kind kann lernen, mit chronischen Schmerzen zu leben. Es kann lernen, sich selbst vom Schmerz abzulenken. Vor allem bei kleinen Kindern funktioniert das gut.« Aber was genau bei welchen Schmerzen in welchem Alter hilft, sei nicht sonderlich gut erforscht. »In Deutschland hinken wir international sowohl bei der Erforschung der Schmerzursachen als auch bei der Entwicklung von speziellen Therapien hinterher«, sagte Florian Heinen, Kinderneurologe und Schmerzforscher am Dr. von Haunerschen Kinderspital der Universität München, in *Die Welt.* »Wir wissen aus der Praxis beispielsweise, dass der sogenannte Placeboeffekt bei Kinderkopfschmerzen viel häufiger wirkt als bei Erwachsenen. Wenn man ihnen erklärt, welche Wirkung eine Tablette oder eine Methode haben soll, dann wirkt sie besser, auch wenn sie ›nur Zucker‹ enthält. Aber was ist das, was da wirkt, was macht unser Gehirn so selbstwirksam? Wir wissen es nicht.«

Laut Untersuchungen in den Niederlanden haben 20 bis 50 Prozent aller Zehn- bis Fünfzehnjährigen Schmerzen im unteren Rücken. Bei den Sechzehn- bis Achtzehnjährigen klagen sogar zwei von drei Personen über Rückenschmerzen. Eine Viertelmillion Kinder unter sechzehn hat regelmäßig Spannungskopfschmerzen oder Migräne. Davon leiden 10 bis 20 Prozent zusätzlich an Bauchschmerzen. In Deutschland gaben sieben von zehn Schülern bei einer Umfrage der Deutschen Migräne- und Kopfschmerzgesellschaft an, innerhalb der letzten drei Monate mindestens einmal heftige Kopfschmerzen gehabt zu haben. Migräne tritt erst seit den 1950er-Jahren verbreitet bei Kindern auf, doch heute hat dieses Syndrom fast schon epidemische Ausmaße angenommen. In der Grundschule hält sich der Anteil von Jungen und Mädchen mit Migräne noch ungefähr die Waage, aber in der Pubertät ändert sich das drastisch. Dann haben 15 Prozent der Mädchen jede Woche Migräne, während die Zahl der betroffenen Jungen mit 6 Prozent gleich bleibt. Bei Erwachsenen ist der Unterschied noch größer: Da trifft es 25 Prozent aller Frauen im Vergleich zu 7,5 Prozent der Männer.

»Bei Erwachsenen konnten verschiedene Studien einen Zusammenhang zwischen Migräne und Depressionen sowie Angststörungen feststellen«, erzählt der Kinderarzt und -neurologe Jacques Bruijn (Jahrgang 1965). »Für Kinder galt das lange nicht. Ich habe Studien an Kindern mit Migräne durchgeführt, die einen Kinderarzt oder Neurologen aufgesucht haben. Wie sich herausstellte, hatten sie mehr psychische Beschwerden als gesunde Gleichaltrige.«

Bruijn hat auch die Lebensqualität von siebzig Kopfschmerzpatienten zwischen vier und siebzehn Jahren für seine Doktorarbeit untersucht und sie mit der Lebensqualität von 353 gesunden Kindern und Jugendlichen verglichen. Er sagt: »Kopfschmerzen beeinträchtigen die Lebensqualität von Kindern sehr stark. Und zwar nicht nur die eigene, auch die von Eltern und Geschwistern leidet. Während die Brüder und Schwestern finden, dass das kranke Kind ihnen alle schönen Ausflüge ruiniert, machen sich die Eltern große Sorgen. Es entsteht ein enormes Spannungsfeld.« Kinderneurologe Bruijn meint, dass Kopfschmerzen bei Kindern meist auf eine Überforderung zurückzuführen seien: auf zu viel Schulstress oder zu viele Freizeitaktivitäten. Eine un-

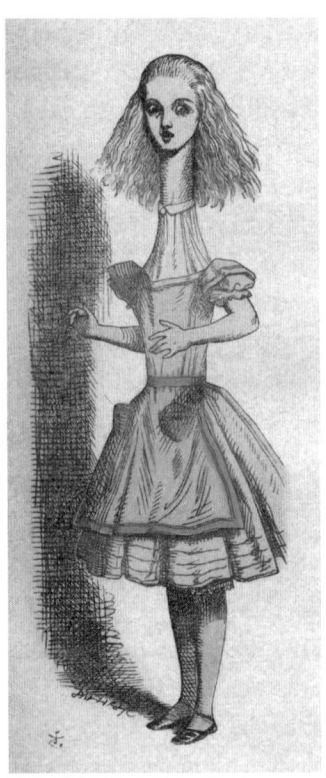

Bild der verzerrten Alice aus dem Buch *Alice im Wunderland*
von Lewis Carroll

gesunde Lebensweise wie stundenlanges Fernsehen oder am
Computer sitzen spiele möglicherweise ebenfalls eine Rolle. Darüber hinaus könnten auch unerkannte Probleme wie Asthma
oder Verstopfung die Ursache sein.

Vor einem Migräneanfall sähen manche Kinder alles ver-
zerrt, und das mache ihnen große Angst, so Bruijn. Eltern und
manchmal auch Ärzte glaubten dann, das Kind habe Wahnvorstellungen – dabei handelt es sich um eine Migräne mit Me-
tamorphopsie, auch Alice-im-Wunderland-Syndrom genannt.
Eine Bezeichnung, die auf Charles L. Dodgsons Buch *Alice im*

Wunderland anspielt, das der Autor 1865 unter dem Pseudonym Lewis Carroll herausbrachte. Alice hat das Gefühl, sie selbst oder ihre Umwelt verändere sich ständig. Gut möglich, dass Dodgson als Kind an dieser Form von Migräne gelitten und im Buch seine Erfahrungen mit solchen halluzinatorischen Veränderungen verarbeitet hat.

Eine weitere Form von Kopfschmerzen, die vor allem bei Kindern und jungen Erwachsenen auftritt, ist Migräne mit Verwirrtheitszuständen. Junge Fußballer können nach Kopfbällen davon betroffen sein (Fußballermigräne). Der Patient weiß dann nicht mehr, was er gerade gemacht hat oder wo er ist. Eine Störung, die in der Regel nach wenigen Stunden verschwindet. Bei abdominaler Migräne (Bauchmigräne), die ausschließlich bei Kindern auftritt, hat das Kind heftige Bauchschmerzattacken und muss häufig brechen.

»Dass Mädchen in der Pubertät häufiger an Kopfschmerzen und Migräne leiden als Jungen, ist ausschließlich auf die Hormone und die Menstruation zurückzuführen«, so Bruijn. »Migräne und Kopfschmerzen sind schwer zu behandeln. Selbst die Diagnostik ist in diesem Bereich bisher sträflich vernachlässigt worden. Aber inzwischen gibt es wenigstens ein Bewusstsein dafür.« Bruijn plädiert für eine sorgfältige ärztliche Überwachung des betroffenen Kindes, vor allem, was die Verabreichung von Medikamenten angeht. Zu ihm kommen viele Kinder mit Kopfschmerzen, die von der Einnahme zu vieler Schmerzmittel herrühren. Wer länger als drei Monate oder dauerhaft drei Mal die Woche ein oder mehrere Schmerzmittel gegen Kopfschmerzen nimmt, behält seine Kopfschmerzen. Die beste Therapie bei diesem sogenannten Medikamenten-Kopfschmerz ist ein radikaler Einnahmestopp.

Bruijn hat auch häufig mit Kindern zu tun, die nach zu viel Koffeinkonsum chronische Kopfschmerzen haben. Zum Beispiel weil sie einen Liter Cola am Tag trinken. Daher gibt er seinen Patienten, die meist einen anstrengenden Alltag haben und alles auf einmal erledigen wollen, immer ein paar Verhaltensregeln mit auf den Weg: nicht zu viele koffeinhaltige Erfrischungsgetränke und jeden Tag eine halbe Stunde spazieren bzw. mit dem Hund Gassi gehen.

Neben Kopfschmerzen kommen bei Kindern Gelenk- und Bauchschmerzen besonders häufig vor. Gelenkschmerzen, die nicht mit roten, geschwollenen Gelenken einhergehen, sind laut Bruijn in der Regel harmlos. Nur in Ausnahmefällen ist ein entzündeter Muskel oder Rheuma die Ursache. In Deutschland leiden schätzungsweise 20 000 Kinder an Jugendrheuma oder juveniler idiopathischer Arthritis. Viele Kinder haben chronische Bauchschmerzen, eine Krankheit, die in 80 bis 90 Prozent der Fälle keine körperliche Ursache hat. Die Betroffenen seien, so Bruijn, organisch kerngesund, ihre Bauchschmerzen hätten eine stark psychische Komponente, seien zum Beispiel eine Folge sozialer Spannungen in der Schule oder innerhalb der Familie.

»In jedem Fall«, erklärt Bruijn, »ist es wichtig, die Schmerzen ernst zu nehmen, ihrer Ursache auf den Grund zu gehen. Dabei sollten die Eltern aber darauf achten, dass sich nicht das ganze Leben des Kindes nur noch darum dreht. Es ist unerlässlich für die Genesung, dass ein gewohnter Rahmen Stabilität gibt, nicht alles sozusagen in den Dienst des Schmerzes gestellt wird.« Deshalb ist es laut Bruijn wichtig, dass diese Kinder wieder zur Schule gehen und ihre früheren Aktivitäten wieder aufnehmen. Sie müssen in ihr altes Leben zurückfinden. Dann wird auch die Intensität der Schmerzen abnehmen, und manchmal verschwindet der Schmerz ganz.

Der heimliche Beobachter

Die beste Methode, Kopfschmerzen bei Kindern zu behandeln, besteht in einer Änderung des Lebensstils. Ess- und Schlafgewohnheiten, Körperhaltung, Bewegung sowie Verspannungen lassen sich in der Regel so anpassen, dass man die Attacken eindämmen kann. Hilft auch das nicht weiter, kann man eine der vielen Therapien ausprobieren, die im Lauf der Jahre entwickelt wurden, wie Physiotherapie, Entspannungstraining und Biofeedback. Beim Biofeedback werden mithilfe eines Geräts Körperfunktionen wie Herzschlag und Atmung sichtbar gemacht, und Patienten lernen, sie auf diese Weise bewusst wahrzunehmen und gezielt zu beeinflussen.

Noch relativ neu ist die Behandlung durch Hypnose, die sogenannte Hypnotherapie. Hier wird der Patient in einen trance-ähnlichen Zustand versetzt, in dem er besonders empfänglich für Suggestionen des Therapeuten sein soll. Bevor Äther und Chloroform aufkamen, wurde regelmäßig unter Hypnose operiert. Der Patient wurde dabei in mehreren Sitzungen auf den Eingriff vorbereitet. Viele Mediziner sehen diese Methode heutzutage kritisch, ordnen sie eher der Esoterik zu. Außerdem lasse sich nicht jeder Mensch hypnotisieren. Bei 10 Prozent gehe das verhältnismäßig leicht, bei 10 bis 15 Prozent funktioniere eine Hypnose gar nicht. Die übrigen 75 bis 80 Prozent lägen irgendwo dazwischen. Auf keinen Fall darf man jedoch glauben, dass der Schmerz bei einem Hypnotisierten von jetzt auf gleich für immer verschwindet.

Ein bizarres Phänomen hat der amerikanische Psychologe Ernest R. Hilgard (1904 –2001), ehemals Professor an der Stanford University und Alterspräsident der American Psychological Association, in seinem 1977 erschienenen Buch *Divided Consciousness Reconsidered* beschrieben. Es betrifft den *hidden observer*, den heimlichen Beobachter, der den Hypnotisierten in die

Lage versetzt, mit der Außenwelt zu kommunizieren. Und zwar über das sogenannte »Automatische Schreiben«, einen Begriff, den man nicht wörtlich nehmen sollte. Denn damit kann auch ein Kopfnicken, ein Handzeichen, irgendeine registrierbare körperliche Reaktion gemeint sein.

In einem seiner Experimente hatte Hilgard eine hypnotisierte Frau gebeten, Hand und Arm in einen mit Eiswasser gefüllten Bottich zu stecken – was normalerweise schon nach kurzer Zeit starke Schmerzen hervorruft. Als er sie fragte, was sie fühle, sagte sie, es sei alles in bester Ordnung. Doch als er sie bat, mit der anderen Hand auf einen Zettel zu schreiben, was sie fühlte, schrieb die Frau, dass sie die Kälte und den Schmerz so intensiv spüre, dass es kaum auszuhalten sei. Laut Hilgard erstens ein Beweis dafür, dass es zwei oder mehr Bewusstseinsebenen gibt. Und zweitens, dass sich dieser heimliche Beobachter nicht beeinflussen lässt. Wenn man einen Menschen in Tiefenhypnose auffordere, etwas zu tun, das er normalerweise verweigern würde, weil er es als unethisch oder unmoralisch empfindet, werde er sich so verhalten wie immer. Dafür würde der heimliche Beobachter sorgen, der im übertragenen Sinn das letzte Wort habe.

Anhänger von Hilgards Theorie der Neodissoziation weisen darauf hin, dass diese Dualität des Bewusstseins eine universelle kulturelle und historische Konstante habe. Die alten Chinesen nannten diese beiden unabhängigen Bewusstseinsebenen *hun* und *pò*, die alten Griechen *daemon* und *eidolon*, und die alten Ägypter *ka* und *ba*. Kritiker sagen jedoch, der heimliche Beobachter sei nichts anderes als die Folge der Suggestionen und Befehle, die der Hypnotiseur dem Patienten bei einer Sitzung ganz bewusst gibt. Das Ganze sei nur ein abgekartetes Spiel.

Der Engländer Peter Whorwell, Professor für Gastroenterologie an der University of Manchester, hat viel über Hypnotherapie geforscht. 1984 veröffentlichte er in der medizinischen Fachzeitschrift *The Lancet* eine Studie. Darin beschreibt er, wie

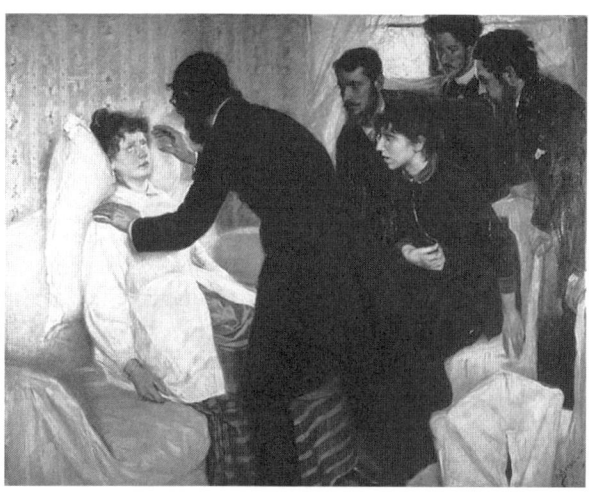

Sven R. Bergh, »Eine hypnotische Sitzung« (1887)

es ihm in sieben Sitzungen gelungen ist, bei fünfzehn Patienten starke Bauchschmerzen infolge eines Reizdarmsyndroms erheblich zu lindern. Neunzehn Jahre später sagte Whorwell, rund 70 Prozent einer aus über zweihundert Patienten mit diesem Syndrom bestehenden Gruppe fühlten sich dank Hypnose besser.

Dass Hypnotherapie hauptsächlich bei Kindern angewandt wird, liegt laut der Kinderärztin Arine Vlieger (Jahrgang 1966) auch daran, dass sie besonders offen für Suggestionen und neue Erfahrungen sind. »Erwachsene sind kritischer, aber auch bei ihnen lassen sich gute Ergebnisse erzielen, wenn auch mit mehr Sitzungen. Bei Kindern genügen sechs.« Vlieger gehört zu den engagiertesten Befürwortern von Hypnotherapie bei Kindern, in Fachkreisen ist sie indes nicht unumstritten. Sie promovierte 2009 in Amsterdam über *Complementary Therapy in Paediatric Gastroenterology*, also über komplementärmedizinische Behandlungsmethoden in der Kinderheilkunde, vor allem bei Magen-, Darm- oder Lebererkrankungen. Große Aufmerksamkeit erregte ein Artikel, den Vlieger 2007 zusammen mit Professor

Marc Benninga, einem Kinderarzt und Gastroenterologen, in der medizinischen Fachzeitschrift *Gastroenterology* veröffentlichte. Es ging um Hypnotherapie bei Kindern mit Bauchschmerzen und dem Reizdarmsyndrom. Darin berichtete sie von einer Studie mit fünfzig Kindern, die bereits seit drei Jahren Beschwerden hatten. Die eine Hälfte bekam Hypnotherapie, die andere eine reguläre Behandlung.

85 Prozent der ersten Gruppe waren auf lange Sicht beschwerdefrei, während bei der zweiten Gruppe nur 25 Prozent keine Beschwerden mehr hatten. »Auf diesen Artikel haben wir viele positive Reaktionen bekommen, sowohl aus dem In- als auch aus dem Ausland«, so Vlieger. »Das Krankheitsbild kommt sehr häufig vor, aber viele Eltern stehen kognitiven Therapien bei einem Psychologen ablehnend gegenüber. Doch wenn man sie ihnen richtig erklärt, finden sie Hypnose prima.«

An Hypnose sei nichts Geheimnisvolles, betont sie: »Es ist nur eine Technik, bei der man in Trance versetzten Kindern mithilfe von Suggestionen beibringt, das Schmerzempfinden oder andere körperliche Beschwerden zu beeinflussen. Viele glauben, dass man unter Hypnose die Selbstbeherrschung verliert. Und streng calvinistische Christen sagen: ›Die Seele gehört Gott, daran darf man nicht herumpfuschen.‹ Dabei ist man unter Hypnose gar nicht ganz weggetreten. Man kann es mit Meditieren vergleichen.«

Vlieger hofft, dass die Therapie auf lange Sicht zu einem festen Bestandteil der Kinderheilkunde wird. Auch Krankenpfleger sollten einfache Hypnosetechniken zur Schmerzbehandlung erlernen, zum Beispiel, wenn sie einen Verband wechseln oder eine Infusion legen. Laut Vlieger gibt es jede Menge Anwendungsmöglichkeiten: »Hypnotherapie lässt sich bei Juckreiz, Bettnässen und Angst einsetzen. Aber auch bei Morbus Crohn und dem Komplexen regionalen Schmerzsyndrom CRPS. Zu Migräne gibt es Untersuchungen, aber noch liegen keine guten Studien vor. Wir führen gerade eine große Studie bei Kindern mit Kopfschmerzen durch.« In den Vereinigten Staaten wird Hypnose unterstützend bei schmerzhaften medizinischen Prozeduren wie Rückenmarks- und Knochenmarkspunktionen eingesetzt, die Krebspatienten über sich ergehen lassen müssen, sowie bei Brandwunden und postoperativen Schmerzen.

Kinder sprechen in der Regel sehr gut auf Hypnotherapie an, so Arine Vlieger. »Man sagt ihnen beispielsweise, dass sie ihren Schmerz visualisieren können. Während ein Erwachsener im Internet nachschaut, wie es im Darm zugeht, lassen Kinder ihrer Phantasie freien Lauf. Jugendliche finden das zwar etwas seltsam, aber wenn man ihnen erklärt, dass Hypnose eine Art zielgerichteter Tagtraum ist, können auch sie etwas damit anfangen.«

24 »Als hätte ich eine Wunde in der Schläfe«

Die dreizehnjährige Emma über ihre Migräneattacken

Sie fehlt oft in der Schule, kann kaum Hobbys nachgehen und muss dauernd Verabredungen absagen, doch Emma gibt die Hoffnung nicht auf. Ihre Schmerzen gehören zu ihr, aber es wäre schöner, sie wäre sie los, sagt sie.

Ich bin nie wütend, aber frustriert bin ich schon, so wie damals mit zwölf, als ich nicht an der Schulaufführung unseres Musicals teilnehmen konnte. Wir haben drei Monate lang dafür geprobt. Am Tag der Aufführung bekam ich um elf Uhr vormittags Kopfschmerzen. Ich musste die Generalprobe abbrechen und nach Hause gehen, mich hinlegen. Am Nachmittag bin ich aufgestanden und habe etwas gegessen, aber es ging einfach nicht. Ein anderes Mädchen hat meine Rolle übernommen, und ich habe ziemlich geweint. Zwei Tage lang war ich krank. Wegen dieser Attacken musste ich schon viele Dinge, auf die ich mich sehr gefreut habe, absagen. Zum Beispiel schon zwei Mal im allerletzten Moment meine Geburtstagsparty. Ich gehe auch nicht mehr zum Babysitten, was ich sehr schade finde. Ich wusste nie, ob ich den Termin wirklich halten kann, was mir super unangenehm war.

Meine Tante ist Ärztin. Sie hat mir erklärt, dass Kopfschmerz eine Stressreaktion ist, auch wenn man gar keinen richtigen Stress hat. Ich habe alle sieben, acht Tage Migräne. Beim ersten Mal war ich neun. Mir war hundeelend, und ich musste mich übergeben, aber meine Eltern wussten erst nicht, was ich habe. Wir sind dann ins Krankenhaus gegangen, und der Arzt hat mir

Medikamente gegeben. Migräne liegt bei meinem Vater in der Familie. Er hatte als Kind auch Migräne, genau wie meine Oma und deren Mutter, aber irgendwann war es vorbei. Heute leidet er nur noch wenige Male im Jahr darunter. Mein kleiner Bruder hat keine Migräne, dafür aber Darmprobleme. Und zwar seit ihm der Blinddarm herausgenommen wurde. So gesehen sind die Probleme bei uns fair verteilt.

Meist weiß ich schon vorher, dass ich Kopfschmerzen bekommen werde. Ich bin dann ganz müde. Angeblich kann man es auch an meinen Augen sehen. Manchmal wache ich schon damit auf oder schrecke wegen der Schmerzen mitten in der Nacht hoch. Im Lauf des Tages werden die Kopfschmerzen dann immer stärker, sie sitzen hauptsächlich in der rechten Schläfe. Als hätte ich dort eine Wunde, auf die ständig jemand drückt. Aber ich sehe weder Flecken noch Blitze und muss mich auch nicht jedes Mal übergeben. Das Einzige, was mir dann hilft, ist, im Dunkeln bei zugezogenen Vorhängen auf dem Bett zu liegen. Es muss auch ganz still um mich herum sein. Wenn draußen nur ein Vogel zwitschert, könnte ich schon durchdrehen. Meine Gedanken fahren Karussell, und in meinem Kopf spielen sich die verrücktesten Geschichten ab. Aber anschließend kann ich mich an nichts mehr erinnern.

Die Attacken kommen unregelmäßig; an Tagen, wo ich nur so einen Druck spüre, weiß ich, dass es wieder vorbeigeht, und gehe zur Schule. An anderen Tagen muss ich erst gar nicht aufstehen, da weiß ich, dass das keinen Sinn macht. Dann verpasse ich wieder alle möglichen wichtigen Dinge und denke schon manchmal: Warum ausgerechnet ich?

Rins, Emmas Mutter: Emma hat eine schwer behandelbare Form von Migräne. Es tut mir in der Seele weh, dass sie deswegen so viele schöne Dinge verpasst, wie damals bei dem Musical. Wenn sie starke Kopfschmerzen hat, legt sie sich ihren Stoffaffen auf den Kopf und darüber noch ein Kissen. Sie weint dann und stöhnt vor Schmerzen, schleudert ihr Stofftier quer durchs Zimmer. Bis zu ihrem elften Lebensjahr hat sie häufig geschlafwandelt, aber das tut sie jetzt kaum noch. Vielleicht lassen die Migräneattacken nach, wenn sie ihre Tage bekommt, aber davon ausgehen können wir nicht. Schon ihre Oma und ihre Uroma haben ein Leben lang darunter gelitten.

Emma: Ich bin schon bei vielen Ärzten gewesen. Mit zehn hatte ich ein halbes Jahr Krankengymnastik. Ich bin Linkshänderin, angeblich habe ich meinen Füller falsch gehalten. Aber das hat alles nichts geholfen. Ein Psychologe meinte, mein Hals sei verspannt. Deshalb bin ich zu einem Physiotherapeuten gegangen, der mich in den Nacken gekniffen und meinen Kopf bewegt hat. Außerdem war ich bei einem Homöopathen, aber seine Behandlung hat auch nicht angeschlagen. Akupunktur haben wir nicht gemacht, denn ich fürchte mich vor den Nadeln. Wir sind bei vielen Ärzten gewesen, die haben mir immer wieder andere Medikamente gegeben. Von einem Mittel wurde ich ganz müde. Geholfen hat keines.

Rins: Emma bekam zum Beispiel Migrafin, aber das behielt sie nicht bei sich. Zur Prophylaxe – also zum Verhindern einer Migräneattacke – sollte sie Depakin schlucken. Sie wurde wirr im Kopf und vergesslich davon, außerdem hat es nicht gewirkt. Anschließend entschied man sich für einen Betablocker, für Propranolol. Als auch das nicht half, schlug der Arzt Flunarizin vor, aber davon wurde sie benommen, und wegen der Schule fanden wir das unvernünftig. Bei akuten Attacken bekam sie Maxalt-Schmelztabletten und Domperidon, aber von Domperidon musste sich Emma immer übergeben. Maxalt brachte auch keine Linderung. Wir haben uns dann eine Zeit lang von Ärzten ferngehalten. Emma hat nur noch Paracetamol genommen: drei Zäpfchen à 100 mg pro Attacke. Aber das war auf Dauer natürlich auch keine Lösung. Unser Hausarzt hat uns schließlich an ein Kinderkrankenhaus überwiesen; dort wurden Kinder mit starker Migräne zu einem Psychologen geschickt, um zu sehen, ob seelische Probleme vorliegen. Bei Emma konnte nichts dergleichen festgestellt werden. Keine Spannungen, sie hatte auch genug Ausgleich von der Schule.

Emma: Über das Kinderkrankenhaus kamen wir dann zu Dr. Bruijn. Er sagte, ich müsse sofort die Mittel absetzen, die ich bei den Attacken schluckte. Bei den Mengen, die ich bekam, könne man süchtig werden. Er hat mir Zäpfchen gegeben, die helfen einigermaßen. Ich gehe dann schlafen, und nach drei Stunden lassen die Kopfschmerzen etwas nach. Dr. Bruijn will auch, dass ich ein Schmerztagebuch führe, und das mache ich seit drei, vier Monaten. In dem Tagebuch gibt es drei Seiten mit Spalten, in denen alle möglichen Fragen stehen: Wie lange die Attacke gedauert hat. Ob mir übel war. Wie ich in der Nacht davor geschlafen habe. Und ob ich mich übergeben musste. Man muss dann das genaue Datum und den Zeitraum angeben. Ich habe damit keine Probleme, denn man muss bloß vorgegebene Felder ausfüllen. Müsste ich es selbst beschreiben, wäre es schwieriger.

Rins: Emma muss zwar nach wie vor einen Tag pro Woche wegen Migräne zu Hause bleiben, sie leidet aber viel weniger. Dr. Bruijn will jetzt die Frequenz senken, seiner Meinung nach ist eine Attacke pro Woche viel zu viel. Emma hat auch angefangen, Topamax zu nehmen, 25 mg. Die Dosis sollte auf vier Tabletten pro Tag erhöht werden, aber davon wurde sie todmüde, sodass wir das Mittel abgesetzt haben.

Emma: Ich habe ganz schön damit zu kämpfen. Trotzdem denke ich nie: Hoffentlich habe ich das nicht mein Leben lang! Stattdessen gehe ich davon aus, dass ich da irgendwann rauswachsen werde. Ich hätte schon gern Medikamente, die den Schmerz vertreiben: Trotzdem: Die Kopfschmerzen gehören zu mir, auch wenn ich sie gern für immer los wäre. Es würde mir schon helfen, wenn sie schwächer würden.

25 Wenn es wehtut, wo nichts mehr ist

Das geheimnisvolle Syndrom des Phantomschmerzes

Lange Zeit wurden Menschen, die unter Phantomschmerzen litten, als Simulanten abgetan. Wie kann man Empfindungen in einem Körperteil haben, der amputiert wurde? Und doch haben 80 Prozent der Amputierten Phantomgefühle. Die Lösung dieses Rätsels liegt in der Hirnrinde, in der jeder Körperteil sensorisch und motorisch repräsentiert ist. Seit Mitte der 1990er-Jahre arbeitet man mit der »Spiegeltherapie«, um den Phantomschmerz zu lindern. Dabei wird das Gehirn mit Hilfe eines Spiegels optisch ausgetrickst.

Nur wenige Schmerzsyndrome regen die Phantasie so sehr an wie der Phantomschmerz. Die Vorstellung, dass jemand einen amputierten Körperteil auf rätselhafte, ja äußerst schmerzhafte Weise wahrnimmt, fasziniert die Menschen schon seit langem. Eine höchst originelle Perspektive auf dieses Phänomen nimmt der niederländische Schriftsteller und Maler Rogi Wieg in einem sehr persönlichen Essay ein. Er trägt den Titel »Fantoompijn van de afgesneden ziel« (»Phantomschmerz der amputierten Seele«). Darin schreibt Wieg, dass er bei dem Schmerz, unter dem er von 1999 bis 2002 aufgrund von schweren Depressionen litt, an Phantomschmerz dachte:

Ich spürte einen reißenden Schmerz in Brust und Magen, aber es war nicht der Schmerz einer Krankheit im körperlichen Sinn. Der Internist hat mich gründlich untersucht. Mit mei-

230

nem Magen war alles in Ordnung. Ich hatte keine verengten Herzkranzgefäße und auch sonst war alles dort, wo ich Schmerzen hatte, mit mir in Ordnung. Ich erklärte dem Internisten, mein Schmerz gehe von einem unentdeckten Organ aus, das amputiert oder herausgenommen worden sei. Und das ich zu Beginn meiner Depressionen verloren hätte.

Wieg erklärte dem Arzt, die Nerven in diesem Bereich signalisierten dem Gehirn, das nicht zu benennende Organ sei nach wie vor da. Sein Gehirn hätte den Verlust des Organs also noch nicht akzeptiert: »In meiner Brust befand sich ein Stumpf. Das herausgeschnittene Organ kann ich mit dem Begriff Lebenslust, Willenskraft oder mit dem großen Wort Seele umschreiben. Ich litt an Phantomschmerz, als habe mir jemand mit einer Kreissäge die Seele entfernt.« Der Schmerz sei manchmal so stark, dass er nur noch auf dem Rücken liegen und kaum noch laufen könne: »Die Essenz von Rogi Wieg war verschwunden.« Auf die rhetorische Frage, wie wörtlich der Vergleich mit dem Phantomschmerz zu verstehen sei, antwortete Wieg, dass er die »Seelenamputation« stets als sehr real empfunden habe.

Als er vor Psychiatern, Psychiatriestudenten, Hausärzten, Patienten und ehemaligen Patienten Lesungen hielt, schien keiner der Ärzte den von ihm beschriebenen Schmerz im Brustbereich zu kennen. Aber jedem dritten Patienten, mit denen Wieg anschließend sprach, war er absolut vertraut. Er schloss daraus, sie würden Medizinern gegenüber kein Wort darüber verlieren – aus Angst, sonst als »verrückt, als Simulant oder Hypochonder« zu gelten. Auch Amputierte mit Phantomschmerz bekamen bis vor noch gar nicht allzu langer Zeit etwas ganz Ähnliches zu hören. Sie galten als geistesgestört, neurotisch, als Simulanten, die sich das alles bloß einbildeten.

Eine ganz besondere Interpretation seiner Phantomschmerzen gab der englische Vize-Admiral Horatio Nelson, der bei einem Angriff auf den Hafen von Santa Cruz auf Teneriffa seinen rechten Arm verlor. Dass er Schmerzempfindungen hatte, obwohl der betroffene Körperteil gar nicht mehr da war, war für ihn der Beweis, dass der Mensch eine unsterbliche Seele habe.

Einer der Ersten, der den Phantomschmerz in einem Buch erwähnte, war der französische Chirurg Ambroise Paré (ca. 1510–1590). Er vermerkte 1552, dass viele seiner Patienten, überwiegend Soldaten, die infolge einer schweren Verwundung Gliedmaßen verloren hatten, darüber klagten. Hätte er es nicht mit eigenen Augen gesehen, so Paré, würde er nicht glauben, dass jemand, dessen Bein amputiert worden sei, noch Monate später solche Schmerzen habe. Aber anders als Paré, der es bei dieser bloßen Feststellung beließ, soll der flämische Anatom und Chirurg Philip Verheyen (1648–1711) versucht haben, der eigentlichen Ursache für Phantomschmerz auf den Grund zu gehen.

Konzeptkunst

Auf Verheyen war ich gestoßen, als ich nach einer Illustration suchte, mit der man den Phantomschmerz bebildern kann. Bei Recherchen im Internet entdeckte ich die Reproduktion eines Gemäldes aus dem 17. oder 18. Jahrhundert. Es war am 28. August 2011 in einer Tageszeitung veröffentlich worden, und zwar neben der Rezension des Buches *Unrast* der polnischen Autorin Olga Tokarczuk. Auf dem Gemälde, dessen Urheber als unbekannt gilt, sieht man, wie Verheyen bei einem vor ihm auf dem Tisch liegenden Bein mit einer Schere die Achillessehne durchschneidet. Das Bein ist sein eigenes, das linke, das man ihm wegen einer schlimmen Infektion 1677 amputiert hatte. Verheyen

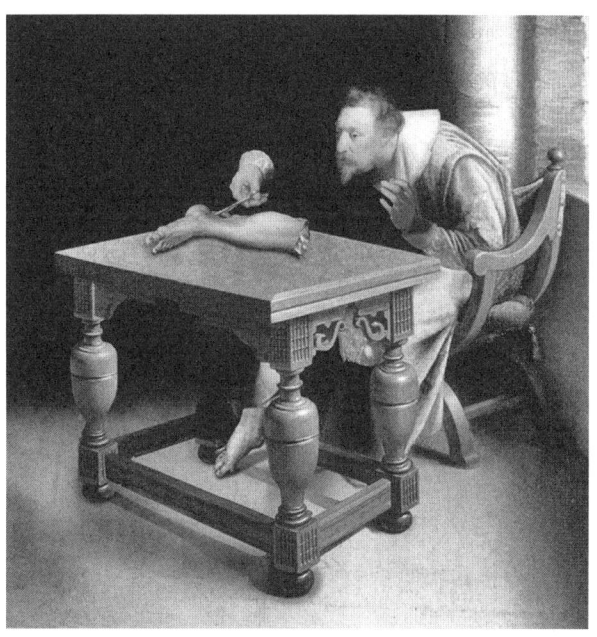

Sreshta Rit Premnath, »Philip Verheyen seziert sein eigenes
amputiertes linkes Bein«. Digitalkomposition, 2005

hatte es mithilfe einer damals geheimen Prozedur, die der berühmte Amsterdamer Anatom Frederik Ruysch (1638 –1731)
entwickelt hatte, konservieren lassen.

Zum Zeitpunkt der Amputation studierte Verheyen am Heiligen Dreifaltigkeitskollegium in Löwen (im heutigen Belgien)
Theologie. Weil ein Priester aufgrund eines Dekrets des Konzils
von Trient keine Behinderung haben durfte, eine kirchliche Karriere daher ausgeschlossen war, beschloss er, das Fach zu wechseln. Er ging nach Leiden, um Anatomie zu studieren. Einer seiner Lehrer wurde Frederik Ruysch.

Zurück in Löwen, begann Verheyen 1693, wie auf dem Gemälde dargestellt, sein konserviertes Bein zu sezieren, um die Ursache für seinen unerklärlichen Schmerz zu finden. Die Sektion

brachte ihm anscheinend keinen Erkenntnisgewinn, sodass er sich zwischen 1700 und 1720 seinen Frust von der Seele schrieb. Das Ergebnis waren jene *Briefe an mein amputiertes Bein*, auf die die Autorin Olga Tokarczuk in *Unrast* Bezug nimmt. Bei ihren Recherchen habe sie Verheyens Notizen einsehen können, schreibt sie. An einer Stelle fragt er sich verzweifelt:

> Woher kommt der Reiz tatsächlich, der dafür sorgt, dass ich Schmerzen habe und mein Fuß einschläft, obwohl mein Bein gar nicht mehr zu meinem Körper gehört und in Alkohol schwimmt? Es wird nirgends beengt, also dürfte es überhaupt nicht einschlafen. Es gibt keinerlei logische Erklärung für diesen Schmerz, trotzdem existiert er. Ich betrachte mein Bein und spüre gleichzeitig in den Zehen eine unerträgliche Hitze, so als hätte ich sie in heißes Wasser getaucht.

In diesem Tonfall ging es weiter. Ich las mich mit wechselndem Interesse durch das Buch – bis ich plötzlich auf folgenden Absatz stieß: »Ich habe dort Schmerzen, wo nichts mehr ist. In einem Phantom. Phantomschmerzen.«

Ich war wie elektrisiert: Hatte Verheyen diesen Begriff als Erster verwendet und nicht der amerikanische Neurologe und Schriftsteller Silas Weir Mitchell ganze hundertsiebzig Jahre später, wie man gemeinhin annimmt? Aber stimmte das überhaupt? Um mich zu vergewissern, beschloss ich, der Autorin und der Übersetzerin von *Unrast* über den Verlag eine Mail zu schicken mit der Bitte, die Briefe im Original einsehen zu dürfen. Von der Übersetzerin wollte ich außerdem wissen, welches Wort Tokarczuk im polnischen Original für Phantomschmerz verwendet hat. »Stumpfschmerz« oder »Geisterschmerz« wären ja ebenfalls möglich. Die Übersetzerin antwortete mir, im Text heiße es *ból fantomowy*: »Phantomschmerz«. Was die Briefe angehe, habe sie die Autorin damals noch gefragt, aus welchem Archiv

sie stammten, um die Quellenangabe ergänzen zu können. Tokarczuk habe daraufhin geantwortet, es gebe keine Quelle, sie
habe das alles nur erfunden. Wenn ich mehr wissen wolle, so
die Übersetzerin zum Abschluss ihres Schreibens, könne mir der
Verheyen-Spezialist Raphael Suy bestimmt weiterhelfen.

Im Internet stieß ich auf einen Artikel des emeritierten Profes-
sors für Chirurgie an der Katholischen Universität Löwen, den
dieser zusammen mit der Medizingelehrten Inge Fourneau verfasst hatte. Mir fiel auf, dass die Briefe darin mit keinem Wort
erwähnt wurden. Über das Bein schrieben die Forscher:

Der Ursprung der Legende, Verheyen hätte sein eigenes amputiertes Bein seziert, lässt sich nicht mehr zurückverfolgen.
Doch vermutlich entstand sie in der Romantik (jener Epoche,
in der Belgien als noch junger Staat seine Helden schuf). Der
älteste Hinweis auf eine Obduktion des amputierten Beins
durch Verheyen selbst stammt aus dem Jahr 1920. Selbst in
der ausführlichen Biographie von Jan van Raemsdonck ist
keine Rede davon. Die Legende existiert jedoch noch heute in
seinem Geburtsort Verrebroek.

Was denn nun mit den Briefen sei?, fragte ich in einer Mail an
Suy, und mit dem Phantomschmerz und dem Gemälde? Der
flämische Professor holte mich jäh auf den Boden der Tatsachen zurück: Verheyen habe zwar 1682 in Leiden studiert, und
durchaus auch Medizin. Vermutlich habe er auch Vorlesungen
bei Ruysch gehört. Aber dass er das Bein habe konservieren lassen und wegen seines Phantomschmerzes sogar Briefe an sel-
biges geschrieben habe, sei eine Erfindung des Konzeptkünst-
lers Sreshta Rit Premnath. Der Amerikaner indischer Herkunft
habe von der Kunstakademie den Auftrag bekommen, anato-
mische Drucke nachzuzeichnen, und in der Bibliothek ein Buch
von Verheyen gefunden, so Suy. Das habe 2005 den Startschuss

für das »Philip Verheyen Project« gegeben, bei dem Premnath seiner Phantasie freien Lauf ließ. Das Ergebnis waren das konservierte Bein, die nie geschriebenen Briefe und das Gemälde jenes unbekannten Malers, das Premnath am Computer montiert hatte. Als Inspiration habe dabei »Die Anatomie des Dr. Tulp« von Rembrandt gedient. Das Ergebnis konnte man auf http://circumscript.net/philipverheyen-project bestaunen. Um alles möglichst authentisch wirken zu lassen, hatte der Künstler einen überwiegend erfundenen Lebenslauf von Verheyen zusammengestellt und nebst seinem »Gemälde« auf der englischen Wikipedia-Seite platziert.

Als ich bei Premnath nachhakte, bestätigte dieser, was Suy mir mitgeteilt hatte. Blieb noch die Frage, wie Olga Tokarczuk aus Briefen zitieren konnte, die es offenbar gar nicht gibt. Ich schrieb noch einmal – und bekam auch eine Antwort: In ihrer Mail verwehrte sich die Autorin gegen meine Unterstellung, sie sei auf einen fingierten Wikipedia-Eintrag hereingefallen. Sie bestand darauf, dass diese Briefe existierten und auch, dass der Begriff »Phantomschmerz« darin vorkäme. Leider könne sie sich nicht mehr erinnern, in welchem Archiv sie die Dokumente eingesehen habe. Professor Suy, dem ich davon erzählte, schrieb mir in einer Mail: »Ich habe Olgas Buch gelesen und musste schmunzeln. Sie hat die Freiheit der Künstlerin. Von Rit Premnath weiß ich jedenfalls, dass nichts von alledem wahr ist. Das fällt ausnahmslos in die Kategorie Konzeptkunst und ist vermutlich unbezahlbar.«

Es bleibt also dabei: Der amerikanische Neurologe Silas Weir Mitchell hat den Begriff »Phantom« und »Phantomhand« für einen amputierten Körperteil als Erster verwendet, und zwar in seinem 1872 erschienenen Buch *Injuries of Nerves and Their Consequences*. Sechs Jahre zuvor hatte er das Phänomen schon in der fiktiven Kurzgeschichte »The Case of George Dellow«

beschrieben, die er in der Literaturzeitschrift *Atlantic Monthly* veröffentlichte. Ein Hilfschirurg namens George Dellow berichtet in dieser Dokufiction (ohne dass es diesen Begriff schon gegeben hätte), wie er im Amerikanischen Bürgerkrieg nacheinander seinen rechten Arm, seine beiden Beine und durch eine Infektion auch noch seinen linken Arm verliert. Äußerst detailliert lässt sich Dellow alias Mitchell über die Symptome aus, die ihn und seine Schicksalsgenossen quälten. Nur dass sie damals noch nicht »Phantomschmerz« hießen, sondern *neuralgia*, also Nervenschmerzen. In *Injuries of Nerves and Their Consequences* beruft sich Mitchell auf Forschungen, die er während des Bürgerkriegs als Militärchirurg in Feldlazaretten gemacht hatte und die Verletzungen des Nervensystems zum Gegenstand hatten. In seinem letzten Kapitel über Phantomschmerz geht er auf seine Erfahrungen mit neunzig amputierten Soldaten ein, von denen nur vier keinerlei Phantomgefühl oder Phantomschmerz hatten. Die anderen dagegen litten »fürchterlich«, sodass man ihnen weitere Teile von Bein oder Arm abnahm. »Die Ergebnisse dieser Operationen sind alles andere als ermutigend«, schreibt er, »und allzu oft folgt eine Operation auf die nächste, ohne dass dem Patienten geholfen würde.«

Er zählt verschiedene Beispiele für Phantomempfindungen auf, die er auch »sensorische Halluzinationen« nennt: »Der Patient, der ein Bein verloren hat, steht nachts auf und will einen Spaziergang machen. Oder aber er versucht, sich daran zu kratzen. Einer meiner Patienten versuchte, beim Reiten mit der amputierten Hand nach den Zügeln zu greifen, während er seinem Pferd mit der anderen einen Klaps gab. Daraufhin landete er im wahrsten Sinne des Wortes auf dem Boden der Tatsachen, denn er wurde aus dem Sattel geworfen.«

Ausführlich beschreibt Mitchell, wie manche in ihrer Phantomhand äußerst schmerzhafte Krämpfe hatten, die sie nicht kontrollieren konnten. Auch Nelson vermerkte in seinem Tagebuch, dass er die Nägel seiner Phantomfinger in den Ballen seiner amputierten Hand drücken konnte. Andere halten die Phantomhand in derselben schmerzhaften Stellung wie vor der Operation, als hätte sich die letzte echte Schmerzwahrnehmung ins Bewusstsein eingegraben, um nicht von neuen Eindrücken überlagert zu werden. Das lässt Mitchell an die Legende denken, dass sich das letzte Bild, das ein Sterbender sieht, in die Netzhaut eingräbt.

Teleskopeffekt

Ronald Melzack nennt den Phantomschmerz in seinem 1975 erschienenen Buch *Das Rätsel des Schmerzes* »eines der schrecklichsten und interessantesten Schmerzsyndrome« überhaupt. Rund 80 Prozent der Patienten geben nach der Amputation eines Beines oder Armes an, das amputierte Körperteil so zu spüren, als wäre es nach wie vor da. 35 Prozent der Betroffenen empfinden früher oder später Schmerz im Phantomglied, der aber nach und nach weniger wird. Bei zehn bis 20 Prozent geht er jedoch in chronischen Schmerz über. Patienten beschreiben diesen Schmerz als Brennen, Stechen, Reißen, Krampfen und lästiges Jucken. Als würde die Hand in einem Schraubstock stecken, als wäre die Haut eine einzige offene Wunde, als würde mit Messern darauf eingestochen, als hielte man ein glühendes Stück Metall fest oder als würde Wasser auf den Stumpf tropfen. Viele Patienten können das Phantomglied bewegen, bei anderen ist es starr, wie in Beton gegossen oder zu Eis gefroren, wie einer von ihnen sagte. Letzteres kommt vor allem bei Menschen vor, deren Arm vor der Amputation monatelang gelähmt war. Die Art und Intensität des Phantomschmerzes hängen nämlich stark mit den Beschwerden vor der Amputation zusammen.

Manche erleben die Verletzungen oder Gewebeschädigungen

vor der Amputation aufs Neue, sie empfinden den Schmerz von Geschwüren, eingewachsenen Nägeln, Blasen und Hühneraugen. In der Regel sind diese Dinge schon vor Jahren verheilt, trotzdem spüren sie genau denselben Schmerz wie damals. In den meisten Fällen tritt der Phantomschmerz relativ rasch nach der Operation auf, manchmal vergehen jedoch auch mehrere Jahre. Es kommt vor, dass der Schmerz nach fünfzehn, zwanzig Jahren vollkommen abrupt auftaucht. Auch Intensität und Erscheinungsform können sich ändern: Bei Stress oder nasskaltem Wetter im Winter verschlimmert sich der Schmerz. Eine Erklärung dafür könnte sein, dass sich die Atmosphäre bei solchen Wetterveränderungen auflädt und das Nervensystem empfindlicher dafür wird.

Ein heftiger Schmerz kann auch auftreten, wenn der Patient den amputierten Körperteil unwillkürlich bewegen will, zum Beispiel wenn er einen Bekannten aus Versehen mit der fehlenden rechten Hand begrüßen möchte. Oder wenn jemand einem Patienten zu nahe kommt, dessen Bein amputiert wurde: Vor der Amputation hätte er es reflexartig zurückgezogen – aus Angst, der andere könnte ihm auf den Fuß treten.

In seinem Buch *Pain. The Science of Suffering* erzählt Patrick Wall von einer Frau, die der Amsterdamer Neurochirurg Noordenbos ihm vorgestellt hatte. Sie klagte über einen brennenden Schmerz im Finger ihrer Phantomhand; keiner der beiden Forscher hatte jemals erlebt, dass ein Patient ihn dermaßen genau lokalisieren konnte. Die Frau hatte ihren Arm an einem schönen Sommertag aus dem Autofenster gestreckt, ein entgegenkommender Wagen hatte ihn abgerissen. Sie erzählte, ihr Mann sei noch am Abend des Unglücks zu ihr ins Krankenhaus gekommen, um ihr mitzuteilen, mit einer Einarmigen könne er nichts anfangen, weshalb er sie verlassen werde. Bei ihrer Befragung der Patientin stellten Noordenbos und Wall fest, dass es der Ehering an ihrem Phantomfinger war, der das Brennen verursachte. »Die Frau bekam intensive psychotherapeutische Hilfe«, schreibt Wall, »und sah dadurch ein, dass der Verlust ihres Arms zwar ein tragischer Unfall war, es aber höchste Zeit wurde, dass sie ihren Mann loswurde. Anschließend verschwand der Schmerz in ihrer Hand.«

Ein kurioses Phänomen ist der sogenannte Teleskopeffekt, bei dem der Amputierte das Phantomgefühl am stärksten in der Hand und in den Fingern spürt, vor allem in Daumen, Zeigefinger oder aber im großen Zeh, in Ferse und Spann. Die Teile dazwischen spürt er weniger, manchmal sogar überhaupt nicht, sodass sich das Phantomglied zu verkürzen scheint und der Betroffene den Eindruck hat, Hand oder Fuß säßen direkt am Rumpf. Wird jedoch ein Gegenstand im Abstand von einem halben Meter vor ihn hingestellt, hat er das Gefühl, das Phantomglied würde auf einmal ausgefahren, um nach dem Gegenstand zu greifen.

Phantomgefühle und Phantomschmerz beschränken sich aber nicht auf Extremitäten, denn auch bei Frauen, denen eine Brust, oder bei Männern, denen der Penis amputiert wurde, kommen sie zuweilen vor. Sie treten außerdem nach einer Amputation der Zunge, dem Ziehen von Zähnen, der Entfernung von Blase, Gebärmutter und Rektum sowie bei Querschnittslähmungen auf. In der Regel haben Letztere drei Arten von Schmerz: den Schmerz auf der Höhe der Läsion im Rückenmark, viszeralen Schmerz, also Schmerz aufgrund von Gewebeschäden an inneren Organen, und Phantomschmerz – und zwar ausgerechnet in der Körperregion, die eigentlich durch die Läsion gefühllos sein müsste. Früher versuchten Neurologen, dem vorzubeugen, indem sie einen Teil des Rückenmarks mitentfernten, aber das brachte keinerlei Schmerzlinderung.

Genauso sinnlos waren die Traktotomien, die bei Phantomschmerz ausgeführt wurden: Damit ist das Durchtrennen von

Rückenmarksbahnen gemeint, vor allem jener beiden dicken Stränge, über die Tastsinnreize zum Gehirn geleitet werden. Es hieß damals, im Schmerzleitsystem befinde sich ein Leck, das durch diesen Eingriff zu beheben sei. Studien ergaben jedoch, dass der Schmerz bei sieben von achtzehn Beinamputierten und bei drei von vier Armamputierten sofort zurückkehrte und die Operation langfristig gar nichts bewirkte. Auch alle möglichen neurodestruktiven Eingriffe bei Phantomschmerz wie die Sympathektomie (das Durchtrennen des Sympathikus), Rhizotomie (das Durchtrennen oder Blockieren einer Nervenwurzel), Chordotomie, Lobotomie und Hemisphärektomie (ein Eingriff, bei der eine Hirnhälfte entfernt oder stillgelegt wird) blieben ausnahmslos ohne Ergebnis.

Homunculus

Bis in die 1990er-Jahre glaubten die Ärzte, dass eine Kombination aus physiologischen und psychologischen Faktoren für Phantomschmerz verantwortlich ist. Vor allem Neurome oder Neurinome sollten dabei eine wichtige Rolle spielen: Darunter versteht man äußerst schmerzhafte Knotenbildungen von Nervenenden im Stumpf, an denen viele Amputierte leiden. Außerdem führten die Ärzte die schlechte psychische Verfassung der Patienten ins Feld, ohne zu bedenken, dass Depressionen und Selbstmordgedanken nicht die Ursache für ständige Schmerzen sein müssen, sondern auch ihre Folge sein können.

Dabei hatte schon in den 1950er-Jahren ein kanadischer Neurochirurg die Voraussetzungen für ein besseres Verständnis von Phantomschmerz geschaffen. Wilder Penfield (1891–1976) hatte damals die verschiedenen Hirnregionen systematisch auf ihre Funktion hin untersucht. Dazu holte er Patienten, die wegen Epilepsie und Tumoren am Gehirn operiert wurden, aus der

Narkose und führte mit einer Elektrode diverse Tests durch. Auf diese Weise wollte er verhindern, dass er bei der Operation Hirnteile entfernte oder beschädigte, die wichtige Funktionen haben, wie das sogenannte Broca-Areal, das Zentrum für Sprachmotorik.

Mit der Zeit gelang es Penfield, sämtliche sichtbaren Körperteile wie Nase, Lippen, Finger und Beine den für sie zuständigen Hirnregionen zuzuordnen. Obwohl jeder Körperteil auf der Hirnrinde wie auf einer Landkarte repräsentiert ist, nehmen die besonders empfindlichen einen überproportional großen Raum ein, zum Beispiel die Lippen, der Daumen und die Zunge. Violinisten, Cellisten und Gitarristen haben eine größere »virtuelle Hand« im Gehirn als Nichtmusiker, virtuelle Knie und Knöchel dagegen müssen sich mit einer im Verhältnis zum realen Körper deutlich kleineren Fläche zufriedengeben. Die Signale aus den verschiedenen Körperteilen werden in den Bereichen der Hirnrinde »ausgewertet« und weiterverarbeitet, die man als somatosensorischen bzw. motorischen Kortex bezeichnet. Daraufhin versuchten Neurochirurgen, den Phantomschmerz im Kortex zu verorten, um ihn entfernen zu können – leider wieder ohne Erfolg: Der Schmerz kehrte immer wieder zurück.

Es war der junge amerikanische Neurowissenschaftler Timothy Pons (1955–2005), der sich Mitte der 1980er-Jahre intensiv mit dem Penfield-Modell auseinandersetzte. Mithilfe von Elektroden maß er bei einem Makaken mit gelähmten Armen die Hirnzellenaktivität im somatosensorischen Kortex. Bei seinen Experimenten stellte er fest, dass die Körperrepräsentation im Gehirn veränderlich war. Das nennt man »neuronale Plastizität«: die Fähigkeit von Hirnarealen, sich anzupassen.

Als Pons den gelähmten Arm des Tiers berührte, ließ die Armrepräsentation im Kortex keinerlei Hirnzellenaktivität erkennen. Doch wenn er das Gesicht des Affen berührte, war das sehr wohl der Fall. Da die kortikale Hand- und Gesichtsrepräsen-

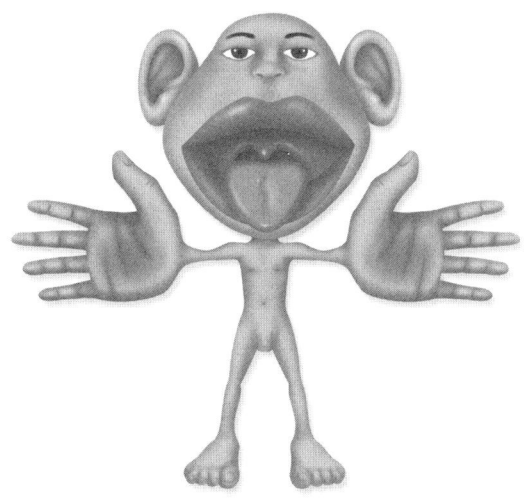

Homunculus: Mithilfe solcher Figuren wollte Penfield zeigen,
wie einzelne Extremitäten entsprechend ihrer Empfindlichkeit
auf der Hirnrinde dargestellt sind. Hände und Lippen nehmen
überproportional viel Raum ein.

tation dicht nebeneinanderliegen, schien das darauf hinzuwei-
sen, dass eine Hirnregion die andere für sich vereinnahmt, wenn
diese keine Funktion mehr hat. Eine Erscheinung, die Neurowissenschaftler »kortikale Reorganisation« oder *Memapping*, Neu-
kartierung, getauft haben: Diese neu zugeordneten Hirnzellen
verarbeiten dann Reize aus einem anderen Körperteil.

Mit seiner Entdeckung bewies Pons, dass die Sache doch
etwas komplizierter liegt, als das Penfield-Modell vermuten ließ.
Nachdem er seine Forschungsergebnisse 1991 in der Fachzeitschrift *Science* unter dem Titel »Massive cortical reorganization
after sensory deafferentation in adult macaques« veröffentlicht
hatte, führte der indischstämmige amerikanische Neurologe
Vilayunar S. Ramachandran, Professor an der University of Ca-
lifornia, San Diego, Pons' Forschungen weiter. Ramachandran
nahm 1993 ein erstes Experiment an einem Neunzehnjährigen

vor, der bei einem Autounfall den linken Unterarm verloren hatte und unter starken Phantomschmerzen litt. Dabei berührte der Wissenschaftler mit einem Wattestäbchen verschiedene Körperteile des Mannes, dem er zuvor die Augen verbunden hatte. Dieser sollte ihm nun beschreiben, was er genau spürte und wo. Er nannte jedes Mal genau die richtige Stelle – bis Ramachandran seine linke Wange berührte. Der Mann rief erstaunt aus, dass er nicht nur sein Gesicht, sondern auch seine Phantomhand spüre. Je nachdem, welchen Teil der linken Wange der Neurologe berührte, spürte der Mann auch einen entsprechend anderen Teil der Hand. Hier bot das Penfield-Modell durchaus eine mögliche Erklärung: Die Gesichtsrepräsentation liegt direkt neben der von Hand und Fingern.

Später entdeckte Ramachandran zu seiner großen Überraschung, dass die Phantomhand auch auf dem Oberarm repräsentiert ist: Der Oberarm liegt auf der Hirnrinde genau auf der gegenüberliegenden Seite des Hirnareals, das für die Hand zuständig ist. Das heißt, dass in dem Hirnbereich, der einmal der amputierten Hand zugeordnet war, nun Empfindungen von Gesicht und Oberarm eingehen können. Auf der Grundlage seiner Experimente entwickelte der Forscher 1996 eine Spiegeltherapie für Menschen mit Phantomschmerzen. Dafür verwendete er eine Kiste mit einem Spiegel: Stellen Sie sich eine Art Schublade vor, die von einem Spiegel in zwei Fächer geteilt wird. Durch zwei Löcher in der Vorderblende kann man in die Fächer hineinfassen. Wenn der Amputierte das tut, sieht er seine gesunde Hand im Spiegel, dieses Spiegelbild interpretiert sein Gehirn als die fehlende Gliedmaße. Durch Bewegungen der gesunden Hand entsteht die Illusion, dass sich die Phantomhand bewegt. Regelmäßiges Üben mit dem Spiegel soll den Phantomschmerz lindern.

Dahinter steht die Annahme, dass es durch die Reorganisation im Gehirn zu einem »Konflikt« bei der Bewertung von Informationen des motorischen und dem Feedback des somatosensorischen Kortex kommt: So können beispielsweise Signale vom Gesicht oder vom Oberarm nun im somatosensorischen Kortex im Areal der amputierten Hand eingehen. Wenn der Motokortex darauf reagiert, laufen seine »Anweisungen« ins Leere – da er vom Verlust der Hand nichts weiß und diese vergebens ansteuert. Das führt zu Irritationen, zumal der nicht vorhandene Körperteil auch keine Rückmeldung gibt. Möglicherweise ist das die Ursache des Phantomschmerzes.

Bei der Spiegeltherapie führt man das Gehirn sozusagen hinters Licht, indem man ihm suggeriert, der amputierte Körperteil reagiere auf seine Anweisungen.

Ramachandran erklärt diesen Effekt mit der Plastizität des Gehirns: Wenn der Amputierte vor dem Spiegel Handlungen mit der gesunden Hand ausführt, tut ihr Gegenstück, das Spiegelbild, genau dasselbe. Daher glaubt das Gehirn, dass die schmerzende Hand wieder funktioniert. Diese Einschätzung führt zu einer Anpassungsreaktion im Gehirn mit der Folge, dass der Patient keinen Schmerz mehr in der Phantomhand spürt. Das Gehirn wird also durch eine visuelle Illusion dazu gebracht, den schmerzhaften Zustand in der erstarrten Phantomhand aufzulösen.

Einer anderen Theorie zufolge aktiviert die sich bewegende Hand im Spiegel die sogenannten Spiegelneuronen im Gehirn: 1991 entdeckten italienische Forscher der Universität Parma, die Neurophysiologen Giacomo Rizzolatti und Vittorio Gallese, diese Neuronen zufällig, als sie die Gehirne von Makaken untersuchten. Sie stellten fest, dass manche Hirnzellen nicht nur aktiv waren, wenn die Affen selbst handelten, sondern auch, wenn sie den Forschern beim Handeln zusahen.

Die ganze Tragweite ihrer Entdeckung erkannten die Italiener allerdings erst zehn Jahre später, als sie mithilfe moderner bildgebender Verfahren wie einer funktionellen MRT und Elektro-Enzephalographie auch beim Menschen Cluster von Spiegelneuronen in bestimmten Hirnarealen entdeckten. Damit konnten sie sogar das menschliche Einfühlungsvermögen erklären. Ramachandran war dermaßen beeindruckt, dass er vorhersagte, dass diese Neuronen genauso wichtig für die Psychologie seien wie die DNA für die Biologie. Durch die Spiegeltherapie und die Aktivierung der Spiegelneuronen soll die Motorik der betroffenen Hirnregionen stimuliert werden.

In seinem 1998 erschienenen Buch *Die blinde Frau, die sehen kann: Rätselhafte Phänomene unseres Bewusstseins* – eine Zusammenarbeit mit Sandra Blakeslee, Wissenschaftsredakteurin der *New York Times* – beschreibt Ramachandran das allererste Spiegelexperiment. Er bezeichnet es nicht ohne Ironie als das »vermutlich erste Beispiel in der Geschichte der Medizin für eine erfolgreiche ›Amputation‹ eines Phantomglieds«. Die Testperson, ein Mann, der zehn Jahre zuvor seinen linken Arm verloren hatte, hatte starke Schmerzen in seinem Phantomarm, vor allem in Ellbogen, Handgelenk und Fingern. Die ganze Zeit über konnte er sie nicht bewegen. Ramachandran bat ihn nun, die gesunde rechte Hand rechts vom Spiegel in die Kiste zu legen und sich vorzustellen, dass seine Linke – also die Phantomhand – sich links davon befinde. Dann forderte er den Mann auf, seinen rechten und linken Arm gleichzeitig zu bewegen:

Noch während er in den Spiegel sah, stieß der Mann einen Seufzer der Erleichterung aus und rief: »O Gott, o Gott! Das ist ja unglaublich. Das ist erschütternd! Mein linker Arm macht wieder mit. Es ist genau wie früher. Lange verschüttete Erinnerungen kommen wieder hoch. Ich kann meinen Arm wieder bewegen. Ich spüre, wie sich mein Ellbogen bewegt, mein Handgelenk. Alles bewegt sich wieder.«

Dass manche Amputierte so starke Schmerzen haben, liegt Ramachandran zufolge daran, dass ihr Arm oder Bein vor der Amputation gelähmt oder monatelang eingegipst war. Das Gehirn würde dem Patienten dann immer wieder den Befehl geben, er solle den Arm oder das Bein bewegen. Aber das visuelle Feedback melde, dass nichts geschieht. Schließlich gebe das Gehirn auf, mit der Folge, dass der Phantomarm in die Haltung zurückkehre wie vor der Operation. »Erlernte Lähmung« nennt Ramachandran dieses Phänomen.

Ein bizarres Erlebnis

Ramachandran hat als »Marco Polo der Neurowissenschaften« internationale Bekanntheit erlangt und eine Reihe von Ehrendoktortiteln und Preisen bekommen. Seine Spiegeltherapie wird inzwischen auf der ganzen Welt angewandt. Zahlreiche Psychologen, Physio- und Ergotherapeuten haben sich seitdem damit beschäftigt. Der Forscher Ruud Selles von der Uniklinik Rotterdam erzählt, dass er noch heute viele Mails mit Fragen von Therapeuten und Patienten dazu bekommt. Die Klinik organisiert deshalb regelmäßig Symposien und Workshops. »Aber wir beschränken uns nicht auf Phantomschmerz«, so Selles. »Wir wenden die Therapie auch bei Reflexdystrophie, Gehirnschlag und bei Nervenverletzungen an.« Ihm zufolge kann man die kortikale Reorganisation auf einem funktionalen MRT deutlich erkennen. »Bei einer Erkrankung wie der Reflexdystrophie sieht man beispielsweise, dass ein Teil des Gehirns verkümmert ist. Bessert sich die Situation, kann man eine Erholung erkennen.«

Die Rotterdamer Uniklinik benutzt für die Therapie einen ganz normalen Spiegel und nicht die Original-Spiegelkiste von Ramachandran. »Die Kiste ist vollkommen unwichtig«, so Selles. »Sie stört eher die Illusion. Wichtig ist nur, dass der Patient ausschließlich auf die Hand im Spiegel schaut.« Als Selles ein entsprechendes Experiment mit mir macht, ist das ein bizarres Erlebnis. Ich soll meine Linke außerhalb meines Gesichtsfelds hinter den Spiegel legen und stattdessen das Spiegelbild meiner rechten Hand betrachten. Nun berührt er mit einem Kugelschreiber die Finger meiner rechten Hand – was ich auch in meiner versteckten linken Hand spüre. Selles hatte mich vorab gewarnt, dass die Spiegeltherapie Nebenwirkungen haben könne, mir aber versichert, es sei nicht weiter schlimm, das Gehirn etwas an der Nase herumzuführen. »Das Gehirn führt den Amputierten schließlich auch an der Nase herum. Und zwar, indem es ihm vorgaukelt, dass der Betroffene seinen Arm oder sein Bein noch besitzt.«

Eine der Nebenwirkungen könne darin bestehen, dass der Behandelte die Spiegeltherapie als beängstigend empfindet. Es komme auch vor, dass einem beim ersten Mal davon schlecht werde. Doch meist verschwindet dieses Gefühl schon nach wenigen Minuten. Ich finde es vor allem deshalb unangenehm, weil es für mich nur ein Spiel ist, hier aber normalerweise Menschen sitzen, die nach einer Amputation starke Schmerzen haben. »Wir haben allerdings den Eindruck«, so Ruud Selles, »dass die Wirkung bei ihnen stärker ist als bei Patienten, die unter Bewegungsproblemen leiden. Entweder die Therapie funktioniert ausgezeichnet oder gar nicht, etwas dazwischen kommt so gut wie nicht vor.«

26 »Ich habe eine gehörige Portion Gottvertrauen«
Eine Phantomschmerzpatientin erzählt

Chedwa M. (Jahrgang 1946) wurde das linke Bein amputiert. Sie erzählt von ihren Phantomschmerzen und wie ihr mit der Spiegeltherapie geholfen werden konnte.

Hätte ich gleich eine Spiegeltherapie machen können, hätte ich bestimmt nicht acht Jahre lang durch die Hölle gehen müssen. Der Unfall geschah am 25. Januar 2002 gegen elf Uhr. Ich studierte damals Hebräisch in Amsterdam und kam gerade von einem Psychologen der Uni, mit dem ich über meine Versagensängste gesprochen hatte. Vielleicht kommt das aus der Kindheit: Bei uns zu Hause war immer Krieg. Meine Eltern haben Auschwitz als Einzige ihrer Familien überlebt. »Euch wird auch noch Schlimmes zustoßen«, haben sie immer gesagt.

Ich überquerte gerade mit dem Rad eine Kreuzung, als ein Laster mich schnitt und unmittelbar vor mir rechts abbog. Obwohl er einen dieser Spiegel hatte, die den toten Winkel »sichtbar« machen, hat mich der Fahrer nicht gesehen. Ich stürzte, der Laster rollte über meine Beine und ich wurde mehrere Meter weit mitgeschleift. Der Fahrer hielt erst an, als einige Passanten anfingen zu schreien. Wahrscheinlich unter Schock legte er daraufhin den Rückwärtsgang ein und fuhr mir noch einmal über die Beine.

Ich lag auf dem Boden und hatte wahnsinnige Schmerzen. Eine Ärztin, die zufällig auf der anderen Straßenseite unterwegs war, kam mir sofort zu Hilfe. Ich habe selbst in der Pflege gearbeitet, deshalb wusste ich sofort, dass etwas Furchtbares passiert war. Von meiner Hose war kaum etwas übrig. Ich sah nur noch einen blutigen Brei. Die Ärztin sagte immer wieder, ich dürfe meine Beine nicht anfassen. Es kam ein Hubschrauber, aber der konnte nicht landen. Eine gefühlte Ewigkeit später brachte mich ein Krankenwagen in die Uniklinik.

Eine Stunde später wurde mir das linke Bein – oder das, was davon übrig war – amputiert. Weil ein Blutgefäß riss, musste ich am selben Tag noch mal unters Messer. Die Ärzte versuchten, mir schonend beizubringen, was passiert war, aber ich sagte sofort: »Ich weiß, mein Bein ist ab.« Am nächsten Tag hieß es: »Ob wir das rechte Bein noch retten können, wissen wir nicht.« Es war in mit Antibiotikasalbe bestrichene Tücher gewickelt. Aber was das anging, hatte ich Glück, es blieb mir erhalten.

Insgesamt war ich sieben Wochen im Krankenhaus, danach noch fünf Wochen in einem Rehazentrum. Ich hatte von Anfang an Phantomschmerzen, auch wenn ich damals nicht wusste, dass man das so nennt. Ich hatte das Gefühl, Bein und Fuß nach wie vor zu besitzen. Außerdem fühlte es sich an, als stünde mein Beinstumpf ständig unter Strom und als hätte ich Schwimmflossen an den Füßen. Anfangs fand ich das gar nicht mal so unangenehm. Damit konnte man leben. Mit einem Neurom – einer Knotenbildung von Nerven am Stumpf – geht das nicht, da hat man heftige, stechende Schmerzen. Bei mir begann das nach etwa vier Jahren, und es wurde ständig schlimmer. Die Ärzte haben mir mehrmals immer schmerzhaftere Spritzen in das Neurom gegeben, auch einen Betäubungsmittelcocktail, der anfangs durchaus half, dann aber immer weniger. »Ein Notbehelf«, wie die Ärzte selbst sagten.

Ich wusste damals gar nicht, dass Phantomschmerzen und Neuromschmerzen verschiedene Dinge sind. Ich dachte, das hätte alles etwas mit der Psyche zu tun, mit Stress, Nervosität. War ich nervös, hatte ich auch stärkere Schmerzen. Ich spürte ein Kribbeln, elektrische Schläge im Beinstumpf. Der zuckte dann auf und ab, ohne dass ich etwas dagegen unternehmen konnte. Der Schmerz war die Hölle. Anderthalb Jahre lang war ich in Psychotherapie; danach war es ein bisschen besser, aber weg waren die Schmerzen nicht.

Bei nasskaltem Wetter ist es am schlimmsten, vor allem wenn es Herbst wird, also im September, Oktober. Bei warmem Wetter ist es angenehmer, das merke ich jedes Mal, wenn ich in Israel bin. Aber wir haben nicht vor umzuziehen. Ich bin hier fest verwurzelt, alle meine Freunde und Bekannten leben hier. Irgendwann meinten meine Kinder: »Wenn du einen Joint rauchst, hast du vielleicht weniger Schmerzen.« »Nie im Leben!«, habe ich gesagt. Stattdessen bin ich in eine Schmerzpoliklinik gegangen, wo ich zum ersten Mal von der Spiegeltherapie hörte. 2010 ging ich dann zu einer Psychologin, die sich darauf spezialisiert hat. Als sie mir erklärte, dass der Phantomschmerz in den Hirnhälften sitzt und nichts mit dem Neurom zu tun hat, war das wie eine Offenbarung. Ich war sehr erleichtert, weil ich jetzt wusste, wo der Schmerz herkam.

Schon nach der ersten Therapiesitzung spürte ich eine Veränderung. Das Schwimmflossengefühl in meinem Fuß wich einem Stumpfgefühl, und im Vergleich zu vorher war das schon ein großer Fortschritt. Der Nervenschmerz hat auch stark abgenommen. Bis dahin hatte ich oft das Gefühl, ich hätte einen Finger in die Steckdose gesteckt. Wir haben dann für zu Hause einen Spiegel gekauft, weil die Therapeutin meinte, dass ich täglich, vier, fünf Mal zehn Minuten lang üben soll – aber dafür fehlt mir die Zeit. Ich übe nur einmal am Tag, immer abends, und zum Glück ist das ausreichend. Wenn ich mein rechtes Bein bewege, spüre ich auch mein linkes, und wenn ich mit den Zehen meines rechten Fußes auf und ab wippe, dann spüre ich das im Stumpf, was vermutlich etwas mit dem Gehirn zu tun hat. Aber wenn ich dabei den Fuß entspanne, entspannt sich auch der Stumpf. Ich bin überzeugt davon, dass das am Spiegel liegt. Das Beste ist jedoch, dass ich nun weiß, wie ich etwas gegen den Schmerz unternehmen kann, und das ist herrlich!

Dass wir diese schwere Zeit überstanden haben, haben wir auch der orthodoxen Gemeinde zu verdanken. Meine Eltern waren nicht religiös, aber mein Mann stammt mütterlicherseits aus einer sehr religiösen Rabbinerfamilie. Wir gehen regelmäßig in die Synagoge, halten die Gebote und den Sabbat möglichst streng ein, außerdem essen wir koscher. Mein Mann und ich haben beide ein großes Gottvertrauen. Für manche Menschen ist Gott ein Rachegott, der sie im Leben schwer gestraft hat, aber ich sehe das anders. Trotz meines Leidens finde ich, dass es genug gibt, wofür ich dankbar sein kann.

Dennoch kann ich nicht behaupten, Trost im Gebet gefunden zu haben. Ich bin davon überzeugt, dass ich selbst aktiv werden muss. Ein Gedanke hat mich dabei immer über Wasser gehalten, nämlich der, dass ich mich niemals, von nichts und niemandem werde unterkriegen lassen. Hätte ich mich damals aufgegeben, hätte der Unfall nicht nur meine Beine, sondern auch meine Seele vernichtet. Seelisch bin ich sehr stark und ich habe mir von Anfang an vorgenommen zu kämpfen. Ich wollte wieder laufen, Ballett machen. Heute schwimme ich und treibe Sport. Ich habe ein Handbike und stehe kurz vor dem Abschluss meines Studiums. Mein Bein konnte mir der Fahrer des LKW nehmen – meine Seele bekommt er nicht.

Das starke und das schwache Geschlecht

Unterschiedliches Schmerzempfinden bei
Frauen und Männern

Frauen sind zwar in vielerlei Hinsicht ausdauernder als Männer, aber dafür schmerzempfindlicher.
Das könnte an den weiblichen Hormonen liegen oder vielleicht auch entwicklungsgeschichtlich bedingt sein. Ebenfalls auffällig ist, dass viel mehr Frauen an chronischen Schmerzen leiden als Männer. Verbreitet sind vor allem Migräne und Menstruationsbeschwerden, aber auch Fibromyalgie (Faser-Muskel-Schmerz) und das Komplexe regionale Schmerzsyndrom.

»Müssten Männer Kinder kriegen, wäre die Menschheit längst ausgestorben«, sagen Frauen gern: Kein Schmerz soll so intensiv sein wie der bei der Geburt. Auch Männer schreiben Frauen deswegen eine höhere Schmerztoleranz zu. Angeblich seien sie von Natur aus auf stärkere Schmerzen vorbereitet, eben weil sie die Kinder zur Welt brächten. Tatsächlich aber haben Männer eine höhere Schmerztoleranz.

»Laboruntersuchungen haben ergeben, dass Frauen im Allgemeinen auf viele Reize (wenn auch nicht alle) deutlich empfindlicher reagieren als Männer«, so die amerikanische Schmerzforscherin Linda LeResche, Professorin für Zahnheilkunde an der University of Washington in Seattle, im Jahr 2001 in einem Interview.

Als ich LeResche in einer Mail fragte, ob sie noch immer dieser Meinung sei, verwies sie auf einen ausführlichen Bericht im

Journal of Pain der American Pain Society aus dem Jahr 2009: »*Sex, Gender and Pain: A Review of Recent Clinical and Experimental Findings*«. Laut seinen Autoren liegen ausreichend Studien vor, die belegen, dass »Frauen ein höheres Risiko für klinische Schmerzzustände haben«. Außerdem gebe es Hinweise, dass »Frauen stärkere postoperative und prozedurale Schmerzen* haben als Männer«. Inzwischen gibt es mehr als fünfzig internationale Studien zu diesem Thema. Mit diesen sollte allerdings nicht bewiesen werden, dass Männer vielleicht doch das stärkere Geschlecht seien, wie einige Frauen in empörten Briefen unterstellten. Die Forscher interessierten sich vielmehr dafür, ob Männern und Frauen dieselben Medikamente und Dosierungen verschrieben werden sollten und ob es Geschlechtsunterschiede in Bezug auf Schwere und Häufigkeit bestimmter Erkrankungen gibt. Ein heikles Thema – nicht zuletzt weil man in den 1980er-Jahren großen Wert darauf legte, beide Geschlechter genau gleich zu behandeln.

Diese Gleichheitshypothese ließ jedoch außer Acht, dass die Pharmaindustrie bis in die 1990er-Jahre Schmerzmittel nur an Männern und männlichen Tieren getestet hat. Es hieß, dass Frauen die Forschungsergebnisse mit ihrem Hormonzyklus nur durcheinanderbringen würden; mit der Folge, dass die Unterschiede im Schmerzerleben von Mann und Frau viel zu wenig beachtet wurden. In den Vereinigten Staaten änderte sich das erst 1993: Damals unterzeichnete Präsident Bill Clinton ein Gesetz, das die National Institutes of Health verpflichtete, Frauen bei der Forschung zu berücksichtigen.

Während die Situation in Europa unverändert blieb – und das zum Teil bis heute! –, fand in der amerikanischen Forschung ein Umdenken in Bezug auf dieses Thema statt. Laut den Autoren

---

* Prozedurale Schmerzen sind Schmerzen, die bei ärztlichen Routinebehandlungen wie Verbandswechsel oder Wundreinigung auftreten.

des Artikels im *Journal of Pain* kam es sogar zu einer »drastischen Zunahme von Veröffentlichungen«, die das geschlechtsspezifische Schmerzempfinden zum Thema hatten. Sie beruhten auf experimentellen Untersuchungen. Frauen schienen bei solchen Tests ihre Hand schneller aus einem Bottich mit eiskaltem oder heißem Wasser zu ziehen als Männer. Sie empfanden auch heftigere Schmerzen als Männer, obwohl die verabreichten elektrischen Schläge gleich stark waren. Die Unterschiede waren zwar nicht sehr groß, aber statistisch durchaus von Bedeutung. Als sie an die Öffentlichkeit gelangten, wurden Frauen im Internet als Mimosen verunglimpft. Zu Unrecht: Schmerz ist schließlich ein Warnsignal. Insofern ist es sinnvoll, ihn nicht zu lange zu ignorieren – was viele Männer tun, weil sie schon früh gelernt haben, sich Schmerzen nicht anmerken zu lassen.

Jagd vs. Fürsorge

Es gibt eine Theorie, nach der die höhere Schmerztoleranz bei Männern darauf zurückzuführen ist, dass sie seit etwa zwei Millionen Jahren die abscheulichsten Verwundungen davontragen: in Kriegen, bei der mühsamen Nahrungssuche, bei der Jagd, bei Angriffen durch wilde Tiere oder durch Misshandlungen in Gefangenschaft. Trotz eines abgerissenen Arms oder eines gebrochenen Beins, trotz schwerer Infektionen und Fleischwunden mussten sie um ihr Überleben kämpfen. Und das könne genetisch nicht ohne Folgen geblieben sein.

Laut einer kanadischen Untersuchung ertragen Frauen dafür besser Hitze, während Männer eine höhere Schmerztoleranz für Elektroschocks haben. Aber der Neurowissenschaftler Patrick Wall hält nicht viel von solchen Experimenten. In seinem Buch *Pain: The Science of Suffering* weist er darauf hin, dass Frauen in der Küche nun mal häufig mit heißen Pfannen hantieren, und

Männer beim Handwerken oft einen elektrischen Schlag bekommen: Sowohl Männer als auch Frauen hätten dadurch *gelernt*, dass diese Schmerzen schlimme Folgen haben können.

Glaubt man jedoch Forschern an der University of Sherbrooke im kanadischen Québec und ihren Ergebnissen aus dem Jahr 2006, muss bezweifelt werden, dass Gewöhnung eine Rolle spielt: Weibliche Ratten reagierten zwar deutlich heftiger auf Elektroschocks als männliche, aber nachdem man den Tieren Eierstöcke bzw. Hoden entfernt hatte, gab es keinerlei Unterschiede mehr. Der Leiter der Studie, der Neurowissenschaftler Serge Marchand, schloss daraus, dass Hormone für das unterschiedliche Schmerzempfinden bei Mann und Frau mitverantwortlich sind.

Auch Tests an Frauen vor, während und nach der Periode haben ergeben, dass sich die Hormone auf die Schmerzempfindlichkeit auszuwirken scheinen. Marchand bat weibliche Versuchspersonen drei Mal im Monat in sein Labor, um das natürliche Schmerzsystem im Lauf des Zyklus mehrfach zu untersuchen. Er gab ihrem linken Bein einen leichten elektrischen Schlag und bat sie dann, die Schmerzintensität auf einer Skala von 1 bis 100 anzugeben. Anschließend sollten sie den rechten Arm in Wasser mit einer Temperatur von nur fünf Grad tauchen. Ganz einfach weil Kälte eine natürliche Schmerzhemmung auslöst, wodurch die Testpersonen den zweiten Elektroschock als deutlich weniger schmerzhaft bewerteten.

Marchand stellte fest, dass Frauen am Tag des Eisprungs 70 Prozent weniger Schmerz spüren als sonst. Menstruierende Frauen empfanden nur 30 Prozent weniger Schmerz. Eine hohe Schmerztoleranz in der fruchtbaren Phase soll für einen besseren Paarungserfolg sorgen.

Während die Frau angeblich viszeralen, also von inneren Organen ausgehenden Schmerz besser verträgt, soll der Mann besser mit schmerzenden Hautwunden umgehen können. Die

256

Anästhesiologin und Schmerztherapeutin Beverly Collett, Vorsitzende der British Pain Society, die auch an der Untersuchung des norwegischen Anästhesiologie-Professors Harald Breivik mitgewirkt hat, hält es für möglich, dass die Unterschiede im Schmerzempfinden auch etwas mit den Aufgaben zu tun haben, die Männer und Frauen wahrnehmen: Jagd vs. Fürsorge. Dass Fürsorglichkeit bei Frauen ein angeborener Instinkt sei und sie Schmerz als Warnsignal früher wahrnehmen, weil sie sonst riskieren, sich nicht mehr um ihre Kinder kümmern zu können. Wenn Beverly Colletts Theorie stimmt, könnte sie auch erklären, warum Frauen ein breiteres Gesichtsfeld haben als Männer: Während Männer gelernt haben, sich auf ihre Beute oder den Feind zu konzentrieren, genügt Frauen ein Blick, um die gesamte Umgebung aufzunehmen. Auf diese Weise erkennen sie rasch, ob ihnen oder ihren Kindern Gefahr droht.

Eiscreme-Kopfschmerz

2002 glaubten Forscher der Rockefeller University in New York unter der Leitung des britischen Neurophysiologen Allan I. Basbaum das Rätsel des männlichen Schmerzempfindens teilweise gelöst zu haben: Bei Versuchen stellten sie fest, dass männliche Mäuse, bei denen aufgrund einer Mutation das Gen für das Protein GIRK2 nicht funktionierte, Schmerz schlechter ertragen können als Mäuse mit funktionierendem Gen. Und dass sie wie weibliche Mäuse auf Morphium, Cannabis und Schmerzmittel wie Clonidin reagieren – nämlich nicht so gut.

Eigentlich war es Basbaum gar nicht um Geschlechtsunterschiede gegangen. Stattdessen wollte er die Wirkung von Schmerzmitteln verbessern. Dass er die schmerzhemmende Wirkung von GIRK2 bei männlichen Mäusen entdeckte, war ein reiner Zufallsfund. Doch Basbaum zufolge muss es neben diesem Gen noch etwas anderes geben, wodurch das Schmerzempfinden beeinflusst wird. Darin bestärkt wurde er durch die Tatsache, dass die Wirkung von Schmerzmitteln nach dem Eliminieren von GIRK2 zwar nachließ, aber nicht vollständig verschwand. Nur weiß man leider noch nicht, was das ist.

Der emeritierte Neurologie-Professor Jan van Gijn vermutet eine psychische Komponente hinter der Tatsache, dass Frauen häufiger an chronischen Schmerzen leiden als Männer. »Ich sage spaßeshalber gern: Männer wandern ins Gefängnis, Frauen werden autoaggressiv.« Was nichts anderes heißt, als dass Männer und Frauen völlig unterschiedlich mit (unangenehmen) Gefühlen umgehen. Eine ähnliche Sichtweise hat der Schmerzspezialist Ben Crul. Er meint, dass Männer zwar schmerzunempfindlicher, aber weniger schmerz*tolerant* seien, weil sie finden, dass Schmerz nichts in ihrem Leben zu suchen hat. Bei Frauen sei er dagegen aufgrund der Menstruation ein fester Bestandteil ihres Lebens. Zudem würden Frauen dazu neigen, sich stärker auf die emotionalen Aspekte von Schmerz zu konzentrieren. Auch das führe dazu, dass sie mehr Schmerzen hätten, weil sie die damit verbundenen Gefühle als negativ bewerteten. Das wiederum liege auch am weiblichen Hormon Östrogen: Es mache empfindlicher, mit der Folge, dass Frauen häufiger unter Stimmungsschwankungen, Depressionen, Migräne und Spannungskopfschmerz litten als Männer.

Eine Umfrage unter der amerikanischen Bevölkerung ergab, dass 18 Prozent der Frauen, aber nur sechs Prozent der Männer Migräne haben (eine andere Umfrage kam auf 25 Prozent Frauen und 7,5 Prozent Männer). Dass Frauen drei Mal so häufig an Migräne leiden wie Männer, findet die Kopfschmerzneurologin Patricia Eekers nicht weiter verwunderlich: »Sollen Männer doch mal solche Hormonschwankungen haben!« Außerdem würden heute immer höhere Anforderungen an die Frauen gestellt, was sie noch sensibler mache. »Anders als ihre

Großmütter, die noch am Waschzuber standen«, so Eekers, »müssen Frauen heute multi-tasken. Aber damit will ich nicht behaupten, dass ihre Schmerzen nur psychisch bedingt sind, schon gar nicht Migräne.« Eekers leidet selbst an Migräne und versteht es, sich in ihre Patienten einzufühlen.

Es gibt achtzig bis hundert Migräneformen, die laut Patricia Eekers zwar nicht heilbar, aber durchaus behandelbar sind. Die International Headache Society (IHS) unterscheidet zwischen primärem und sekundärem Kopfschmerz. Primärer Kopfschmerz ist eine eigene Erkrankung, und dazu gehört auch die Migräne. Sekundärer Kopfschmerz hat andere Ursachen, zum Beispiel eine Erkältung oder Gehirnerschütterung. Die IHS definiert Migräne als einen pochenden, klopfenden einseitigen Kopfschmerz, aber auch der übrige Körper ist in Mitleidenschaft gezogen. Typische Symptome sind Übelkeit und Erbrechen, die oft mit erhöhten Nervenaktivitäten in der Hirnrinde einhergehen (ein Phänomen, das manchmal als »Erregungssturm der Nervenzellen« bezeichnet wird). In 15 bis 20 Prozent der Fälle geht eine Aura voraus. Andere Symptome sind Gesichtsfeldausfälle oder Skotome – nach dem altgriechischen *skotos* für »Dunkelheit« – sowie Sprachstörungen oder ein Kribbeln beziehungsweise Taubheitsgefühle in Lippen, Gesicht oder Hand.

»Dass noch niemand an Migräne gestorben ist, erscheint jedem, der sich mitten in einem Anfall befindet, als ein schwacher Trost«, schrieb die amerikanische Autorin Joan Didion in ihrem 1979 erschienenen Essayband *Das weiße Album*. Wer eine Vorstellung davon bekommen möchte, wie sich Migräne anfühlt, dem rät der amerikanische Neurochirurg Frank Vertosick, selbst ein Migränepatient, in seinem Buch *Why We Hurt. The Natural History of Pain*, ganz schnell einen kalten Milkshake zu trinken. »Eiscreme-Kopfschmerz« oder »Hirnfrost« nennt er diese Form des Kälte-Kopfschmerzes, der bei Migränepatienten häufiger vorkommt.

Verlegenheitsdiagnosen

Dass Migräne eine Erkrankung des Gehirns ist, steht inzwischen fest. Umstritten ist jedoch, ob es neben dem hormonalen Aspekt noch andere Gründe gibt, die erklären, warum unter manchen Krankheiten vor allem Frauen leiden.

Bei Schmerzpatienten findet man manchmal Auffälligkeiten im Blut, die auf ein gestörtes körperliches Abwehr- oder Kortisolsystem verweisen könnten. Das Stresshormon Kortisol wird in den Nebennieren produziert und versetzt den Körper bei einer Verletzung oder bei drohender Gefahr in den Alarmzustand. Für unser Überleben ist es unverzichtbar, aber ein Zuviel davon infolge von dauerhaftem, extremem Stress kann schädlich sein. Dann greift es Nervengewebe und Muskeleiweiß an und verhindert die Kalziumaufnahme in die Knochen. Trotzdem weiß man immer noch nicht, was diese Blutbildauffälligkeiten genau bedeuten.

Ein Schmerzsyndrom, bei dem das auch auftritt, ist Fibromyalgie – vom neulateinischen *fibra* für »Faser« und dem altgriechischen *mys* und *algos* für »Muskel« und »Schmerz« – eine Erkrankung, die in den Vereinigten Staaten auch *invisible illness*, unsichtbare Krankheit, genannt wird. In Deutschland leiden rund zwei Prozent der Bevölkerung an Faser-Muskel-Schmerz, rund 80 Prozent davon sind Frauen. Die Patienten haben Schmerzen am ganzen Körper, vor allem jedoch in Muskeln und Gelenken. Damit einher gehen starke Erschöpfung und weitere Beschwerden. Über die Ursachen gibt es viele Theorien. Dazu zählen Veränderungen im Nervensystem nach einem körperlichen Trauma, einer Krankheit, einer Viruserkrankung oder nach starken emotionalen Belastungen. Aber erhärten ließ sich keine davon.

Das American College of Rheumatology zählte Fibromyalgie 1990 noch zu den rheumatischen Erkrankungen und erstellte eine Liste mit achtzehn *tender points* oder Druckpunkten, an denen man die Krankheit erkennen soll. Inzwischen haben die Amerikaner diese Druckpunkte für veraltet erklärt und neue Kriterien eingeführt, deren Grundlage ein bestimmtes Schmerz*niveau* bildet. Dennoch gibt es nicht wenige Ärzte, darunter auch der Neurologe Jan van Gijn, die Fibromyalgie für eine Pseudodiagnose halten. Gijn schreibt in seinem Buch *Lijf en Leed*:

Nie konnte auch nur ansatzweise bewiesen werden, dass mit den Fasern oder Muskeln dieser Patienten etwas nicht stimmt. Aber Hauptsache, es gibt einen Namen dafür! Mein Großvater hat in solchen Fällen gern Goethe zitiert: »Denn eben wo Begriffe fehlen, da stellt ein Wort zur rechten Zeit sich ein.« So ist Arzt und Patient geholfen: Der Arzt muss nicht weitersuchen, und der Patient hat wenigstens eine Erklärung.

Also nur eine Verlegenheitsdiagnose unserer Zeit? Zu diesen zählt van Gijn auch das Schleudertrauma oder das RSI-Syndrom (*repetitive strain injury*, unspezifische Nacken-, Schulter-, Arm- und/oder Handbeschwerden aufgrund von Überlastung durch häufig wiederholte Tätigkeiten), das Reizdarm- und das Iliosakralsyndrom. Eine Liste, die seiner Meinung nach noch lange nicht vollständig ist. Er betont jedoch, dass er Patienten mit dieser Diagnose durchaus ernst nimmt: »Ihre Beschwerden sind echt. Meine Kritik richtet sich nur gegen die Scheindiagnosen, die sich Mediziner manchmal ausdenken, um schwer einzuordnende Beschwerden doch noch irgendwo hinstecken zu können.«

Eine Erkrankung, die bei Frauen drei Mal so häufig vorkommt wie bei Männern, ist das Komplexe regionale Schmerzsyndrom, kurz CRPS (in Deutschland auch unter dem Namen ihres Entdeckers als »Morbus Sudeck« bekannt). Früher hieß es auch neuropathische Dystrophie oder Atrophie, sympathische Reflexdystrophie oder Sudeck-Dystrophie. Diese oft sehr schmerzhafte Erkrankung entsteht nach einer Verletzung oder Operation an Arm, Bein, manchmal auch oben am Rumpf. Um Ordnung in den Begriffswirrwarr zu bringen, beschloss die International Association for the Study of Pain 1992, einen neuen Überbegriff zu bilden: Komplexes regionales Schmerzsyndrom. Dieses wird grob in zwei Typen untergliedert.

Bei Typ 1 hat man Hinweise darauf, dass im Nervensystem auf Höhe von Rückenmark und Gehirn Chaos herrscht. Das Syndrom soll den Teil des vegetativen Nervensystems angreifen, der die unwillkürlichen Körperfunktionen wie zum Beispiel den Stoffwechsel steuert. Die betroffenen Gliedmaßen schwellen an, hinzu kommt ein brennender Schmerz. Die Haut fühlt sich warm an – selten auch eiskalt (kalte Dystrophie). In diesem Fall laufen die Gliedmaßen blauviolett an und fühlen sich kalt und feucht an. Es kommt zu Haarausfall, die Nägel werden brüchig, gerillt und von Pilzen befallen, während der Schmerz stärker wird und schon bei der kleinsten Berührung aufflammt. Hand oder Fuß können sich verkrampfen, was mit der Zeit zu Durchblutungsstörungen führt. Im schlimmsten Fall müssen die betroffenen Gliedmaßen sogar amputiert werden.

CRPS vom Typ 2, früher Kausalgie genannt – vom altgriechischen *kausis* für »brennend« und *algos* für »Schmerz« – ist ein sehr heftiger, fast unerträglicher Schmerz aufgrund einer Nervenverletzung. Er kann infolge einer Schusswunde entstehen und ist laut dem amerikanischen Neurologen Silas Weir Mitchell, der diese Erkrankung als Erster beschrieb, »die schlimmste Folter überhaupt«. Die Hälfte der Patienten wird allerdings innerhalb weniger Monate wieder gesund, ohne dass irgendwelche Beschwerden zurückbleiben.

Andere Schmerzsyndrome, unter denen Frauen häufiger leiden als Männer, sind Trigeminusneuralgie (Gesichtsschmerz) und Karpaltunnelsyndrom, kurz KTS: Letzteres entsteht durch eine Einengung des Mittelarmnervs im Bereich der Handwurzel. Der Patient spürt vor allem nachts Missempfindungen in Zeige- und Mittelfinger. Risikofaktoren sind Übergewicht, Diabetes, eine Schwangerschaft, die Menopause und das Entfernen der Gebärmutter. KTS kann aber oft mithilfe eines kleinen chirurgischen Eingriffs behoben werden.

Bei der Trigeminusneuralgie, nach den Muskelzuckungen im Gesicht während eines Anfalls auch *Tic douloureux* genannt, spürt der Patient in Kopf, Stirn, Augen, Lidern, Wangen und Unterkiefer einen brennenden, bohrenden oder stechenden Schmerz, der für schlaflose Nächte sorgt. Die Schmerzattacken können so schlimm werden, dass der Patient keinen anderen Ausweg als Selbstmord sieht. In der Regel verschreiben die Ärzte ein Antiepileptikum, ein Mittel, das epileptische Anfälle verhindert, indem es die anormale elektrische Aktivität im Gehirn unterdrückt. Deshalb scheint es auch gegen einige Formen von neuropathischem Schmerz zu wirken. Krampfunterdrückende Mittel können starke Nebenwirkungen haben, aber die geben sich oft, wenn der Patient zu einem anderen Antiepileptikum wechselt.

Alles andere als heldenhaft

Obwohl Frauen schmerzempfindlicher sind und häufiger an chronischen Schmerzen leiden, haben sie eine höhere Lebenserwartung als Männer. Das mag zum einen daran liegen, dass sie im Schnitt weniger Alkohol konsumieren, weniger rauchen und insofern zumindest in der Vergangenheit weniger häufig an Lungenkrebs oder Herz-Kreislauf-Erkrankungen starben. Aber hier haben die Frauen aufgeholt.

Ihr »Vorsprung« könnte aber auch daran liegen, dass Frauen Warnsignale ernster nehmen als das sogenannte starke Geschlecht. Schon von klein auf bekommen Männer eingebläut, dass sie sich Schmerz verkneifen, ihn auf jeden Fall herunterspielen sollten. Wer das nicht tut, gilt schnell als Heulsuse. Dieses Zähnezusammenbeißen führt sogar dazu, dass Ärzte Schmerz bei Männern schlechter orten können als bei Frauen. Der Allgemeinarzt Eddy Reynders (Jahrgang 1950) erzählt, dass Männer dazu neigen, ihre Schwächen und Beschwerden zu verbergen: »Schmerz ist alles andere als heldenhaft.« Deshalb müsse er sich während der Sprechstunde bemühen, »aktiv Informationen einzuholen«, immer wieder nachzubohren. »Frauen haben mehr Übung darin, über ihre Beschwerden zu sprechen«, sagt Reynders. Er bittet seine Patienten dann, den Schmerz zu beschreiben. Fühlt er sich an wie Zahnschmerz oder wie ein Krampf? Oder eher wie ein Stechen? Ist der Schmerz schon mal aufgetreten?

»Das ist eigentlich das Schwierigste an der Medizin«, so Reynders. »Jemand spürt etwas, kann es aber nur schwer in Worte fassen. Und ich soll dann herausfinden, was sich im Körper abspielt. Manche Menschen können sehr anschaulich beschreiben, andere sind da eher unterkühlt. Aber nur weil jemand gut reden kann, heißt das nicht, dass das Problem offen auf der Hand liegt. Man muss immer interpretieren, was die Leute sagen.«

Für Ärzte seiner Generation ist das nicht immer leicht. Die heutigen jungen Mediziner, meint Reynders, die mit Schmerztherapie vertrauter seien, hätten es da etwas einfacher. Er selbst hat mit der Zeit gelernt, bestimmte Muster zu erkennen. Sind die Schmerzen plötzlich aufgetreten oder gab es sie vor sechs Jahren auch schon? Sind sie zurückgekommen? »Man muss die gefährlichen Muster herausfiltern. Und das ist bei manchen Patienten nicht einfach. Viele Menschen denken bei Schmerz sofort an Krebs, aber im Anfangsstadium macht Krebs gar keine Schmerzen. Viele glauben, dass Schmerz ein Krankheitssymptom ist, übersehen dann aber das Nächstliegende. Wenn jemand, der sonst nur im Büro sitzt, am Wochenende den ganzen Garten umgegraben hat und am nächsten Tag über akute Rückenschmerzen klagt, dürfte die Ursache nicht allzu schwer zu erraten sein.«

Zu einem Hausarzt kommen viele chronisch Kranke. Laut Reynders haben Männer vorwiegend Schmerzen am Bewegungsapparat – chronische Gelenk- und Rückenschmerzen –, Frauen dagegen Kopfschmerzen und Menstruationsbeschwerden. Während Frauen schneller Medikamente nehmen, übertreiben es die Männer, wenn sie denn mal zu einem Mittel greifen, und das kann sehr riskant sein: »Wenn die richtig Schmerzen haben, nehmen die alles. Die schlucken, was geht. Vor allem junge Männer mit einer Verletzung, denen die Schmerzen nicht schnell genug vorübergehen.« Laut Reynders müsse man den Leuten deshalb beibringen, mehr auf sich zu achten. Wie geht man mit seinem Körper so um, dass man möglichst wenig Schmerzen hat? Schon mit einfachen Ratschlägen lassen sich oft erstaunliche Verbesserungen erzielen. »Wenn Paracetamol nicht wirkt, verlangen die Leute etwas Stärkeres. Aber damit wird Medikamentenmissbrauch Tür und Tor geöffnet. Besser ist es, vier Mal täglich nur eine gering dosierte Tablette zu nehmen oder drei Mal am Tag zwei, damit keine Schmerzpause entsteht.«

Dass etwa 30 Prozent seiner Patienten auch alternative Therapien ausprobieren, stört den Arzt nicht, obwohl er selbst damit wenig anfangen kann: »Jeder muss für sich herausfinden, was ihm ganz persönlich hilft. Wir können nur die verschiedenen Möglichkeiten aufzeigen.«

28 »Wir können nichts für Sie tun«

Erfahrungen eines Patienten
mit Faser-Muskel-Schmerz

*Joop G. (Jahrgang 1952) gehört zu den wenigen
männlichen Fibromyalgie-Patienten. Hier erzählt
er von seinen Versuchen, den Schmerz in den Griff
zu bekommen.*

Er ist immer da: ein quälender Schmerz, der mal stärker, mal schwächer ist und ohne jede Vorwarnung in ein Brennen und Stechen umschlagen kann. Man weiß auch nie, wo er als Nächstes auftaucht. Hängt man Wäsche auf, rechnet man nicht damit, in den Fußknöcheln Beschwerden zu haben. Eine Art Grundschmerz ist allgegenwärtig, vor allem in den großen Gelenken, und zwar dort, wo die Sehnen ansetzen. Aber ging man wie ich in den 1980er-Jahren zum Hausarzt und sagte, »Mir tut alles weh«, dachte man bestimmt nicht zuallererst an Fibromyalgie. Obwohl die WHO gerade begann, sich damit zu beschäftigen.

Irgendwann wurden die Beschwerden so schlimm, dass ich kaum noch arbeiten konnte. Ich hatte wirklich überall Schmerzen – im Rücken, in den Beinen, in Händen und Nacken. Das war schon vorher so, aber ich habe wahnsinnig viel Sport getrieben und hatte deshalb immer eine überzeugende Erklärung für die Schmerzen parat. Überlastung zum Beispiel. Ich war Servicetechniker in einem großen Bürogebäude, in dem bestimmt drei-, vierhundert Leute gearbeitet haben. Ich war zwar angestellt, konnte mir die Arbeit aber selbst einteilen. Meine Tätigkeit hat mich häufig körperlich stark gefordert. Ich war für alles Mögliche zuständig, angefangen von einer kaputten Türklinke bis hin zu einem verstopften Rohr. Anfang 1986 ging gar nichts mehr, ich kam kaum noch aus dem Bett. Also ließ ich mich untersuchen. Die Diagnose kam relativ schnell – nämlich nach einem Jahr. Das klingt lang, aber da gibt es ganz andere Geschichten. Im Durchschnitt dauert es vier Jahre, bis Fibromyalgie erkannt wird. Ich hatte das Glück, dass mein Hausarzt mich an einen Spezialisten überwies. Bis die Diagnose kam, habe ich mir die schlimmsten Sachen ausgemalt. Dass ich Krebs habe, dass irgendein Tumor meinen Körper von innen auffrisst.

Mein Blut wurde untersucht, und es wurden Röntgenaufnahmen gemacht. Außerdem haben die Ärzte meine Muskeln angeschaut und mir ein radioaktives Kontrastmittel gespritzt, um mein Skelett zu untersuchen. Ich lag zwei Mal drei Wochen lang im Krankenhaus. Man verschrieb mir alle möglichen Tabletten, immer wieder etwas Neues, meist nichtsteroidale Entzündungshemmer (NSAIDs) wie Voltaren, Depronal und Naprosyn, aber ich bekam jedes Mal Magenprobleme, ja sogar eine Magenblutung. Ich habe auch Tryptizol in einer Dosierung von 25 mg genommen, ein Antidepressivum, von dem ich Wahnvorstellungen bekam. Ich saß im Auto und wusste nicht mehr, was ich da tat, deshalb habe ich das Mittel sofort abgesetzt. Gut möglich, dass bei den NSAIDs ein Mittel dabei war, das gewirkt hat, aber im Krankenhaus bekam ich alle zwei, drei Tage was anderes. Und wenn ich mich übergeben musste – ich konnte nichts bei mir behalten –, gab man mir wieder ein neues Medikament. Man hat alles Mögliche mit mir angestellt, und durch den ganzen Stress wurden die Schmerzen noch schlimmer.

Ein ganzes Ärzteteam der Klinik hat sich mit mir beschäftigt, bis 1987 die endgültige Diagnose gestellt wurde. Aber dann hieß es nur: »Versuchen Sie damit zu leben. Wir können hier nichts mehr für Sie tun.« Heute würde man vielleicht sagen: Aber wir werden Sie begleiten. Ich war fünfunddreißig. Mein Leben hatte ich mir eigentlich anders vorgestellt.

Nachdem ich ein halbes Jahr Krankengeld bezogen hatte, musste ich zum Betriebsarzt. Der Mann war an und für sich nett, hatte aber keine Ahnung. Der dachte: Was ich an einem Röntgen- oder Blutbild sehen kann, existiert. Aber wenn ich nichts sehe, existiert es auch nicht. Da kann man reden, was man will – solche Ärzte lassen sich nicht umstimmen. Mit dem Ergebnis, dass es allerhand Konflikte gab – mit meinem Arbeitgeber und mit meiner Familie, an der ich mich abreagiert habe. Viele Ehen halten so etwas nicht aus, meine Frau konnte zum Glück gut damit umgehen. Wir haben ganz einfach die Rollen getauscht: Sie ist arbeiten gegangen, und ich bin zu Hause geblieben und habe mich um die Kinder gekümmert. Nach anderthalb Jahren wurde ich zu 25 Prozent erwerbsunfähig erklärt; ich ging mehrfach in Berufung und bekam erst 45 und dann 60 Prozent anerkannt. Inzwischen bin ich zu hundert Prozent erwerbsunfähig – nicht wegen Fibromyalgie, sondern wegen der damit einhergehenden Einschränkungen.

Schon im Jahr der Diagnose bin ich Mitglied bei einer Fibromyalgie-Patientenvereinigung geworden, die erst ein Jahr zuvor gegründet worden war. Ansonsten war ich bis 1995 zu Hause. Man arbeitet an sich selbst, versucht, mit sich ins Reine zu kommen. Ich war damals anderen gegenüber sehr abweisend, kreiste um mich selbst. Ich versuchte herauszufinden, was die Ursache sein könnte, ob die Krankheit vielleicht etwas mit der eigenen Vergangenheit zu tun hatte. Als ich zwölf war, hatte ich akutes Jugendrheuma. Ich war drei, vier Wochen lang schwer krank, konnte mich kaum rühren vor Schmerz. Ich kam kaum die Treppe runter. Mehr konnte ich nicht finden, auch keine extremen psychischen Belastungen. Außerdem: Wenn immer noch nicht bekannt ist, wie Fibromyalgie entsteht und was man dagegen tun kann, kann man schlecht fragen: Liegt es vielleicht daran? Mag sein, dass ich mir da etwas vormache. Aber letztlich muss man selbst herausfinden, wie man die Sache angehen will.

Die Menschen, die einem am nächsten stehen, bekommen das meiste ab. Sie können manchmal ziemlich schonungslos reagieren, aber man muss auch mit sich selbst schonungslos sein. Und vor allem ehrlich. Man muss sich dazu durchringen zu sagen: Tu, was du tun musst, und stell dich nicht so an! Man kann nicht ständig nur jammern. Und auch das eigene Umfeld muss sagen: Gut möglich, dass du Schmerzen hast, aber das heißt nicht, dass du nicht kochen und nicht staubsaugen kannst.

Ob Fibromyalgie medizinisch anerkannt wird oder nicht, ist im Grunde egal: Hauptsache, man wird als Mensch wahrgenommen. Wie man die Beschwerden nun nennt, Fibromyalgie oder anders, spielt eigentlich keine Rolle. Denn es bleibt einem so oder so nichts anderes übrig, als sein Leben umzustellen, zu gucken, welche Möglichkeiten man noch hat. Der Schmerz hat mir vieles weggenommen: Sport gehört endgültig der Vergangenheit an. Radfahren ging auch nicht mehr, weil ich einfach nicht mehr genug Kraft dafür habe. Aber seit zwei Jahren habe ich ein Elektrorad. Ins Kino kann ich nicht, weil ich nicht in der Lage bin, anderthalb Stunden still zu sitzen. Dasselbe gilt für Theater- und Konzertbesuche. Aber der Schmerz hat mein Leben auch bereichert.

Als die Kinder in der Mittelstufe waren und mich nicht mehr so brauchten, habe ich der Patientenvereinigung meine ehrenamtliche Mitarbeit angeboten. Ich bin da immer mehr reingewachsen und landete im Vorstand. Irgendwann wurde ich Schatzmeister der übergeordneten Organisation *European Network of Fibromyalgia Associations,* ENFA genannt. 2011 kam ich über die ENFA zur *Pain Alliance Europa,* einer Dachorganisation für chronische Schmerzpatienten, die in dreizehn europäischen Ländern aktiv ist und deren Vorsitzender ich jetzt bin. Dadurch bin ich mit ganz unterschiedlichen Menschen in Kontakt gekommen. Während meiner technischen Ausbildung habe ich gelernt, dass A und B durch eine Gerade verbunden werden. Heute weiß ich, dass es auch viele Umwege geben kann.

29 Der Kampf der Frauen

Von den verschiedenen Methoden, den
Geburtsschmerz zu lindern

*Als im 19. Jahrhundert die ersten Geburten unter
Narkose stattfanden, wurden Chloroform, Äther
und Lachgas verwendet – ab 1902 auch Scopolamin,
heute eine gefährliche Droge. Später setzten sich
immer mehr Ärzte für die »natürliche Geburt« ein.
In den letzten Jahren kam schließlich die PDA (Periduralanästhesie) in Mode. Doch Geburtsschmerz
erfüllt auch einen Sinn. Er zwingt zu Bewegungen und
Stellungen, welche die Geburt unterstützen, und
warnt vor Komplikationen.*

In der westlichen Hemisphäre gilt der Geburtsschmerz als der
stärkste Schmerz überhaupt. Eine Umfrage, die der kanadische
Psychologe Ronald Melzack anhand seines McGill-Fragebogens
unter Frauen durchführte, die gerade ihr erstes Kind bekommen hatten, ergab, dass diese den Schmerz schlimmer fanden als
alles bisher Erlebte. »Es war, als würde ich geviertelt«, sagte eine
Frau, und eine andere sprach von einer »Fahrt durch die Hölle«.
Frauen, die zwei oder mehr Kinder geboren hatten, bewerteten
den Schmerz dagegen als längst nicht so stark.

Der Neurochirurg Vertosick schreibt in seinem Buch *Why We
Hurt. The Natural History of Pain*, dass der Geburtsschmerz
um ein Vielfaches stärker ist als der bei Krebs, ja kaum weniger schlimm als der Schmerz bei einer Amputation ohne Narkose. Er verweist darauf, dass die alten Azteken die Geburt nicht
umsonst als »den Krieg der Frau« bezeichneten. Eine Aztekin,
die im Kindbett starb, wurde als Kriegsheldin mit allen militäri-

schen Ehren begraben. »Die Geburt steht für den Kampf auf Leben und Tod, den die Frau mit ihrem Kind, sich selbst und ihrem Schicksal ausficht«, so Vertosick.

Die erste Geburt unter Narkose fand 1847 statt; damals verabreichte der schottische Geburtshelfer James Young Simpson einer werdenden Mutter Äther. Weil dieses Mittel die Lunge reizte, ersetzte er es schon bald durch Chloroform. In kirchlichen Kreisen wollte man nichts von Geburten unter Narkose wissen, stattdessen bezog man sich auf die Bibel, genauer gesagt auf die Vertreibung von Adam und Eva aus dem Paradies. Schließlich steht im 1. Buch Mose, Kapitel 3, Vers 16: »Und zum Weibe sprach er: Ich will dir viel Schmerzen schaffen, wenn du schwanger wirst; du sollst mit Schmerzen Kinder gebären.« Frauen sollten bei der Geburt Schmerzen haben, und wer es wagte, etwas dagegen zu unternehmen, beging eine Todsünde. So wie schon die beiden Schottinnen Euphemia Maclean und Agnes Sampson, die 1591 in Edinburgh wegen Hexerei auf den Scheiterhaufen kamen. Bei einem der ersten Hexenprozesse in Schottland wurde ihnen unter anderem vorgeworfen, heimlich versucht zu haben, den Geburtsschmerz der Gebärenden mit Kräutern zu lindern. Nachdem etwa 1500 Schottinnen und auch einige Männer im Kampf gegen den Satan verbrannt oder gehängt worden waren, schaffte man das Vergehen »Hexerei« 1736 ab, sodass Simpson mehr als hundert Jahre später nichts mehr zu befürchten hatte. Er wagte es sogar, seinen Kritikern spottend vorzuhalten, Gott selbst habe zur Anästhesie gegriffen. Das könne man im 1. Buch Mose, Kapitel 2, Vers 21 und 22 nachlesen:

Da ließ Gott der HERR einen tiefen Schlaf fallen auf den Menschen, und er schlief ein. Und er nahm seiner Rippen eine und schloß die Stätte zu mit Fleisch. Und Gott der HERR baute ein Weib aus der Rippe, die er vom Menschen nahm, und brachte sie zu ihm.

Die anglikanische Kirche jedenfalls konnte Queen Victoria nicht davon abhalten, ihr achtes Kind am 7. April 1853 unter Narkose zur Welt zu bringen. Ihr Mann, Prince Albert, soll den Wunsch gehabt haben, ihr die Prozedur zu erleichtern. Deshalb bat er den berühmten Arzt John Snow, Victoria mit Chloroform in Tiefschlaf zu versetzen. Das Ganze musste heimlich geschehen, aber als doch Gerüchte laut wurden, entstand eine solche Aufregung, dass die Hofärzte beschlossen, die Anästhesie schlichtweg zu leugnen. Vier Jahre später bekam Victoria ihr letztes Kind, und diesmal gab der Hof die Verabreichung von Äther zu. Nur dass inzwischen kein Hahn mehr danach krähte.

Dämmerschlaf

In den darauffolgenden Jahren kamen immer mehr Frauen in Ländern wie den Vereinigten Staaten, Großbritannien und Deutschland unter Narkose nieder. Chloroform, Äther und auch Lachgas waren die Mittel der Wahl, bis der deutsche Arzt Richard von Steinbüchel 1902 begann, mit einem damals noch neuen Medikament zu experimentieren, das eine schmerzstillende Wirkung besaß: Scopolamin. Er mischte es mit Morphium zu einem Narkosemittel, das, wie er stolz verkündete, allen anderen Methoden überlegen sei. Es hieß, die Gebärende falle dadurch in einen Dämmerschlaf: Sie blieb bei Bewusstsein und konnte den Anweisungen des Gynäkologen folgen, ohne etwas von dem Geburtsschmerz mitzubekommen. Wenn sie nach etwa zehn, zwölf Stunden beim Anlegen des Säuglings wieder wach wurde, konnte sie sich an nichts mehr erinnern.

Eine scheinbar perfekte Methode! Und so beschlossen der Leiter einer exklusiven Frauenklinik in Freiburg, Bernhard Krönig, und seine rechte Hand Carl J. Gauss, das neue, leicht abgeänderte Mittel in großem Stil anzuwenden. 1906 veröffentlichte Gauss einen Bericht über rund sechshundert Geburten, die ausnahmslos ohne Probleme vonstatten gegangen sein sollen. Die »Freiburg-Methode« wurde schon bald von anderen Krankenhäusern in Deutschland, Großbritannien, Russland, Kanada und Argentinien übernommen.

Die Einführung des *twilight sleep*, wie die englische Übersetzung lautete, verlief in den Vereinigten Staaten nicht ganz unproblematisch. Als einzelne Babys infolge von Atemnot starben, drohte das Freiburg-Mirakel in Ungnade zu fallen. Außerdem kam es bei den Gebärenden zu starken Blutungen, und die Geburten dauerten länger als gedacht. Laut den Anhängern der Methode lag das daran, dass die betroffenen Ärzte entweder bei der Zusammensetzung des Mittels gepfuscht oder aber die Methode nicht sorgfältig genug angewandt hätten. Doch die Skepsis blieb – auch nachdem Krönig und Gauss 1914 auf einer Konferenz in Chicago vor der American Gynecological Society einen langen Vortrag über inzwischen dreitausend geglückte Geburten gehalten hatten. Der Durchbruch kam erst ein Jahr später, als die *New York Times* am 31. Januar auf einer ganzen Seite über das Buch *The Truth about Twilight Sleep* berichtete.

Die amerikanische Autorin Hanna Rion Ver Beck hatte drei Monate lang in der Freiburger Frauenklinik recherchiert und zahlreiche Krankenhäuser in England, Schottland und Irland besucht, um Mütter zu interviewen, die ihre Kinder im Dämmerschlaf zur Welt gebracht hatten. Sie ließ auch zwei Gegner zu Wort kommen, aber ihrer Meinung nach konnten die wenigen Unglücksfälle die Zahl der von Gauss erfolgreich begleiteten Geburten nicht aufwiegen. Zu den wichtigsten Vorteilen der neuen Methode zählte Hanna Rion Ver Beck, dass die Frau so ihre Jugend und Schönheit behalte und dass die Methode zweifellos zu mehr Eheschließungen und Geburten führen werde. Mit dem Dämmerschlaf sei »eine neue Ära für die Frauen angebrochen und mit ihnen auch für die gesamte Menschheit«, so das Fazit der Journalistin.

Der schweizerische Fabrikant Hoffmann-La Roche brachte ein neues Produkt mit einer leicht abgewandelten Rezeptur auf den Markt, indem er das reine Morphium durch eine chemische Verbindung aus Morphin und dem Schlafmittel Narkotin ersetzte. Das sei besser für das Baby, das sonst ziemlich benommen zur Welt komme. Damit eroberte der *Twilight Sleep* endlich auch die Vereinigten Staaten – nicht zuletzt mit kräftiger Unterstützung einer seltsamen Koalition aus extrem konservativen Gruppierungen und Frauenrechtlerinnen, die beide aktiv für diese Methode warben. Während die einen auf mehr weiße Babys hofften, setzten die anderen die schmerzlose Geburt ganz vorn auf die Agenda ihres Kampfs um Frauenrechte. Trotzdem gab es nach wie vor einige Ärzte, die der Methode kritisch gegenüberstanden: Das Mittel sei weniger harmlos als behauptet. Deshalb verlangten sie, zumindest der Ehemann solle bei der Geburt dabei sein, um sich davon zu überzeugen, dass seine Frau in guten Händen sei. Aber Krankenhäuser und Frauenverbände fanden, dass ein Mann bei so einer intimen Angelegenheit nichts zu suchen habe.

Die Zombiedroge

Einer dieser kritischen Ärzte war der britische Gynäkologe Grantly Dick-Read (1890–1959). In seinem 1933 erschienenen Buch *Natural Childbirth* (in Deutschland verlegt unter dem Titel *Mutterwerden ohne Schmerz – die natürliche Geburt*) beschreibt er unter anderem seine Erlebnisse als Tropenarzt bei den Turkana, einem kleinen Stamm im Nordwesten Kenias. Dort hatte er mitbekommen, wie sich einheimische Frauen während des Geburtsvorgangs ruhig und gelassen mit Stammesgenossen un-

274

terhielten. Ihm zufolge bewies das, dass es ohne Angst, Anspannung oder Verunsicherung auch keine Schmerzen gibt. Gebärenden helfe deshalb eine natürliche Umgebung. »Die primitive Frau weiß, dass die Geburt ihres Kindes mehr oder weniger problemlos verlaufen wird«, behauptete er. Laut Dick-Read war der Geburtsschmerz in erster Linie eine Erfindung verweichlichter weißer Europäerinnen.

Aufgrund seiner Erfahrungen entwickelte er die Präpartale Psychoprophylaxe, eine Methode, bei der man versucht, den Geburtsschmerz psychisch und körperlich zu hemmen. Das geschieht durch verschiedene gymnastische Entspannungs- und Lockerungsübungen, aber auch durch eine entsprechende Aufklärung der Frau mit dem Ziel, das sogenannte *Fear-Tension-Pain-Syndrome* zu verhindern: das Angst-Verkrampfungs-Schmerz-Syndrom. In Ausnahmefällen sprach er sich allerdings auch für eine Narkose aus. Außer in Großbritannien wurden seine Ideen nach anfänglichem Zögern auch in den Vereinigten Staaten sehr populär.

Seine Erkenntnisse wurden jedoch in ein etwas anderes Licht gerückt, als gut fünfundzwanzig Jahre später eine Anthropologin, die die Sprache der Turkana beherrschte, einer Geburt beiwohnte. Als sie anschließend fragte, ob die Gebärende Schmerzen gehabt habe, antwortete die, extrem stark gelitten zu haben. Auf die erstaunte Frage, warum man ihr das nicht angemerkt habe, sagte die Turkana-Frau: »Das verstößt gegen unsere Sitten.«

In den 1950er-Jahren bekam Dick-Read Konkurrenz von dem französischen Neurologen und Gynäkologen Fernand Lamaze (1891–1957), der in Paris der Leiter der Entbindungsklinik »Les Bluets« der Kommunistischen Gewerkschaft CGT war. Lamaze war davon überzeugt, dass es auch eine natürliche Alternative zu Dämmerschlaf und Chloroform geben müsse. Als er 1951 die Sowjetunion besuchte, lernte er eine Methode kennen, die die

Frau psychisch auf eine angeblich schmerzlose Geburt vorbereite. Aufbauend auf Dick-Reads Erkenntnissen, erarbeitete er ein an westliche Vorstellungen angepasstes psychoprophylaktisches Konzept, das darauf beruht, dass die Frau die Geburt als positives Erlebnis betrachtet. Zudem muss sie den Wehen mit gezielten Atem- und Entspannungstechniken begegnen. Auch der Partner spielt laut Lamaze eine wichtige Rolle. Nachdem 1959 das Buch *Thank you, Dr. Lamaze* der in Paris lebenden amerikanischen Schauspielerin Marjorie Karmel erschienen war, in dem sie ihre Erfahrungen mit der Lamaze-Methode beschrieb, machte diese auch in den Vereinigten Staaten Furore. Der Begründer selbst war damals bereits gestorben. Der Erfolg seiner Methode hing allerdings auch mit dem Skandal zusammen, der mittlerweile um den Dämmerschlaf entbrannt war.

Alles hatte 1958 mit einem anonymen Brief begonnen, der mit »eine ausgebildete Krankenschwester« unterschrieben und an die amerikanische Frauenzeitschrift *Ladies' Home Journal* geschickt worden war. Die Verfasserin forderte das Blatt auf, »sich mit den Foltermethoden, die in heutigen Kreißsälen stattfinden«, zu beschäftigen und diese anzuprangern: »Denn ihr vom *Journal* seid schon lange Vorkämpfer für die Frauenrechte.« Daraufhin veröffentlichte die Zeitschrift einen Artikel mit dem Titel »Cruelty in Maternity Wards«, Grausamkeiten auf der Entbindungsstation. Heftige Reaktionen waren die Folge – sie kamen von Frauen, aber auch von Krankenschwestern und einem Gynäkologen, die ein schockierendes Bild von den Zuständen zeichneten, die sich hinter den geschlossenen Kreißsaaltüren abspielten.

Die Frauen schienen bei der Geburt sehr wohl starke Schmerzen zu haben, nur dass sie sich wegen des Scopolamins anschließend nicht mehr daran erinnern konnten. Oft halluzinierten sie, sodass man sie mit Gurten an Handgelenken und Fußknöcheln ans Bett fesselte. Während ihre Männer nervös im Wartezimmer saßen, fielen ihre gebärenden Frauen nebenan schreiend und tobend in ein Delirium, in dem sie versuchten, sich loszureißen. Eine Säuglingsschwester aus Kanada schrieb, dass die Frauen sich in ihrer Psychose oft die Haut am Handgelenk aufschürften. Um unangenehme Fragen von Ehemännern zu vermeiden, bandagierten die Schwestern im Vorfeld die Handgelenke. Auch der Kopf wurde entsprechend geschützt, damit die Frau damit nicht gegen den Bettrahmen schlug. Für den Fall, dass das alles nichts nutzte, fanden Schwestern und Gynäkologen auch nichts dabei, eine sich wehrende Frau mit ein paar heftigen Ohrfeigen zur Räson zu bringen.

Dauerte die Geburt sehr lange, konnte es schon mal vorkommen, dass eine Frau zwei, drei Tage lang festgebunden blieb. So lange ließ man sie dann einfach in ihrem Kot und Urin liegen. In einem Fall band die Schwester der Gebärenden einfach die Beine zusammen, weil der Arzt noch beim Essen saß. Oder aber die Frauen langen stundenlang mit ihren Beinen in Haltebügeln, bevor endlich jemand kam.

Der Skandal, den diese Enthüllungen verursachten, führte zur Gründung einer Organisation, die für die natürliche Geburt warb: die American Society for Psychoprophylaxis in Obstetrics, die später in Lamaze International umgetauft wurde. Außerdem ließen immer mehr Krankenhäuser zu, dass Männer bei der Geburt dabei waren. Trotzdem sollte es noch bis in die 1970er-Jahre dauern, bis der Dämmerschlaf ein für allemal auf dem »Misthaufen der Geschichte« landete, wie eine amerikanische Kolumnistin sich ausdrückte.

Heute wird Scopolamin nur noch als Medikament eingesetzt, unter anderem gegen Reiseübelkeit, Bauchschmerzen und Depressionen – oder als Droge missbraucht. Unter Drogensüchtigen hat es sich den Beinamen »Zombiedroge« erworben, denn im Vergleich dazu soll die Partydroge GHB ein Witz sein. In

Südamerika verwenden Kriminelle *burundanga* oder Scopolamin, um ihre Opfer wehrlos zu machen und Frauen zu vergewaltigen.

Wertvolle Informationen

Während in den meisten westlichen Ländern Schmerzlinderung bei der Geburt eine normale Sache war, tat sich in den Niederlanden damals nicht viel; das Thema war in diesem calvinistisch geprägten Land jahrelang tabu. Ähnlich in einigen katholischen Ländern, woran auch die Enzyklika von Papst Pius XII. nichts ändern konnte. Der verkündete 1957, die römisch-katholische Kirche habe nichts gegen schmerzlindernde Maßnahmen bei der Geburt. Wenngleich der Heilige Vater die »englische Methode von Grantly Dick-Read der russischen« – sprich der kommunistischen von Lamaze – vorzog.

Erst im 21. Jahrhundert bewegte sich etwas in den Niederlanden, die PDA oder Periduralanästhesie setzte sich immer mehr durch: 2003 waren es 4,5 Prozent, 2009 17 Prozent und 2010 rund 30 Prozent der Gebärenden, die sich einen *ruggenprik* (»Rückenstich«) verabreichen ließen. In Deutschland schwanken die Zahlen zwischen 25 und 40 Prozent je nach Krankenhaus. In der Berliner Charité lag der Anteil der PDA, die entweder zur Geburtserleichterung oder zur operativen Entbindung eingesetzt wurde, 2012 sogar bei 60 Prozent. In Amerika waren es zur Jahrtausendwende mehr als 70 Prozent der Gebärenden, die so eine Spritze bekamen. Dagegen ist die Anzahl der Japanerinnen, die darum bitten, praktisch inexistent.

»Eine PDA ist dann zu empfehlen, wenn es der Frau zu viel wird«, sagt der Gynäkologe Maarten Schutte (Jahrgang 1943). »Ich stelle mir eine Geburt manchmal vor wie eine schwere Bergetappe bei der Tour de France: Einem Fahrer, der nicht mehr kann, bleibt nichts anderes übrig, als in den Besenwagen zu steigen. Wenn eine Frau bei der Geburt nicht mehr kann, ist es an uns, diese hilfreiche Maßnahme bereitzustellen: in Form einer PDA, einem Kaiserschnitt oder aber auch einer Pumpe mit Opioiden wie Remifentanil oder Pethidin. Ein Kaiserschnitt macht allerdings unter Umständen beim nächsten Kind eine natürliche Geburt unmöglich, weil die Gebärmutter dann eine Narbe hat, die reißen kann.«

Schutte kann als Gynäkologe auf 35 Jahre Praxiserfahrung zurückblicken, er war bei mehr als dreitausend Entbindungen dabei. Von vornherein auf eine PDA zu setzen, das sieht er kritisch. Laut Schutte gibt der Geburtsschmerz auch wertvolle Informationen. Er zeige zum Beispiel an, dass Probleme oder Komplikationen drohen. Im Normalfall setzt Schutte auf die Wirkung morphiumähnlicher Stoffe, die im Gehirn der Gebärenden freigesetzt werden. Die Endorphine haben eine betäubende Wirkung und sorgen dafür, dass die junge Mutter schnell vergisst, wie schmerzhaft das Ganze war. Bei einer komplikationslosen Geburt, bei der die Gebärende keine Angst habe und vertrauensvoll mitarbeite, falle sie, so Schutte, in eine Art Trance, sodass der Schmerz nicht mehr im Vordergrund stehe. Dauere eine Geburt allerdings zu lange, könne sich die Frau »in eine regelrechte Panik hineinsteigern«.

Hier könne man aber von Seiten der Klinik gegensteuern – durch Aufklärung im Vorfeld und durch das Vermeiden von zusätzlichem Stress, der zum Beispiel dadurch entsteht, dass im Kreißsaal ein ständiges Kommen und Gehen herrscht. Dass heutzutage Ehemänner oder Partner bei der Geburt dabei sein dürften, sei auch nicht immer hilfreich. »Nervöse Männer schaden mehr, als sie nützen. Die sollten lieber in die Kneipe gehen.«

30 »Hilfe, Ruhe, Schmerz«

Eine junge Frau über ihren Zwang,
sich selbst zu verletzen

*Aurelia B. (Jahrgang 1988), die sich schneidet und
ritzt, erzählt von ihrem speziellen Verhältnis zum
Schmerz. Körperlicher Schmerz ist für sie ein Ventil
für seelischen Schmerz, der sich so einen Ausweg
sucht. Der körperliche Schmerz setzt Endorphine frei,
die das seelische Leid lindern.*

Schmerz ist eigentlich ein unangenehmes Gefühl, etwas Negatives. Aber er kann sich auch positiv auswirken, weil er psychisches Leid lindert. Seelischer Schmerz ist schlimmer als körperlicher. Andererseits kann das Schneiden ganz schön süchtig machen, weil dabei Endorphine freigesetzt werden. Es ist wie eine Droge. Wenn es mir nicht gut geht, kann ich dem Drang nicht widerstehen. Manchmal kann ich erst schlafen, wenn ich mir in Arm oder Handgelenk geschnitten habe. Vor allem nachts kommen viele ungute Erinnerungen hoch, und dann muss ich mich selbst verletzen. Sonst steigt der Druck, und man verzweifelt so sehr, dass man lebensgefährliche Dinge tut wie eine Überdosis Schlaftabletten nehmen oder sich auf die Schienen legen. Selbstverletzung kann insofern durchaus sinnvoll sein. Außerdem fühlt sich der Schmerz angenehm an. Wobei es darauf ankommt, wo ich mich schneide. Ich habe einmal versucht, mir ins Bein zu schneiden, aber das war nicht mein Ding. Es war ein unangenehmer Schmerz; deshalb nehme ich lieber den Arm oder die Hand.

Das Ritzen ist etwas anders als das Schneiden. Letzteres tut man so lange, bis Blut kommt. Wenn ich Blut sehe, beruhige ich mich. Manche ritzen sich nur oberflächlich mit einer Heftklammer, das blutet viel weniger. Es gibt Leute, die Ritzen und Schneiden für dasselbe halten, doch ich sehe das anders. Ich verwende Messer, Rasierklingen und Glasscherben, aber hauptsächlich Rasierklingen. Je nachdem, worauf ich gerade Lust habe. Ich habe es auch schon mit Anstecknadeln versucht, das gibt einem ein ganz anderes Gefühl: Der Schmerz ist nicht so beißend wie beim Schneiden. Er verteilt sich großflächiger über die Haut und ist unangenehmer. Oder aber ich stelle mich so lange unter die kochend heiße Dusche, bis es wirklich extrem wehtut und ich beinahe Brandblasen bekomme. Ich schneide mir auch in die Genitalien, mit Messer und Rasierklinge. Das ist eine sehr reizvolle Erfahrung, weil diese Stellen empfindlicher sind. Deshalb mache ich es auch eher selten. Die Haut ist dort anders, man hat die Tiefe der Wunden schlechter unter Kontrolle.

Ich habe schon alles Mögliche ausprobiert, bin aber immer wieder zum Schneiden zurückgekehrt. Ich habe sogar versucht, mir das Handgelenk oder den Arm zu brechen, indem ich damit gegen eine Wand geschlagen habe, aber das hat mir keine so große Erleichterung verschafft. Ich war damals durchaus bei klarem Verstand, nicht etwa psychotisch oder so. Solche Sachen mache ich, weil ich Angst habe. Im Grunde sind das schlimme Momente, in denen es um Akzeptanz geht, um Anerkennung. Wenn ich das Gefühl habe, ich werde abgelehnt, dann werde ich so wütend, dass ich denke: Los, schneiden!

Anschließend sehe ich mir gern die Wunden an, manchmal fotografiere ich sie sogar. Das ist ziemlich krankhaft, aber wenn ich die Fotos gemacht habe, weiß ich, dass ich existiere. Es ist ein Beweis, auch für später. Die Fotos klebe ich dann in mein Tagebuch. Ich habe inzwischen etwa dreißig Tagebücher. Ich klebe sogar blutige Taschentücher ein. Nur die, die ganz durchweicht sind mit Blut, die werfe ich weg. Mit diesen Fotos und Taschentüchern drücke ich aus, dass man Schmerz sehen darf.

Manchmal schneide ich kurze Worte in meinen Arm: *Hilfe, Ruhe, Schmerz.* Es ist schon passiert, dass sich so eine Wunde entzündet hat, weil ich danach absichtlich Haarlack oder Deo draufgesprüht habe. So etwas ist äußerst schmerzhaft. Jetzt mache ich das nicht mehr, doch es gab eine Zeit, in der das häufiger vorkam.

Ich war ein ziemlich stilles, zurückgezogenes Kind, weich und wie besessen vom Tod. Nekromanisch nennt man das. Mein Vater ist beim Militär, und wir haben im deutschen Seedorf gewohnt, wo es ziemlich hart herging. Ein Psychologe hat später gesagt, dass das kein guter Ort zum Aufwachsen war. Als ich mich im Januar 2004 zum ersten Mal geschnitten habe, war ich schon in psychologischer Behandlung. Ich hatte nämlich Depressionen, und wenn mein Vater von seinen Jugoslawien-Missionen erzählt hat, habe ich alles aufgesogen und konnte mich ganz in die Situation hineinversetzen. Ich bin hochsensibel, was solche Dinge angeht. Es wurde so extrem, dass ich wegen der Hungersnöte in Afrika eine Zeit lang nicht mehr gegessen habe.

Bevor ich mit dem Schneiden angefangen habe, ist bei uns so einiges passiert: Mein Vater wurde ein zweites Mal nach Jugoslawien geschickt, meine Tante ist gestorben, und kurz drauf auch noch eine Freundin. Als ich unter der Dusche stand und eine Rasierklinge sah, habe ich mir in die Fingerkuppen geschnitten, aber nichts gespürt. Ich hatte wegen all der Ereignisse dermaßen seelische Schmerzen, dass mir der körperliche nichts mehr ausgemacht hat. Am nächsten Tag waren meine Eltern nicht zu Hause. Als ich mir ein Brot geschmiert habe, entdeckte ich in der Schublade das Kartoffelschälmesser. Ich habe mir damit in den rechten Arm geschnitten, was sich richtig gut angefühlt hat. Anschließend habe ich es jeden Tag getan. Ich wollte es vor meinen Eltern verheimlichen, aber die sind schon nach einer Woche dahintergekommen. Wie, weiß ich nicht, da ich mit den Armen unter der Decke geschlafen habe. Meine Eltern haben völlig panisch reagiert und sofort den Hausarzt gerufen, dem ich den Arm zeigen musste. Daraufhin bekam ich einen Nottermin beim Psychologen und anschließend eine Therapie. Er dachte, das wäre so eine Pubertätserscheinung, die wieder weggeht. Von da an haben meine Eltern regelmäßig meine Arme kontrolliert, und immer, wenn ich mich geschnitten hatte, gab es einen Mordskrach. Die Beziehung zu meiner Mutter war damals katastrophal. Es gab sogar Momente, in denen ich sie und meinen Vater gehasst habe. Und ich war fest davon überzeugt, dass auch sie mich hassen. Ich konnte einfach nicht mit ihnen reden. Nach der Schule bin ich sofort auf mein Zimmer gegangen.

Im Juni 2004, da war ich noch auf dem Gymnasium, hatte ich einen Burn-out und wurde süchtig nach dem Beruhigungsmittel Oxazepam. Ein halbes Jahr später stellte ein Psychiater fest, dass ich eine Borderline-Persönlichkeitsstörung habe. Ich habe trotzdem das Abitur bestanden, wie ich das gemacht habe, weiß ich nicht, aber ich habe es geschafft. Dann bin ich an die Uni, um Anglistik zu studieren. Das war super, aber viel zu anstrengend. Ich war emotional dermaßen am Ende, dass mir ein Psychologe geraten hat, mich stationär einweisen zu lassen. Ich war ein Jahr in einer Abteilung für junge Menschen zwischen achtzehn und dreißig.

In der Klinik gab es strenge Regeln. Wenn man sich geschnitten hatte, wurde man bestraft und verwarnt. Nach drei Verwarnungen musste man gehen. Strafen sind bei mir sowieso wirkungslos. Was ich da mache, ist ein Hilfeschrei, aber das kapiert meine Umgebung immer noch nicht. In der Psychiatrie durfte man auch nicht über das Schneiden reden, also hat man es heimlich gemacht. Das Thema Selbstverletzung ist mit einer Art Tabu belegt, genau wie Selbstmord. Ich fand das irgendwie absurd, man muss doch über die Gründe reden und darüber, was durch das Schneiden oder Ritzen seinen Weg nach draußen sucht. Nur mit einer einzigen Therapeutin konnte ich hin und wieder darüber reden. Sie hat gesagt, dass es manchmal besser ist, sich selbst zu verletzen als gar nichts zu tun. Leider ist sie dann nach Neuseeland gezogen.

Als ich aus der Psychiatrie kam, war ich noch depressiver als vorher. Im September 2008 habe ich ein Fachhochschulstudium in Human Information Design and Strategy angefangen. Kommunikationsströme und Social-Media-Techniken als Teilbereich der Informatik. Ich habe bei meinen Eltern gewohnt, aber es ist mir wirklich sehr schwer gefallen, wieder nach Hause zu ziehen. Zum Glück kam ich dann in eine betreute Wohngruppe. Als ich auf Glatteis ausrutschte und mir die rechte Hand brach, bin ich wieder zu meinen Eltern gezogen, aber das ging von Anfang an schief. Wir haben es einfach nicht unter einem Dach ausgehalten.

Ich bin abgehauen und hatte ein echt schlimmes Jahr. Den Kontakt zu meinen Eltern habe ich abgebrochen, was dazu führte, dass ich mich noch einsamer fühlte. Ich war in einer verzweifelten Lage, habe alles versucht, um mich besser zu fühlen. Weil der Dekan ein gutes Wort für mich eingelegt hat, bekam ich woanders einen Wohnheimplatz. Aber die Einsamkeit blieb. Schließlich habe ich versucht, Selbstmord zu begehen, indem ich alle möglichen Tabletten geschluckt habe. Ein echter Hilfeschrei. Ich bitte nicht so leicht um Hilfe, weil ich Angst habe, abgelehnt zu werden oder mich lächerlich zu machen. Ich dachte, ich würde friedlich einschlafen, geriet aber furchtbar in Panik, und mein Herz hat geklopft wie verrückt.

Als ich wieder aus dem Krankenhaus kam, habe ich beschlossen, mir eine Pause zu gönnen. Ich bin jetzt viel zu Hause, kann mich aber durchaus beschäftigen. Seit Kurzem habe ich einen Freund, sodass ich nicht mehr so allein bin: Jemand, der immer für mich da ist und auf den ich mich verlassen kann. Gleichzeitig ist es eine ziemlich destruktive Beziehung, weil ich mich nach wie vor selbst verletze. Manchmal lasse ich mich an der Hochschule blicken, um etwas unter die Leute zu kommen. Wegen meiner Borderline-Störung gehe ich abends kaum in die Stadt. Zu viele Leute, zu viele Sinneseindrücke. Wenn ich unter Stress gerate, bekomme ich epileptische Anfälle und gerate total in Panik.

Inzwischen verstecke ich meine Narben nicht mehr, sondern laufe auch kurzärmelig rum. Früher trug ich Pulswärmer, die ich mir aus Socken gemacht habe. Bei schönem Wetter haben alle gefragt: Warum trägst du ständig Pulswärmer? Meine Selbstverletzung ist einfach ein Teil von mir. Die Beziehung zu meinen Eltern hat sich auch verbessert. Seit meine Mutter auf meinen Wunsch hin eine Ausstellung besucht hat, die von einer Selbsthilfeeinrichtung organisiert wurde, für die ich ehrenamtlich arbeite, können wir über das Thema sprechen. Sie versucht zu verstehen, und das weiß ich sehr zu schätzen. Mein Vater hat damit nach wie vor große Probleme.

31 »Es gibt Schweiger, Redner, Macher«

Vom unterschiedlichen Umgang mit Schmerz

Protokoll eines dreitägigen Selbsthilfeseminars für chronische Schmerzpatienten. Die beiden weiblichen Coaches, die den Kurs leiten, sind ebenfalls Betroffene. Ein Teilnehmer hat gesagt: »Ich war es gar nicht mehr gewohnt, mich vor einer Gruppe zu präsentieren. Aber ich wollte so offen und ehrlich wie möglich sein.«

Strahlender Sonnenschein. Ein knallblauer, wolkenloser Himmel. Ein Wald aus kahlen Bäumen, ab und zu ein grüner Nadelbaum. In der Nacht war es – 4 °C, und der Teich vor dem Konferenzhotel hat eine dünne Eisschicht. Drinnen wie draußen herrscht absolute Stille. Hier, an diesem Ort, wo sich Fuchs und Hase gute Nacht sagen, findet ein Seminar für Schmerzpatienten statt. Normalerweise melden sich acht bis zehn Personen an, diesmal sind nur vier gekommen. Die beiden Schmerzcoaches haben beschlossen, den Kurs trotzdem stattfinden zu lassen.

Wir sitzen an vier Tischen, die zu einem Viereck zusammengeschoben sind. In der Mitte steht eine brennende Kerze und ein Topf mit Petunien. Es ist Montagnachmittag, der Kurs »Lernen, mit dem Schmerz zu leben«, der von einer Stiftung für chronische Schmerzpatienten angeboten wird, kann beginnen. Mitglieder zahlen 125, Nicht-Mitglieder 150 Euro. In einer Ecke des Konferenzsaals stehen drei gemachte Betten für Teilnehmer, die eine kurze Auszeit brauchen, um schmerzende Gliedmaßen oder den Rücken kurz zu entspannen oder um sich ein paar Minuten auszuruhen.

Auf der Teilnehmerliste bin ich als Schmerzpatient aufge-
führt. Die Coaches beraten sich leise, aber als ein Teilnehmer
gereizt anmerkt, »Sind wir jetzt eigentlich hergekommen, um
über unsere Schmerzen zu reden oder über ihn?«, lassen sie ab-
stimmen. Alle vier Teilnehmer sprechen sich dafür aus, dass ich
bleiben darf, was einem der Coaches eher zu missfallen scheint.
Willeke ist eine kleine, zierliche Frau mit einem blassen, sorgen-
zerfurchten Gesicht und dünnen grauen Haaren. Ich schätze sie
auf ungefähr siebzig. »Hätte es auch nur eine Gegenstimme gegeben«, sagt sie bissig, »hätten Sie wieder gehen müssen.« Sie
nimmt mir das Versprechen ab, im Buch keinen Teilnehmer bei
seinem richtigen Namen zu nennen, damit nicht jedes Wort auf
die Goldwaage gelegt werden muss und die Betroffenen ihren
Emotionen freien Lauf lassen können.

Kurz nach zwei erklärt Betty (Jahrgang 1944) die Spielregeln
für die nächsten Tag. Sie hat ein ausdrucksstarkes Gesicht, auf
dem ständig ein Lächeln zu liegen scheint. Wie ihre Kollegin
Willeke ist auch sie Schmerzpatientin: Während Willeke Osteoporose hat, sitzt Betty mit einer unvollständigen Querschnittslähmung im Rollstuhl. Das heißt: Sie ist nicht vollständig gelähmt,
einige Funktionen sind erhalten geblieben.

»Lasst jedem seine Würde und versucht, möglichst in der
Ich-Form statt in der Wir-Form zu sprechen«, ermahnt Betty
die Teilnehmer. »Gefühle und Emotionen sind hier nicht verpönt, ihr könnt euch sicher fühlen. Jeder soll frei von der Leber
weg reden können, aber bitte eines nicht vergessen: Das hier ist
keine Therapiesitzung, sondern ein Training. Wir Schmerzcoaches werden manchmal eingreifen, wenn jemand zu lange am
Stück spricht. Macht es euch so bequem wie möglich. Und wenn
ihr auf und ab laufen oder euch hinlegen wollt – bitte sehr!«

Sie schlägt vor, mit einer Vorstellungsrunde zu beginnen. Jeder Teilnehmer soll ein Eigenschaftswort nennen, das zu ihm
passt und mit demselben Buchstaben anfängt wie sein Vorname.

Jules, ein robuster geselliger Typ, nennt sich »jovialer Jules«. Der einzigen weiblichen Teilnehmerin, Aaf, fällt nichts ein. Stattdessen nutzt sie die Gelegenheit, um kurz ihr Leid zu klagen. Die Frau ist Mitte vierzig, hat kurze Haare und eine gepflegte Erscheinung. Stakkatoartig zählt sie auf: der Vater mit einer gebrochenen Hüfte im Krankenhaus, die Mutter mit beginnendem Alzheimer, außerdem eine sich überall einmischende Schwiegermutter. Sie selbst bekam erst Rückenschmerzen, dann Schmerzen in einem und schließlich auch noch im anderen Bein, sodass sie gezwungen war, immer mehr Hobbys aufzugeben. »Zuletzt war es das Tanzen«, sagt sie seufzend.

Betty, die aufmerksam zugehört hat, nickt verständnisvoll: »Wir können euch nicht vom Schmerz befreien, und es gibt auch keine Patentrezepte. Aber wir können euch ein paar Hilfestellungen geben.«

Ihre Kollegin Willeke ergänzt: »Es geht darum, sich auf das zu konzentrieren, was man noch tun kann, um ein würdiges Leben zu führen. Man ist schließlich nicht Schmerzpatient, sondern ein Patient mit Schmerz.«

Als Nächstes sollen die Teilnehmer den Satz »Am Ende des Trainings möchte/hoffe ich …« vervollständigen. Am letzten Tag des Seminars werde dann überprüft, inwiefern das Ziel erreicht worden sei, erklärt Betty.

Egbert ist als Erster dran. Er ist weit über siebzig, mit seinem üppigen grauen Haarschopf und der durchtrainierten Figur wirkt er am vitalsten von allen. »Ich hoffe, eine neue Perspektive zu bekommen«, sagt er, »und unerwartete neue Einblicke. Außerdem knüpfe ich gern neue Kontakte.«

Jules möchte nach dem Kurs eine Selbsthilfegruppe gründen. Auf die Webseite, die er schon fertig habe, hätten sich bereits fünfzig Leute gemeldet, erzählt er stolz. Als er die verblüfften Blicke der Schmerzcoaches bemerkt, versichert er rasch, dass er

ihnen nicht Konkurrenz machen, sondern sich auf sein Einzugs-
gebiet beschränken will. Er habe dieselbe positive Grundein-
stellung wie die Schmerz-Stiftung, man wolle also dasselbe und
dürfe sich keine Vorwürfe machen. Die Coaches tauschen einen
kurzen Blick, sagen aber nichts.

Herman, ein Mann um die achtzig mit einem grauen, zerfurchten Gesicht und trüben Augen, schüttelt missmutig den
Kopf. »Tja, was soll ich da schon ergänzen?«, meint er. Lange
habe er geglaubt, er könne seine Grenzen selbst bestimmen, aber
was er vor einem Monat noch gekonnt habe, schaffe er heute
nicht mehr. Er habe jetzt schon das Gefühl, mit dem Rücken zur
Wand zu stehen, könne nur noch mit Schmerzmitteln existieren.
Und dann sei da noch die Angst, die ständige Angst, die Schmerzen könnten noch schlimmer werden. Er holt tief Luft: »Sagen
wir mal so … Ich hoffe auf neue Erkenntnisse.«

»Und ich hoffe, dass ich am Ende des Trainings gelernt habe,
mich nicht mehr so zu überfordern«, sagt Aaf, deren angespannte
Stimme Nervosität verrät. »Und dass ich es schaffe, meinem
familiären Umfeld und meinen Kollegen Grenzen zu setzen.«

Bestandsaufnahme

Willeke hat am Nachmittag einen Vortrag über chronische
Schmerzen gehalten, darüber, wie die eigenen Gedanken und
Gefühle den Schmerz aufrechterhalten. Sie hat erklärt, dass die
Fragen, die auftauchen und die niemand beantworten kann, nur
noch mehr Angst machen, woraufhin das Nervensystem noch
sensibler wird und man in eine Art Teufelskreis gerät. Man wird
mit allen möglichen Einschränkungen konfrontiert: mit körperlichen Einschränkungen und Schlafproblemen, aber auch mit
Unverständnis und Selbstwertverlust. Sozial wird man immer
isolierter. Freunde, Bekannte, Kollegen, die anfangs noch anru-

fen, haken einen irgendwann ab. Deshalb stelle sich die Frage, wie man mit dem Schmerz leben kann. Der erste Schritt bestehe darin, ihn anzunehmen, die Situation so zu akzeptieren, wie sie ist. Nicht dagegen anzukämpfen, nicht mehr von einem Arzt zum anderen zu rennen, sondern selbst zu überlegen, wie man damit klarkommen kann, sagt Willeke. Sich Unterstützung bei Leidensgenossen zu holen, zu lernen, sich zu entspannen und nicht dauernd mehr Verständnis vom persönlichen Umfeld einzufordern. Oft rege man sich über das mangelnde Verständnis auf, aber andere könnten die eigenen Probleme auch nicht lösen. Außerdem solle man an sich arbeiten, sagt sie: körperlich, psychisch und was das soziale Umfeld angeht.

Dann durften die vier Teilnehmer erzählen, wie der Schmerz ihr Leben verändert hat und was das für sie bedeutet. Egbert berichtet, dass es bei ihm schon 1978 anfing, nach einer Operation wegen »verschobener Wirbel«. Er war damals noch bei der Polizei, konnte aber nur noch unter großen Schmerzen laufen, sodass er mit vierundfünfzig in Frührente ging. Seine Hobbys gaben ihm Halt: Schachspielen, Eislaufen und vor allem Radfahren. Obwohl er nachts wegen der Schmerzen kaum länger als drei Stunden am Stück schlafe, habe er nicht lockergelassen. Für seine Kilometerleistung sei er von seinem Tourenradclub sogar ausgezeichnet worden.

Auch bei Aaf fing es mit Rückenschmerzen an: Erst war da so ein akuter Schmerz im unteren Rücken, vielleicht eine Stenose, eine Verengung des Wirbelkanals. Doch die Ärzte konnten keinerlei Beleg dafür finden, auch nicht auf einem MRT-Scan. Inzwischen hat Aaf schon alles Mögliche geschluckt: das Antidepressivum Fluvoxamin, Morphium bis zu 50 mg, zuletzt Amitriptylin. Nachdem sie erfolglos von einem Arzt zum anderen gerannt sei, wolle ihr Hausarzt sie jetzt zu einem Zentrum für unerklärliche körperliche Beschwerden schicken. Drei bis sechs Monate solle sie dort verbringen, doch sie habe Angst, dass ihre Mutter sie wegen der Alzheimer-Erkrankung nach dieser langen Zeit nicht mehr erkennen werde. Am liebsten würde sie eine Reha in einer nahegelegenen Stadt machen, aber ihr Hausarzt sehe darin keinen Sinn. Er vermute, dass sie mehr habe als nur Rückenschmerzen.

Herman erzählt mit heiserer Stimme, dass er Methadon gegen den Schmerz nimmt, der von seiner linken Hüfte bis in den Fuß ausstrahlt. Er war sein Leben lang Lehrer, zuletzt Schuldirektor. Seit seine demente Frau in ein Pflegeheim gekommen ist, wohnt er allein, aber das belaste ihn nicht sehr. Seine Ehe sei ohnehin alles andere als perfekt gewesen. Mit anderen Menschen – Familienmitgliedern, Nachbarn und Bekannten – hat er kaum Kontakt. Und das, obwohl er früher so ein geschäftiges Leben hatte, ja sogar Vorsitzender eines Tennisvereins und Gründer des ersten Bridgeclubs für Nichtraucher war.

Jules wiederum hat ein seltenes neurologisches Syndrom, gegen das es keine Medikamente gibt. Seine Adern zerbröseln buchstäblich, und er hat schon drei Schlaganfälle hinter sich. Außerdem habe er ständig Schmerzen in der Leiste und den Beinen, sagt er. Seit etwa fünf Jahren arbeitet er nicht mehr, sein Arbeitgeber hat ihn einfach vor die Tür gesetzt. Nun will sich Jules ganz auf sein neues Projekt – die Gründung einer Selbsthilfegruppe – konzentrieren.

Betty, eine der Coaches, erzählt ebenfalls von sich, ein unsicheres Lächeln verrät, dass ihr das nicht leichtfällt. Sie berichtet von einem dummen Fehler mit schlimmen Folgen. Eine Woche vor ihrem sechzehnten Geburtstag, kurz vor dem Beginn ihrer Ausbildung zur Balletttänzerin, hat sie beim Baden am See einen Kopfsprung gemacht – an einer Stelle, die nur sechzig Zentimeter tief war. Zwei Jungen haben sie aus dem Wasser gezogen, danach landete sie im Krankenhaus, um am nächsten Tag an ihrer gebrochenen Halswirbelsäule operiert zu werden. In einem Rehazentrum kehrten einige Funktionen zurück, sodass sie die linke Hand bewegen kann. Nur laufen geht nicht mehr. Ein paar Jahre später heiratete sie und bekam eine Tochter und einen Sohn, aber die Ehe scheiterte. Nach der Scheidung machte sie erst den Realschulabschluss und dann Abitur, um studieren zu können. Als ihr Sohn mit elf Jahren auf dem Schulweg mit dem Fahrrad tödlich verunglückte, gab sie ihr Studium auf und beschloss, sich mit spirituellen Themen zu beschäftigen. Vor allem der Gedanke an Reinkarnation hatte es ihr angetan.

Sie erzählt, dass sie jahrelang praktisch keine Schmerzen gehabt habe, dass diese an ihrem zweiundvierzigsten Geburtstag ganz plötzlich aufgetreten seien. Es habe sieben, acht Jahre gedauert, bevor sie den Schmerz einigermaßen unter Kontrolle gehabt habe. Trotzdem findet Betty, dass man als Querschnittsgelähmter gut leben kann. Fast fröhlich fügt sie hinzu: »Manchmal passieren Dramen, aber man darf kein Drama daraus machen. Rückblickend bin ich eigentlich sehr dankbar.«

Fragwürdige Normen

Der nächste Morgen beginnt mit ein paar Atemübungen, die der Entspannung dienen sollen. Anschließend fragt Betty in die Runde, welche Rolle Normen im Leben der vier Betroffenen spielen, auch was ihren Umgang mit Schmerz angeht: Sie sollen sich zum Beispiel an Sprichwörter erinnern, die sie früher oft zu hören bekommen haben. Auf diese Weise wollen die Coaches mehr über die Teilnehmer herausfinden, vor allem welche Faktoren ihr Verhalten bestimmen.

Jules schüttelt nur nachdenklich den Kopf. »Ich komme aus einer einfachen Familie. Bei uns gab es keine Sprichwörter.«

Herman, der sich die Hand hinters Ohr hält – »das Hörgerät«, wie er entschuldigend murmelt –, sagt: »Mein Vater kannte jede Menge Sprichwörter, die er allerdings immer durcheinandergeworfen hat. Eines hieß ›Der Wunsch ist Vater des Gedankens‹.«

Betty: »Kannst du ein Beispiel geben, in welchen Situationen er das gesagt hat?«

Herman: »Daran kann ich mich nicht mehr erinnern.«

Aaf, die nervös an ihrem Ärmel zupft, unterbricht die folgende Stille: »Meine Mutter hat immer gesagt: ›Es gibt Luxuspferde und Arbeitspferde.‹«

Betty: »Und meine Mutter sagte in schöner Regelmäßigkeit: ›Was sollen denn die Nachbarn denken!‹«

Willeke: »Wenn ich gesagt habe, ›Der eine so, der andere so‹, hat meine Mutter immer erwidert: ›Die Kirschen in Nachbars Garten schmecken immer besser.‹«

Betty: »Sprichwörter haben in der Regel eine negative Bedeutung. Und häufig werden sie zur Verhaltensnorm. Bei uns zu Hause hieß es immer: In unserer Familie streiten wir nicht. Dafür haben wir oft tage- oder auch wochenlang kein Wort mehr miteinander geredet. Auch später konnten wir nicht streiten, dabei ist es besser, das auszusprechen, was einen stört, statt immer nur beleidigt zu sein.«

Egbert: »Ah, jetzt fällt mir noch etwas ein: ›Wer nicht arbeitet, soll auch nicht essen.‹«

Betty: »Das ist auch so ein dummer Satz. Zumal wenn er Menschen gegenüber geäußert wird, die wegen ihrer chronischen Schmerzen nicht mehr arbeiten können. Aber die Normen, mit denen wir aufgewachsen sind, lassen sich so schnell nicht ablegen. Sie können einem zur Last werden: Wem immer eingebläut wurde, dass er seinen Teller leer essen soll, hat sein Leben lang Schwierigkeiten, etwas wegzuwerfen.«

Willeke: »Bei uns wurde Sparen zur obersten Tugend auserkoren.«

Betty: »Überlegt mal, welche Norm euch stört. Zum Beispiel gehört es sich, eine Geburtstagseinladung anzunehmen. Einen

Schmerzpatienten kann es große Überwindung kosten, das Stündchen aufzubringen, aber die anderen bemerken nur, dass man bloß eine Stunde bleibt. Was meint ihr?«

Jules, der sich die ganze Zeit Notizen gemacht hat: »Auf mich trifft das nicht zu. Ich selbst bin mir wichtiger.«

Egbert: »Bei uns gibt es so ein Sprichwort, dass man vor dem Kaffee nicht jammern darf. Ich persönlich würde nie meine Schmerzen anführen, um einen Termin abzusagen. Entweder ich beiße die Zähne zusammen und gehe hin oder, wenn ich das nicht schaffe, finde ich einen anderen plausiblen Grund.«

Betty: »Man muss tatsächlich aufpassen, den Schmerz nicht als Vorwand zu benutzen. Wichtig ist nur, dass man sich traut, klare Entscheidungen zu treffen. Je deutlicher man das macht, desto weniger haken die anderen nach.«

Willeke nickt zustimmend.

Jules: »Wenn ich Nein sage, verstehen das die Leute sofort.«

Betty sieht fragend in die Runde.

Aaf: »Mir fällt es nicht so leicht, Nein zu sagen. Meine Schwiegermutter ist wirklich nicht einfach. Ich habe meinen Job, der mir gefällt, und pflege meine Eltern. Aber sie will jedes Wochenende mit uns verbringen. Mein Mann und ich haben deswegen monatelang gestritten. Und als sie dann gesagt hat, dass sie noch vor dem Sommer sterben wird, wenn wir uns nicht um sie kümmern würden, fiel es mir noch schwerer, mit ihr meine Zeit zu verbringen.«

Herman: »Puh, das ist hart. Das ist kein Gespräch auf Augenhöhe, sondern eine Art Machtspiel.«

Betty: »Ich denke, so etwas kennt jeder von uns in der einen oder anderen Form. Ich für meinen Teil kann nur sagen – ein Rollstuhl hat auch Vorteile: Wenn ich sage, dass ich Schmerzen habe, dass ich nicht mehr kann, wird das akzeptiert. Euch sieht man das nicht sofort an.«

Jules: »Im Gegenteil. Mein Umfeld macht sich manchmal

sogar darüber lustig, wenn ich sage, es geht nicht mehr. Dann stehe ich da wie eine Heulsuse.«

Eine Frage der Übung

Am Dienstagnachmittag geht es um die Kraft der Gedanken. Die Kursteilnehmer sollen sich an eine Situation erinnern, in der sie sich schlecht, verunsichert oder ängstlich gefühlt haben. Anschließend sollen sie ihre damaligen Gedanken, ihre Gefühle und ihr Verhalten insgesamt hinterfragen. Wenn sie glauben, sie würden diese Sache heute anders angehen, sollen sie überprüfen, ob das eher Wunschdenken ist oder tatsächlich realistisch.

Jules ergreift als Erster das Wort: »Ich habe mit dem, was mir zugestoßen ist, abgeschlossen. Mein Arbeitgeber hat mich wie einen Müllsack vor die Tür gesetzt. Drei Jahre lang habe ich mit einem Anwalt gegen meine Entlassung geklagt. Aber gegen einen so großen Konzern kann man nicht gewinnen. Außerdem bin ich keine Kämpfernatur. In der ersten Instanz haben wir gewonnen, aber als ich zurückkam, war ich auf einmal überflüssig. Das Ganze ist jetzt über ein Jahr her, aber meine Abfindung habe ich immer noch nicht bekommen. Zum Glück ist das mit meiner Rente geklärt.«

Betty: »Macht es Sinn nachzuhaken?«

Jules: »Ich weiß nicht, vermutlich nicht. Ich wollte damit eigentlich auch nur sagen, dass es eine Weile gedauert hat, bis ich loslassen konnte.«

Herman: »Ich fühle mich verunsichert, machtlos und dadurch nervös, sobald ich eine Situation nicht unter Kontrolle habe. Zum Beispiel wenn ich auf den Bus warte und er einfach nicht kommt. Dann frage ich mich: Ist das überhaupt die richtige Haltestelle? Wurde der Fahrplan geändert?« Er zögert kurz, aber niemand unterbricht die Stille. »Wie ich mich stattdessen fühlen will? Na ja, ich wäre gern zuversichtlicher. Selbstsicherer. Ich sollte mich zwingen, die Dinge etwas zu relativieren, mir sagen, dass so etwas überhaupt kein Weltuntergang ist.«

Betty nickt ihm ermutigend zu: »Das ist eine Frage der Übung.«

Herman: »Mag sein, aber wie soll ich das üben? Ich kann in solchen Momenten meine Ohnmacht körperlich spüren. Und dann geht gar nichts mehr.«

Betty: »Es ist harte Arbeit, sein Denken zu verändern.«

Jules schaut für einen Moment in die Runde: »Ich finde, dass einem da der Buddhismus weiterhelfen kann.«

Willeke: »Wie meinst du …«

Aaf fällt ihr entrüstet ins Wort: »Meine Schwiegermutter hat letzte Woche einfach beschlossen, dass wir im Sommer zu dritt wegfahren. Sie hat mich nicht etwa gefragt, sondern mir das bloß mitgeteilt. Ich war wirklich sprachlos. Mein Mann hat nur eine begrenzte Anzahl von Urlaubstagen, und da habe ich ihr am nächsten Tag gesagt, dass ich nicht mit ihr verreise. Daraufhin meinte sie, ich solle mich nicht so anstellen, sie hätte uns im letzten Urlaub doch auch immer jeden Tag für ein paar Stunden allein gelassen. Da habe ich dann nur noch geschluckt und nichts mehr gesagt.«

Betty: »Was hättest du denn gern gesagt?«

Aaf: »Ich hätte ihr gern meine ganze Wut und Enttäuschung an den Kopf geworfen. Aber das kann ich nicht. Sie macht das ja nicht, um uns zu ärgern. Es ist … na ja, ich denke, sie hat einfach das Gefühl, zu kurz gekommen zu sein. Ihr Mann ist tot, und sie wurde als Kind viel geschlagen. Von meinem Mann kann ich keine große Hilfe erwarten. Mal ergreift er Partei für seine Mutter, mal für mich. Er hat mit ihr darüber geredet, und da hat sie zu ihm gesagt: ›Wenn ich erst mal tot bin, könnt ihr immer noch verreisen oder übers Wochenende wegfahren.‹«

Betty: »Du könntest das Thema doch noch einmal ansprechen. Ruf sie an und sag ihr, dass du dich überrumpelt gefühlt hast. Du kannst zwar ihr Verhalten nicht ändern, aber deines schon. An ihr kannst du hervorragend üben, deine Bedürfnisse klarzumachen.«

Anschließend dreht sie sich zu Egbert um, der noch keinen Ton gesagt hat, und fragt: »Und, was hast du uns zu erzählen?«

Egbert: »Mir fällt dazu nichts ein.«

Ein Schalentier ohne Schale

Ein fester Bestandteil des Kurses ist das Malen eines »Selbstporträts«, gern auch in Form von Symbolen oder Metaphern. Ich fand das zunächst etwas befremdlich, ja kindisch, aber Betty hatte mir während des Abendessens versichert, dass das wirklich etwas bringe. Gerade bei Männern, die sich verbal nicht so gut ausdrücken könnten, wenn es um ihre Gefühle gehe. Bei Bildern käme aber dann doch so einiges heraus. Beim Malen lenke man die Aufmerksamkeit nach innen, so Betty, und würde in diesem Moment weniger daran denken, wie die »Außenwirkung« sei. Tue man das gemeinsam mit anderen, lege man seinen Schutzpanzer ganz von allein ab. Jeder hier im Kurs habe sich im Lauf der Zeit ein dickes Fell zugelegt, einen Schutzpanzer, der nicht leicht zu durchdringen sei. Auch Betty habe sich nach der Querschnittslähmung so wertlos, so verletzlich gefühlt, dass sie einfach dichtgemacht habe.

Nachdem sich alle zurückgezogen haben, um ihr ganz persönliches Selbstporträt zu Papier zu bringen, erklärt Herman, mit den Tränen kämpfend, als Erster sein Bild. Er habe einen großen, verwundeten Vogel gezeichnet, der sich von der Außenwelt zurückzieht. Von der Sonne, der Luft. Schon seit Jahren sei er ganz auf sich gestellt, selbst zu seinen Kindern habe er kaum noch Kontakt. Leise beginnt er zu weinen. Die anderen starren unangenehm berührt vor sich hin. Als er sich einigermaßen gefasst hat, erzählt Herman, er habe wegen seiner Einsamkeit schon beim Sozialamt angeklopft. Ob man ihm nicht einen Betreuer zur Seite stellen könne? Jemanden, mit dem er reden oder einen Spaziergang machen könnte. Man werde ihn auf die Warteliste setzen, hatte es geheißen. Nach einem halben Jahr bekam er die Nachricht, er könne alle zwei Wochen mit einer Sozialarbeiterin telefonieren. »Einmal habe ich das probiert, aber die Frau hat mich nach einer Viertelstunde abgewürgt.« Jetzt sei er wieder auf der Warteliste gelandet. »Ich bin inzwischen völlig panisch, weil ich denke, dass nun alles nur noch übler wird.«

Willeke: »Verschlimmerst du den Schmerz durch deine Angst nicht zusätzlich?«

Herman: »Doch, bestimmt, aber ich kann sie einfach nicht abschalten. Ich fühle mich wie ein Schalentier ohne Schale. Beim kleinsten Anlass fange ich an zu weinen.«

Willeke: »Das ist ganz normal. Durch den Schmerz wird ein bestimmter Bereich im Gehirn getriggert, der für die Gefühle zuständig ist.«

Betty: »Hast du denn keine Freunde, die dich aufmuntern können?«

Herman: »Ich habe viele Freunde verloren, als ich nach meiner Pensionierung umgezogen bin. Es fällt mir ohnehin schwer, Freundschaften zu schließen. Außerdem komme ich kaum noch vor die Tür, höchstens eine Runde um den Block.«

Betty, an die Runde gewandt: »Noch gibt es für chronischen Schmerz keine Lösung. Wir müssen akzeptieren, dass die Situation nun mal so ist. Es kommt darauf an, wie wir sie betrachten, welchen Blickwinkel wir einnehmen.« Dann schlägt sie ein Büchlein auf und zitiert einen Sinnspruch:

»Nicht das, was wir erleben,
sondern wie wir darauf zurückschauen,
bestimmt die Art und Weise, wie wir etwas
empfinden und in Erinnerung behalten.«

Eine phantastische Entwicklung

Zum Abschluss des Kurses will Betty noch einen wichtigen
Punkt ansprechen, nämlich das Thema, ob man auch gut auf
sich achtet. Das sei gerade für Schmerzpatienten äußerst wichtig, da sie dazu neigten, fremde Bedürfnisse über ihre eigenen zu
stellen. An und für sich sei das nichts Schlechtes, sofern die Balance zwischen Altruismus und Egoismus gewahrt bliebe. Wenn
man selbst aber mit seinen Bedürfnissen immer zu kurz komme,
sei das bedenklich. Vor allem Frauen seien in dieser Hinsicht gefährdet, weil es ihnen schwerfalle, Nein zu sagen.

Ihr Rat lautet: Nehmt euch Zeit für euch selbst, tut, was euch
Spaß macht, führt Selbstgespräche. Geht liebevoll mit euch um
und respektiert euch! Sagt man »Puh, ist das heute stressig«,
fühlt man sich den ganzen Tag unter Druck gesetzt. »Und deshalb bin ich neugierig«, so Betty, »in welchen Bereichen ihr euch
nicht gut um euch kümmert.«

Aaf: »Also ich kümmere mich viel zu sehr um andere. Ich
muss wirklich versuchen, eine bessere Balance zu finden.«

Jules: »Mich nehmen viele Dinge, die mir andere erzählen,
zu sehr mit. Selbst bei Menschen, die ich nicht gut kenne, reagiere ich schnell betroffen. Ein Freund hat einmal zu mir gesagt: ›Wie wichtig du die anderen nimmst! Du bist wirklich ein
Buddhist. Aber du solltest mehr bei dir bleiben.‹ Damit hat er
sicher recht, doch ich denke manchmal, wenn ich mich anderen zuwende, zeige ich ihnen Respekt. Einen Respekt, den ich
im umgekehrten Fall natürlich gern für mich in Anspruch neh-

men möchte. Das klappt leider nicht immer. Ich weiß, dass ich jetzt erst einmal selbst zur Ruhe kommen, Grenzen setzen muss. Aber ich finde, dass ich hier schon ein paar Schritte vorangekommen bin.«

Egbert: »Das klingt vielleicht blöd, aber ich gehe oft über meine persönlichen Grenzen hinaus. Wenn ich dann erschöpft von einer 100-Kilometer-Radtour nach Hause komme, heißt es: ›Musste das sein?‹ Aber wer will mir vorgeben, wo diese Grenze liegt, wenn nicht ich selbst?«

Betty: »Wenn ich das so höre, scheint es, als hättest du deine Balance gefunden. Nur du weißt, was du kannst, wo deine Grenzen liegen. Und das ist ein befreiendes Gefühl.«

Herman: »Ich weiß nicht. Ich denke, ich kenne mein Manko, die fehlenden sozialen Kontakte. Ich habe mich nie darum bemüht, und das rächt sich jetzt, wo ich meine Hobbys und meine Arbeit los bin. Jetzt muss ich irgendwie aus meinem Mauseloch heraus; das ist ein Gefühl, als stünde ich vor einem Berg, den ich nicht bewältigen kann. Mag sein, dass ich es als befreiend empfinde, wenn ich die erste Etappe einmal geschafft habe – aber im Moment traue ich mich kaum loszulaufen.«

Bevor die vier Teilnehmer nach dem Mittagessen aufbrechen, wird besprochen, ob ihre Erwartungen an den Kurs erfüllt wurden. Jules haben die Sitzungen in seinem Vorhaben, eine Selbsthilfegruppe zu gründen, weiter bestärkt. »Ich dachte erst, das wird ganz leicht, aber wenn man dann die Emotionen mitbekommt, die in so einer Gruppe hochkommen können! Trotzdem denke ich, dass ich auf einem guten Weg bin, auch wenn ich noch viel lernen muss.«

Willeke: »Vielleicht solltest du noch ein paar andere Selbsthilfegruppen besuchen. Du musst auf alle möglichen Patienten vorbereitet sein: auf Schweiger, Redner, Macher, um nur ein paar Beispiele zu nennen.«

Aaf: »Ich möchte in Zukunft meine Grenzen besser respektieren. Auch ich habe hier zwar einiges gelernt, aber letztlich muss ich selbst aktiv werden.«

Herman: »Ich war es gar nicht mehr gewohnt, mich vor einer Gruppe zu präsentieren. Aber ich wollte so offen und ehrlich wie möglich sein. Ich hatte mir neue Perspektiven und neue Kontakte erhofft. Was die Perspektiven angeht, muss ich den Kurs erst mal auf mich wirken lassen. Mal schauen, was dann alles so hängen geblieben ist.«

Egbert: »Ich hatte gehofft zu hören, was die anderen alles so für Erfahrungen gemacht haben, aber dafür war die Gruppe leider sehr klein. Außerdem wurde Jules' Selbsthilfegruppe etwas zu oft angesprochen, dasselbe gilt für Aafs Schwiegermutter. Trotzdem fahre ich mit einem positiven Gefühl nach Hause, und zwar dank der Kursleiterinnen, die für einen reibungslosen Ablauf gesorgt haben.« Und nach einem kurzen Blick auf die Schmerzcoaches: »Wenn man Betty im Rollstuhl sieht, fragt man sich schon, was man eigentlich für Probleme hat.«

Eine unverrückbare Tatsache

Eine Umfrage im Auftrag der Stiftung für chronische Schmerzpatienten unter fünfundfünfzig ehemaligen Kursteilnehmern ergab, dass drei Viertel der Patienten anschließend besser mit ihrem Schmerz umgehen konnten, 88 Prozent chronischen Schmerz besser verstanden. Rund 90 Prozent würden den Kurs weiterempfehlen, 93 Prozent hat der Kontakt mit Leidensgenossen geholfen. Von so viel Einmütigkeit merke ich wenig, als ich die vier Teilnehmer nach einem Jahr anrufe und frage, ob ihnen der Kurs auf Dauer etwas gebracht hat.

Von Jules hatte ich bereits gehört, dass er seinen Plan mit der Selbsthilfegruppe auf ungewisse Zukunft verschoben hat.

Er verschickt regelmäßig einen digitalen Newsletter, in dem er von seinen Aktivitäten berichtet. Doch bisher hat er leider keinen Mitstreiter für seine Gruppe finden können. Er braucht aber eine Vertretung, wenn er im Ausland ist. Am Telefon hat er mir erzählt, dass er zwar noch Schmerzen hat, die aber ganz anders wahrnimmt, seit er einen Kurs in Achtsamkeit gemacht hat. Jules überlegt jetzt gemeinsam mit einem Medizinpsychologen, einen ähnlichen Kurs ins Leben zu rufen. Aber jetzt fliegt er erst einmal für mehrere Wochen auf die Philippinen.

Egbert sagte, dass ihm der Aufenthalt »auf dem Land« gut gefallen habe. Ansonsten, meinte er lakonisch, würden die Beschwerden im Alter nun einmal nicht weniger, Kurs hin oder her. Es bleibe einem eben nichts anderes übrig, als sich seinen Problemen zu stellen. Trotz allem sei er in den letzten beiden Monaten kräftig geradelt, am Ende seien elfhundert Kilometer auf dem Tacho gewesen. Keine schlechte Leistung, wie er meint.

Als ich Herman am Apparat hatte, ließ er seinen ganzen Frust ab. Er klagte, dass er während des Kurses zunehmend sein wahres Ich und seine Verletzlichkeit gezeigt habe, aber von den anderen nichts zurückgekommen sei. Jules und Egbert hätten ihn bloß als Sonderling gesehen, der dringend professionelle Hilfe bräuchte. Statt ernsthaft zu diskutieren, hätten sie jede Gelegenheit genutzt, um zu betonen, wie gut sie doch klarkämen. Sein Leben habe nach dem Kurs nur insofern eine neue Wendung genommen, dass er eine neue Hüfte bekommen habe, am Leistenbruch operiert worden sei und sich jetzt vermehrt um seine demente Frau kümmere. Sie wohnt seit Kurzem in einem Heim in der Nähe. Auf meine Bemerkung, dass er dann wenigstens vor die Tür komme, meinte er nur bitter: »Wenn du wüsstest, wie schlecht unsere Ehe in den letzten zehn Jahren war!«

Aaf hingegen blickte mit einem rundum guten Gefühl auf den Kurs. Bis dahin habe sie sich ständig anhören müssen, dass ihr Schmerz psychische Ursachen habe, aber dort hätten die anderen das einfach als Tatsache akzeptiert. Kurze Zeit später machte sie Nägel mit Köpfen und meldete sich gegen den Rat ihres Hausarztes bei der Reha an. Der behandelnde Arzt attestierte ihr einen geschädigten Nerv im Rücken. Sie bekommt seitdem Amitriptylin, arbeitet wieder ganz normal im Büro, gönnt sich aber Ruhepausen. Sie geht auch wieder tanzen. Sie könne zwar nicht alles mitmachen, aber die langsameren Standardtänze klappten schon ganz prima. Und was ihre Schwiegermutter angehe: Die habe sich einer Hüftoperation unterziehen müssen und liege mit mehreren Komplikationen in einem Pflegeheim.

32 »Schmerz gehört dazu«
Ein berühmtes Balletttänzerpaar erzählt
von seinen Erfahrungen

*Die beiden ehemaligen Ballettstars Alexandra Lex
Radius (Jahrgang 1942) und Han Ebbelaar (Jahrgang
1943) tanzten bis Ende der 1980er-Jahre u.a. für das
Nederlands Dans Theater, für Ensembles in New York
und für das Niederländische Nationalballett. Die
beiden sind auch privat ein Paar und erzählen von der
täglichen Marter des Profitänzers, von gutem und
schlechtem Schmerz. Und davon, wie es für Alexandra
gewesen ist, mit dem Superstar Rudolf Nurejew zu
tanzen.*

Han Ebbelaar: Mein Körper ist eigentlich nicht besonders geeignet fürs Tanzen. Meine hinteren Oberschenkelmuskeln sind
zu kurz, nur durch hartes Training konnte ich sie dehnen. In
meinem Tänzerleben musste ich immer wieder bis über die
Schmerzgrenze hinausgehen. Wenn ich im Urlaub nicht trainierte, hatte ich die ersten fünf Tage nach meiner Rückkehr
furchtbare Schmerzen, die nur mit Paracetamol zu ertragen waren. Deshalb nahm ich mir irgendwann nur noch höchstens eine
Woche Urlaub.

Je älter man wird, desto häufiger muss man trainieren und
tanzen, um gelenkig zu bleiben. Gleichzeitig steigt das Verlet-
zungsrisiko. Wir tanzten etwa acht Jahre lang noch ein eigenes Programm neben dem Nationalballett. Unser Repertoire bestand aus fünf Balletten.

Alexandra Radius: Früher klagte man nicht über Schmerzen und Verletzungen. Wir hatten 275 Vorstellungen im Jahr,

manchmal zwei oder drei am Tag. Es gab Wochen, in denen wir drei Mal *Schwanensee* tanzten – völlig verrückt, denn dieses Ballett ist sehr schwierig und anstrengend. Jetzt gibt es für alles Doubles, man kann also guten Gewissens sagen, dass man Schmerzen hat. Heute reden alle über Schmerzen.

Han Ebbelaar: Wirklich begriffen, was mir bevorstand, habe ich, als ich zum ersten Mal »Battements« üben sollte. Das sind schlagende Bewegungen mit dem Spielbein. Man steht an der Stange, wirft das Bein hoch und darf nicht mit dem Fuß einknicken. Ich dachte: Das schaffe ich nie! Diese Bewegung war ein echter Angriff auf meine Beine, und es hat wahnsinnig wehgetan. Zum Glück hatten wir beide gute Lehrer, die uns beibrachten, das Gleichgewicht zu halten und gut aufzukommen. Die Tänzerinnen heute reißen die Beine viel zu weit nach oben. Das geht aufs Zwerchfell und aufs Becken, man verletzt sich unglaublich schnell dabei. Deshalb gibt es jede Menge ehemalige Tänzer mit künstlichen Knie- und Hüftgelenken.

Alexandra Radius: Ich hatte in den 1960er-Jahren lange schreckliche Probleme mit den Zehen. Ein kleines Hühnerauge zwischen den Zehen drückte auf den Knochen. In den Spitzenschuhen entzündete es sich immer mehr. Wenn ich auf Tournee war und sehr viel tanzte, entstand ein richtiges Loch zwischen den Zehen. Ich musste den Eiter herauslöffeln und danach ein heißes Fußbad mit Natron nehmen. Das weiße Fleisch um die Wunde entfernte ich mit einer Nagelschere.

Bei einem Auftritt in Amerika – wir absolvierten über fünfzig Auftritte in zwei Wochen – kam die Wunde mit verunreinigtem Wasser in Kontakt und infizierte sich. Mein Fuß schwoll dick an. Ich zog zuerst weiche Turnschuhe an, anschließend zu kleine Schuhe und zum Schluss meine Spitzenschuhe. Ich machte meine Zehen gefühllos, indem ich sie ein paar Mal fest in den Boden rammte. In der Pause kam eine Krankenschwester, um die Entzündung zu versorgen. Vier, fünf Jahre lang habe ich alles Mögliche versucht: schmerzstillende Salben, eine glühende Nadel – so lange, bis ein Chirurg beide Zehen zusammennähte. Danach war Ruhe.

Die Frauen in unserem Beruf haben durch das Spitzentanzen gelernt, mit Schmerzen umzugehen. Männer geben schneller auf. Auch wenn man seine Tage hat, muss man weitermachen. In Russland bekamen die Frauen in dieser Zeit wenigstens ein paar Tage frei. In Israel hatte ich während meiner Tage einmal fünf Aufführungen hintereinander, ohne die Möglichkeit, dazwischen auf die Toilette zu gehen.

Han Ebbelaar: Tanzen heißt leiden. Schmerzen gehören einfach dazu. Aber das klingt schlimmer, als es ist. Ich hatte bei einem »Jeté«, einem Sprung, mal einen Muskelriss, den man sogar hören konnte. Anschließend musste ich unheimlich aufpassen, deshalb habe ich meine Beine abends zur Vorbeugung in einen Bottich mit Eiswasser gesteckt. Als Tänzer muss man sich gut um seinen Körper kümmern. Der Choreograph will nun mal, dass man vieles ausprobiert. Beim klassischen Ballett ist alles festgelegt, aber bei modernen Choreographien gibt es viel Spielraum. Der Tanz wird oft sehr intensiv, was wiederum zu Verletzungen führen kann. Gerade wenn man dann denkt, dass man eine Sequenz oft genug wiederholt hat, sagt der Choreograph: »Versuch das noch mal, zur Not tanzt du eben mit und setzt bei einigen Bewegungen aus!« Aber auch beim Mittanzen verletzt man sich oft.

Alexandra Radius: Man lernt schnell, dass es guten und schlechten Schmerz gibt. Es gibt Muskelschmerzen, bei denen man ahnt, dass sie nicht folgenlos bleiben. Wenn man etwas sechzig Mal hintereinander machen muss, kann ein Muskel reißen. Wir saßen oft abends zu Hause und steckten unsere Füße abwechselnd in zerstoßenes Eis. Das sorgte für eine gute Durchblutung und milderte Schwellungen. Dann bestand die Chance, dass es am nächsten Tag besser ging. Wenn das nicht half, hieß es eben: den Schmerz aushalten. Ich musste mal ein ganzes Programm mit Hexenschuss absolvieren. Ich schluckte Paracetamol und Voltaren. Es gab auch Zäpfchen, die waren sehr viel stärker, aber mit denen habe gar nicht erst angefangen.

Han Ebbelaar: Guter Schmerz ist ein Freund.

Alexandra Radius: Gesunder Muskelschmerz fühlt sich gut an. Er zeigt, dass man gut trainiert hat. Aber wenn man aus dem Studio hinkt, fragt man sich manchmal, wie man jetzt noch nach Hause kommen soll.

Han Ebbelaar: Wenn man sich eine halbe Stunde lang ordentlich aufwärmt, kann man sich mithilfe der Körperwärme erholen. Durch das Aufwärmen ölt man die Muskeln gewissermaßen. Man muss sich immer wieder neu aufwärmen, es kann schließlich sein, dass der Choreograph einen noch mal braucht. Früher wurde im Stadttheater *Giselle* als Matinée gespielt. Es war dort im Winter immer eiskalt, und es hat lange gedauert, bis man sich aufgewärmt hatte!

Alexandra Radius: Am schlimmsten war *Schwanensee*. Da lag man im durchnässten Kostüm auf dem Boden. Aber man musste schon todkrank sein, um nicht aufzutreten. Ich habe mit vierzig Grad Fieber getanzt.

Han Ebbelaar: Die älteren Tänzer wissen genau, was zu tun ist. Wenn sich die anderen Tänzer mit ihren Wehwehchen ins Studio schleppten, schickte ich sie zu Alexandra. Sie kannte sich aus und war unsere inoffizielle Ärztin.

Alexandra Radius: Rudolf Nurejew konnte extrem viel aushalten. Ich habe fünf Jahre lang mit ihm getanzt, in London, Wien, New York und Amsterdam. Der hat wirklich für vier getanzt! Er gab zehn Wochen hintereinander acht Vorstellungen pro Woche. Montags hatte er frei, aber dann flog er nach London, um dort aufzutreten. Er war süchtig nach der Bühne und hat sich geschunden. Wenn man schon sah, wie der hereingehinkt kam! Zwischen den Vorstellungen ließ er sich massieren.

Er war der erste echte Superstar im Ballett und wahnsinnig anspruchsvoll. Wenn man bei einem *Pas de deux* nicht richtig mitmachte, ließ er einen einfach fallen.

Han Ebbelaar: Vor allem beim modernen Tanz muss man viel heben. Es ist sehr wichtig, dass die Partnerin mitatmet, das erleichtert die Sache etwas. Die Tänzerinnen wiegen fünfundvierzig, manchmal auch fünfzig oder sogar fünfundfünfzig Kilo. Laut Arbeitsgesetz dürfen Bühnenarbeiter nicht mehr als zwanzig Kilo heben, weil es schlecht für den Rücken sein soll… Mein Rücken war immer ein Problem, aber ich habe ihn noch jedes Mal überreden können mitzumachen. Außerdem: Hat die Vorstellung erst mal begonnen, spürt man keinen Schmerz mehr. Tanzen ist die beste Medizin.

Alexandra Radius: Ich habe mir mehr als einmal schwere Verletzungen zugezogen. Bei einem Ballett des Choreographen Rudi van Dantzig hob mich mein Partner hoch und ließ mich direkt auf den Kopf fallen. Ich verschwand hinter den Kulissen und rief: »Close the curtains!« Aber dann tanzte ich doch noch zu Ende. Ich bin gerade noch mal an einem Bandscheibenvorfall vorbeigeschrammt, aber meine Wirbelsäule war ziemlich gestaucht und ich litt noch lange an den Folgen. Ein anderes Mal setzte mich mein Partner sehr unsanft ab. Mein Fuß schwoll wahnsinnig an, aber sechs Wochen später tanzte ich wieder *Schwanensee*.

Han Ebbelaar: Wir sind immer zu zweit gewesen, das hat viel ausgemacht. Wenn einer nicht mehr konnte, gab ihm der andere einen Tritt in den Hintern. Ich glaube, ich habe mehr Tritte eingesteckt als ausgeteilt. Vor Premieren war ich nervöser als Alexandra. Ich hatte jedes Mal einen Riesenbammel.

Alexandra Radius: Vor Premieren gingen wir besonders früh ins Theater. Ich genoss die Aufregung regelrecht. Aber nach dreiunddreißig Jahren habe ich es gut sein lassen. Heute liebe ich es, mir Ballettaufführungen anzusehen.

33 Die Wahl der Qual

Sadomasochismus und der Zusammenhang
von Schmerz und Lust

*Schmerz und Lust liegen dicht beieinander. Denn
durch den Schmerz werden Endorphine ausgeschüttet,
die den Schmerzerlebenden in eine Art Trance versetzen können. Ein Phänomen, das in der BDSM-Szene
gezielt herbeigeführt wird. Anhänger dieser besonde-
ren Form der Lustgewinnung einigen sich vor dem
sexuellen Spiel auf verschiedene Rollen (z. B. Herr,
Sklave) und vereinbaren ein Kennwort, mit dem bei
zu starken Schmerzen abgebrochen werden kann.*

Was nun die richtige Bezeichnung ist – Sadomasochismus oder
BDSM, wie man seit den 1990er-Jahren politisch korrekt sagt –,
darüber herrscht nach wie vor Uneinigkeit. Letzteres ist ein
Sammelbegriff, der sich aus Abkürzungen zusammensetzt: BD
steht für *bondage & discipline*, DS für *dominance & submission* und SM für *sadism & masochism*. Doch im Grunde sind
die Begriffe Sadismus und Masochismus irreführend: Denn ein
echter Sadist möchte anderen gegen ihren Willen Schmerz zufügen, und ein echter Masochist versucht, andere zu zwingen, ihn
zu quälen. In Wirklichkeit ist Zwang unter den Anhängern dieser sexuellen Spielart verpönt. Oder, wie es der niederländische
Sadomasochismus-Verband VSSM, laut Eigenaussage einer der
ältesten in Europa, definiert: »SM ist ein Spiel, bei dem ein Partner dem anderen *freiwillig* Macht überträgt.« Voraussetzung
ist, dass das in gegenseitigem Einverständnis geschieht und dass
gesichert ist, dass die Teilnehmer geistig gesund sind und sich an
die vorher vereinbarten Regeln halten. »Sind diese Vorausset-

zungen nicht erfüllt, kann unserer Auffassung nach keine Rede von SM sein«, so der Verband in einer Broschüre, »sondern eher schon von Missbrauch.«

Trotzdem ist es nicht einfach, einen allgemeinen, alles umfassenden Überbegriff zu finden, da Menschen, die Herr und Sklave spielen, sich nicht unbedingt als Sadist und Masochist verstehen. So wie nicht jeder Masochist unterwürfig ist, muss nicht jeder Sadist dominant sein. Deshalb werden einfachheitshalber die amerikanischen Überbegriffe *Top* für den aktiven Spieler (Sadist, Dominus, Herr) und *Bottom* für den Partner (Masochist, Unterworfener, Sklave) verwendet. Etwas genauer sind die Begriffe bei Dominanz und Unterwerfung – kurz DS – abgegrenzt: Hier steht Dom für *dominance* und Sub für *submission*. DS ist ein Machtspiel, bei dem der Sub weniger auf den Schmerz als auf die Unterwerfung abfährt, während es bei denjenigen, die Sadomasochismus praktizieren, viel stärker auf das körperliche Erleben ankommt. Von *dominance* kommt auch der Begriff *Domme* oder *Femdom* für eine Frau, die keine gewerbsmäßige Domina ist. Professionelle heißen Domina, Dominatrix, *Prodomme* oder Herrin.

Obwohl manche den historisch stark belasteten Begriff »Sklave« lieber vermeiden, gibt es die Kategorien des Lust- und des Schmerzsklaven. Der Lustsklave ist der passive Teil und muss geduldig warten, bis die anderen ihn vielleicht an ihrem Spiel beteiligen. Letztlich dient er nur ihrem sexuellen Genuss. Der Schmerzsklave ist wiederum ein Bottom, der Schmerz leiden will, aber ebenfalls eine passive Rolle einnimmt.

Wie viele Menschen regelmäßig SM-Spiele betreiben, lässt sich schwer einschätzen, da sich nur wenige offen zu ihren Neigungen bekennen. Es gibt spezielle Vereine, die zu SM-Abenden einladen oder zu einem Wochenende im Kreise Gleichgesinnter.

Es gibt aber auch SM-Formen, die sich nicht dafür eignen, sozusagen im Vereinskontext ausgelebt zu werden, zum Beispiel der extreme *total power exchange* (»absoluter Machtaustausch«): Hier setzt ein Partner einen »Sklavenvertrag« auf, mit dem sie – oder er – dem dominanten Partner unumschränkte Macht einräumt. Die Sklavin oder der Sklave ist von nun an Eigentum des dominanten Teils. Das kann bedeuten, dass eine Sklavin, die tagsüber eine Führungsposition bekleidet, abends zu Füßen ihres Herrn kniet und mit gesenktem Blick seine Befehle erwartet. Er kann mit ihr machen, was immer ihm in den Sinn kommt. So wie René in dem 1954 erschienenen erotischen Roman *Die Geschichte der O* von Anne Cécile Desclos – sie schrieb das Buch unter dem Pseudonym Pauline Réage – es mit seiner Sklavin O tut, die im normalen Leben eine erfolgreiche Pariser Modefotografin ist. Bei Roissy besitzt er ein abgelegenes Schloss, in dem sich Frauen dem Willen der Männer vollständig unterwerfen. Eine ähnlich extreme Form ist *lifestyle sm* oder *24/7*. In einer solchen Beziehung praktizieren die Paare rund um die Uhr SM, die Unterwerfung erstreckt sich auf alle Lebensbereiche, von der Haushaltsführung bis zum Sex.

Für die meisten ist SM allerdings in erster Linie ein »Freizeitvergnügen«, wenn auch eines, das sie sehr ernst nehmen. Die »devote« Tara bezeichnet es in der Verbandszeitschrift des VSSM als eine Art Virus: »Manche Menschen tragen es von Geburt an in sich und finden irgendwann heraus, dass es einen Namen hat. Andere geraten eher zufällig damit in Berührung und haben das Gefühl, ›endlich nach Hause gekommen zu sein‹. Ich selbst habe mir das Virus 2006 eingefangen.« Habe man sich erst einmal angesteckt, so Tara, »kann man einfach nicht mehr ohne leben. Man muss ständig daran denken. Man steht im Baumarkt und sieht das Warenangebot plötzlich mit ganz anderen Augen: Überall entdeckt man neue potenzielle Spiel-Accessoires.«

Ponygirls

Eine SM-Beziehung beginnt in der Regel mit dem Anlegen des Halsbands, was die Unterwerfung des Bottom unter den Top symbolisiert. Das Halsband kann aus Leder, Stoff, Metall, Gummi oder Holz sein und ist mit weichem Leder, Pelz oder Lammfell gefüttert. Es ist mit einem Ring versehen, an dem der Top eine Kette oder Leine befestigen und seinen Partner hinter sich herziehen kann.

Dieses Halsbandanlegen findet im Rahmen einer Zeremonie statt, auf einem Verbandstreffen oder in kleinem Kreis in Anwesenheit eines Zeremonienmeisters und vor ein oder zwei Zeugen des neuen Paars. Nachdem der Zeremonienmeister eine kurze Rede über die Bedeutung des Halsbands für die Beziehung gehalten hat, fragt er den Dominus, ob er begreife, welche Verantwortung das Halsband mit sich bringe. Dann wendet er sich an den Bottom, um sich zu versichern, dass dieser seine neue Rolle aus freien Stücken annimmt. Anschließend überreicht er das Halsband dem Dominus, der es dem Bottom erst nach dessen Zustimmung und dem Versprechen, sich dem neuen Herren hingebungsvoll zu unterwerfen, anlegen darf. »Wenn ich das Halsband trage, werde ich von einer selbstbewussten Karrierefrau auf einmal zur gehorsamen Sklavin, die anstandslos tut, was ihr Herr von ihr verlangt«, so die Masochistin Suzanne M. auf ihrer Webseite.

Vor dem Spiel vereinbaren die Partner ein Kennwort für den Fall, dass etwas schiefgeht oder der Dominus aus Versehen eine bestimmte Grenze überschreitet. Das Spiel beginnt mit dem Fesseln oder Anketten des Bottom oder Sub mithilfe von Seilen, Ketten, Klebeband, Handschellen oder einer Zwangsjacke. Man kann an die Wand, auf ein Bett, an ein Andreaskreuz oder einen Stuhl gefesselt werden. Es gebe, abgesehen von solchen Fesselungen, unendlich viele Möglichkeiten, sich Schmerz zuzufügen, so Tara im Verbandsblatt. Die beliebteste Methode ist *Spanking*, das Schlagen auf den Po – mit der bloßen Hand oder einer Peitsche, einer Reitgerte oder einem Paddle (ein Züchtigungsinstrument aus Holz mit einer glatten Oberfläche). Peitschen gibt es in drei Ausführungen: Gerten, Riemenpeitschen (*flogger*) und lange einfache Peitschen (*single tails* oder *bullwhips*). Letztere lassen auch Zirkusdompteure knallen. Das Schlagen ist aber nur ein Aspekt von SM. Auch Klemmen, Wärme, Kälte, Elektrizität, Nadeln und normale Wäscheklammern können Schmerzen verursachen. Die einfachste Methode, um mit Hitze zu spielen, sind Kerzenfett und heißes Öl. Starke Schmerzen verursachen an der Brustwarze befestigte Klemmen; nach einer gewissen Zeit werden sie entfernt, die Brust reagiert nun hochempfindlich auf jede Art von Berührung. »Schmerz und Lust liegen dicht beieinander«, schreibt Suzanne M. »Wird man auf diese Weise an empfindlichen Stellen liebkost, ist das einfach herrlich. Man weiß gar nicht mehr, was Schmerz und was Lust ist, aber Letzteres überwiegt: Das ist ein unbeschreibliches Gefühl.«

Kältereize erzielen SMler mit Eiswürfeln; soll Elektrizität ins Spiel kommen, arbeiten sie oft mit einer Art TENS-Gerät, das extra für solche Spielchen erhältlich ist. Der Top befestigt es an Bein oder Schenkel des Partners und kann dann Stärke und Frequenz der elektrischen Reize einstellen. Beliebt sind auch medizinische Instrumente aus dem gynäkologischen und zahnärztlichen Bereich. Mit einem Zahnarzthaken bearbeitet der Top Brust, Bauch, Po und Beine seines Partners, und fügt ihm so oberflächliche Wunden zu.

Für viele SMler ist das Rollenspiel besonders wichtig; selbst Staubsaugen bekomme plötzlich eine ganz andere Bedeutung, wenn der Sub bis auf Stilettopumps splitternackt ist. Die meisten inszenieren Haus-, Küchen- oder auch Schulspiele, bei denen beispielsweise ein Schüler von einer strengen englischen Gouvernante mit einer Gerte bestraft wird. Damit alles möglichst rea-

listisch wirkt, richten die Spieler ein Klassenzimmer mit Schul-
bänken ein und kleiden sich entsprechend. Andere Phantasien
kreisen um die Beziehung Arzt – Krankenschwester/Patient oder
Hausherr – Knecht/Dienstmädchen. Beim sogenannten *age-
play* spielt der eine Partner den Erwachsenen und der andere
das Kind. Andere SMler entscheiden sich für extremere Phantasien, sie inszenieren Vergewaltigungen, Hinrichtungen und Ent-
führungen – aber eben nur in spielerischen Situationen. Es kann
auch vorkommen, dass Top und Bottom die Rollen tauschen:
ein sogenannter *Switch*. Erfahrene SMler machen bei so etwas
oft nicht mit – aus Angst, dass ein Bottom, der den Top spielen
soll, zu fest zuschlägt. Es wird ganz schön ausgeteilt, aber ein erfahrener Dominus kennt die Grenzen.

Paare, denen es an Inspiration fehlt, können sich Rat auf verschiedenen Webseiten holen, wo in alphabetischer Reihenfolge
alle möglichen Spielarten auflistet sind – angefangen von »Aku-
punkturnadeln« über »Ponygirls« bis hin zu »Schwebetisch«
(ein an Ketten hängendes Brett, auf dem der Sub mit verbundenen Augen liegt). Bei den »Ponygirls« oder »-boys« handelt es
sich um eine Spielart, bei der der passive Partner »aufgezäumt«
wird: mit Trense, Zügeln, Scheuklappen und Pferdeschwanz,
welcher mit einem Analstöpsel befestigt wird. In hochhacki-
gen, hufförmigen Schuhen werden die Subs vor einen Wagen gespannt und dann von ihrem Herrn mit der Peitsche bearbeitet.
Ein »Ponygirl« zu sein sei eine ernste Angelegenheit. »Es gibt
Treffen, bei denen Fans dieser Lustform hübsch verzierte Kut-
schen hinter sich herziehen. Die Fotos stellen sie dann ins Internet«, erzählt Suzanne M. bei unserem Treffen in einem Amsterdamer Café. Sie selbst lasse so etwas eher kalt. »Überhaupt
sind Rollenspiele nicht so sehr mein Ding. Ich habe erlebt, dass
Männer den Dominus nur ›spielen‹ wollen, aber das funktioniert nicht. Das ist kein Spiel! Entweder man hat diese Autorität
in sich oder eben nicht. Ich hatte mal einen Partner, der in die-

ser Hinsicht gar keine Ausstrahlung hatte. Jedes Mal, wenn er gesagt hat, ›Ich will, dass du …‹, habe ich gefragt, ›Warum?‹. Er war völlig verwirrt, dass ich seine ›Befehle‹ hinterfragt habe.«

Ein erfahrener Top, der seinen Sub zu sexuellen Höhepunkten bringt, indem er ihn (oder sie) paradoxerweise extrem erniedrigt, genießt in der SM-Szene hohes Ansehen. Oft hat er mehrere Subs, von denen er sich mit »Herr« anreden lässt. Manche Tops fühlen sich ihren Mitmenschen überlegen, vor allem solchen, die sich mit »Blümchen-Sex« zufriedengeben.

Den Großteil der Tops reize es zu sehen, wie weit sie gehen können. Die Hemmschwelle sei sowohl bei den Tops als auch den Subs sehr unterschiedlich. Manche würden sofort zuschlagen, andere bevorzugten eine langsame Steigerung. »Ich habe festgestellt, dass ein männlicher SMler sich oft schwerer tut«, so Suzanne M. »Es ist ja gesellschaftlicher Konsens, dass man eine Frau nicht schlagen sollte. Frauen sind da nicht so zimperlich. Ich habe einmal eigene Rohrstöcke angefertigt, und als eine Französin einen kaufen wollte, habe ich ihn ihr geschenkt – unter der Bedingung, dass sie mich damit schlägt. Das hat sie dann auch getan, und nach drei, vier Schlägen hat es geblutet. So sehr, dass unsere Verbandszeitschrift die Veröffentlichung der Fotos abgelehnt hat.«

In der Regel dosiert der Dominus die Schläge anfangs noch sorgfältig, um die Haut vorzubereiten und eine Endorphinreaktion auszulösen. Endorphine unterdrücken den Schmerz und rufen ein Gefühl von Glück, Euphorie und Frieden hervor – eine Art Läuferhoch, ein Zustand, in den Ausdauersportler bei hartem Training oder einem Wettkampf geraten. Der Top wärmt die Haut mit sanften Schlägen einer Peitsche auf, die so ziemlich alles zwischen einer Streichelpeitsche aus Lammleder und einer Gummipeitsche sein kann. Er wechselt das Schlagen mit Streicheln und Kitzeln ab, und greift immer wieder zu einer anderen Peitsche, zum Beispiel zu einer Neunschwänzigen Katze. Damit schlägt er auf Schulterblätter, Schenkel und Po und verursacht Striemen. Die Peitschenenden berühren den Körper nur ganz kurz, was eine beißende Schmerzempfindung auslöst. In der Regel schlägt er den Sub mit Paddles und Rohrstock grün und blau, und zwar mit zunehmender Kraft, bis der Partner in eine ekstatische Trance fällt und einen Bewusstseinszustand erreicht, der *subspace* oder *headspace* genannt wird. Der Schlagende selbst gerät ebenfalls in Trance, aber diese *domspace* ist längst nicht so intensiv wie das, was Bottom oder Sub erleben.

Der Bottom gelangt durch den Schmerz emotional an einen Ort, an den er unter normalen Umständen nie hinkäme. In dieser Phase der Endorphinausschüttung sind die extremsten Situationen möglich: Frauen lassen sich mit einer Peitsche zwischen die Beine schlagen, Männer erlauben es, dass man ihnen eine brennende Kerze unter die Hoden hält – so lange, bis man versengtes Fleisch riecht. »Der Partner bestimmt dann alles. Er hat sich meines Willens bemächtigt«, so Suzanne M. »Wer einmal so eine Endorphin-Erfahrung hatte, will dieses Erlebnis so schnell wie möglich wiederholen. Das ist wie ein Morphium-Kick. Deshalb halte ich mich nie lange mit Aufwärmen auf – auch wenn man das nicht immer selbst bestimmen kann.«

Der *subspace* oder *headspace* besteht aus sechs verschiedenen Phasen, beginnend mit der ersten, dem *topspace*. Bottom und Sub haben, manchmal bereits zu Hause, das Gefühl, ein wenig zu schweben, sich von der Realität langsam hinüber ins Spiel zu bewegen. Die zweite Phase, *marginally down space*, tritt ein, wenn der Top seine Macht langsam auszuspielen beginnt; das kann mit einem Blick sein, einem Befehl, einem Schlag. In der dritten Phase, dem *sprite* oder *sammy space,* wird der Bottom testen, ob der Top ihn wirklich im Griff hat, indem er (sie) während des Spiels absichtlich kleine Fehler begeht. In der darauffolgenden Phase, *blonde space* genannt, ist der Sub bereits so absorbiert, dass er mit Verzögerung reagiert und Schwierigkeiten hat, Fragen zu beantworten. *Deep blonde space* ist eine Phase, die nicht jeder Bottom erlebt. Die Ausschüttung von Adrenalin und Endorphin kann dazu führen, dass er nicht mehr richtig stehen oder sprechen kann. Wenn alles glattgeht, gerät er von der *blonde* oder *deep blonde space* direkt in *sub vocal* oder *primal space*. Suzanne M. schreibt über diesen Übergang:

Der Bottom verliert manchmal etwas den Überblick über die Situation: Ein Seil sitzt etwas zu fest, aber sie sagt nichts dazu, weil sie denkt, dass es nicht so lang dauern wird. Es wird unangenehmer, aber sie gerät in Trance, also sagt sie nichts. Dann wird der Schmerz, den die ins Handgelenk einschneidenden Seile erzeugen unerträglich, aber sie ist inzwischen mental völlig weggetreten, kann nichts mehr sagen, sondern weint vor lauter Schmerz und Emotionen. Ein Top, der dann völlig erstaunt fragt, warum sie weint, ist ein schlechter Top.

Der Top muss in der Phase des schwindenden Bewusstseins dafür sorgen, dass er seine Partnerin gut im Blick hat. Sie ist nicht länger unterwürfig, ein Urinstinkt hat von ihr Besitz ergriffen. Ihr Körper bereitet sich auf Angriff oder Flucht vor. Wenn es ihm nicht gelingt, sie mit liebevollen Worten zu beruhigen, gerät sie in die letzte Phase, den sogenannten *deep space*. Angeblich ist das die bei weitem gefährlichste Phase. Ein Top, der nicht ausreichend Erfahrung hat, sollte es unter keinen Umständen so weit kommen lassen. Denn in dieser Phase überschwemmt so viel Adrenalin den Körper, dass der Bottom zu keiner rationalen Reaktion mehr in der Lage ist. Der Dominus muss alles tun, um wieder die Kontrolle zurückzugewinnen, zumal die Gefahr besteht, dass der Partner in einen Bewusstseinszustand gerät, in dem sämtliche traumatischen Erfahrungen aus der Vergangenheit hochkommen können. Die Situation kann sich so hochschaukeln, dass auch der dominierende Partner unabsichtlich in die vorletzte Phase, *primal space*, geraten kann. Ein solchermaßen völlig enthemmter Dominus kann allerdings so brutal werden, dass er seinen Partner ernstlich verletzen kann; in solchen Fällen wird von »Blutrausch« gesprochen.

So eine ekstatische Trance bleibt nicht nur SMlern vorbehalten, sondern ist auch ein religiöses Phänomen, zum Beispiel im Schamanismus, im Islam, in bestimmten christlichen Sekten, die sich aus Pfingst- und evangelikalen Gemeinden entwickelt haben, oder bei Flagellanten. Die Flagellanten – vom lateinischen Wort *flagellum* für »Peitsche« oder »Geißel« – zogen im Mittelalter quer durch Europa. Noch heute gibt es Bruderschaften in Italien, Spanien und Südamerika. Aber auch iranische und afghanische Muslime geißeln sich an einem bestimmten Tag im Jahr, um an einen Märtyrer zu erinnern.

Menschen, die schon einmal so einen Trancezustand erlebt haben, behaupten, Gott hätte sich ihnen offenbart oder sie hätten eine Art »Geisterreich« betreten. Ob diese Trance nun sexuell oder religiös motiviert ist, spielt dabei keine Rolle – meist werden die Menschen einfach süchtig nach dem Adrenalin- und Endorphin-Kick. Anschließend bekommen sie Entzugserscheinungen, sodass sie depressiv oder launisch werden – eine psychotische Phase, die unter dem Namen *subdrop* bekannt ist. Um da wieder herauszukommen, setzt man sich von neuem dem Spiel aus, der Kreislauf beginnt von vorn.

Ein ›kompetenter Ansprechpartner‹

Was tatsächlich in den Menschen vorgeht, die BDSM praktizieren, was ihre wahren Motive und Beweggründe sind, ist wissenschaftlich kaum erforscht. Joel Staffeleu (Jahrgang 1953),

Sexualpsychologe in Den Haag, erzählte mir: »Es gibt zwar Bücher, in denen Betroffene von ihrer Faszination für SM berichten und in denen sie erzählen, was ihnen das bedeutet. Aber aus wissenschaftlicher Sicht bringt uns das nicht weiter.«

Psychotherapeuten vermuten, dass emotionaler und sexueller Missbrauch in der Jugend sowie andere traumatische Erlebnisse das Ausleben dieser teils extremen sexuellen Spielart begünstigen könnten. Staffeleu hatte zum Beispiel eine Ex-Soldatin als Klientin, die psychisch schwer belastet von ihrem Einsatz im ehemaligen Jugoslawien zurückgekommen war. Er hatte das Gefühl, die emotionalen Grenzsituationen, die sie dort erlebt hatte, würden nun auf die sexuelle Ebene übertragen. Eine Art Ventil. »Aber ich denke, das ist eher die Ausnahme und nicht die Regel«, so Staffeleu. »Insofern ist ihre Geschichte auch nicht repräsentativ für die heterogene Gruppe von Menschen, die SM-Rollenspiele als äußerst befreiend und sexuell aufregend erleben.«

Für den Sexualpsychologen besonders interessant ist die Tatsache, dass Schmerz, in einem gewissen Kontext erlebt, anders bewertet wird. »Fragt man beispielsweise Masochisten nach ihrem Schmerzerleben, werden sie sagen: Ich mag Schmerzen genauso wenig wie jeder andere. Aber sobald Schmerz in einer bestimmten Situation stattfindet, in einer bestimmten Atmosphäre, ändert das alles. Der Schmerz wird erotisiert und ritualisiert, er wird zu einer Art Fetisch.«

Ich wollte hierzu auch die Meinung der Bundesvereinigung Sadomasochismus e.V. (BVSM) wissen; aber als ich versuchte, mich telefonisch in ihrem Berliner Büro zu erkundigen, ging jedes Mal nur der Anrufbeantworter an. Auch meine Nachrichten und E-Mails blieben unbeantwortet. Und das bei einem Verein, der ein »kompetenter Ansprechpartner nach außen« sein und Brücken schlagen will! Auf der Webseite heißt es: »Sadomaschismus im Sinne der BVSM umfasst eine Vielzahl von sexuellen Ausdrucksformen zwischen selbstbestimmten, mündigen Individuen. Wir wollen Sadomasochismus bewusst möglichst weit verstanden wissen und nicht einzelne Praktiken durch eine starre Definition ausgrenzen.«

Langfristig möchte der Verein für die BDSMler eine ähnliche gesellschaftliche Akzeptanz erreichen, wie das in Deutschland und einigen anderen europäischen Ländern in den vergangenen Jahren für Homosexuelle gelungen ist. Wenn dies erreicht sei, so der Verein, sei das Ausdruck für eine tolerante Gesellschaft, in der Vielfalt gelebt werden könne.

34 »Wir sind wie eine einzige große inzestuöse Familie«

Eine Masochistin über ihre lustvollen Erfahrungen mit Schmerz

Jasmin (Jahrgang 1969) hat eine lange Entwicklung durchgemacht, bis sie sich ihre sexuellen Neigungen eingestand und sie auszuleben begann.

Früher hätte ich es pervers gefunden, aber heute denke ich anders darüber. Ich habe, was das angeht, eine ziemliche Entwicklung durchgemacht. Aber auch als Mensch generell akzeptiere ich heute viel mehr von anderen. Früher fand ich, dass vieles gar nicht geht. Ich komme aus einer streng christlichen Familie, da war alles verboten. Mein Lustgefühl war zunächst eine Mischung aus Schmerzempfinden und Unterwerfung. Das war bei mir schon immer so, aber das habe ich verdrängt. Über meine Phantasien wollte ich nicht weiter nachdenken: Vergewaltigung, Gefängnisse. Das durfte nicht sein. Erst nach der Geburt meiner Tochter habe ich mit meinem Mann langsam zu experimentieren begonnen. Mit Bondage hauptsächlich. SM haben wir das allerdings nicht genannt: So was machen wir nicht, so was gehört sich nicht. Diese Experimente waren auch kein fester Bestandteil unserer Sexualität, hin und wieder haben wir einfach rumprobiert, der Rest war »Blümchensex«.

Nach dem Tod meines Mannes war ich eine Zeit lang allein, aber irgendwann habe ich mich wieder nach einem neuen Partner umgesehen. Bei einem Treffen hat mich jemand gefragt: »Bist du sexuell unterwürfig?« Gut möglich, dass ich so etwas ausstrahle, gezielt nach einer solchen Beziehung gesucht habe ich allerdings nicht. Ich habe mich sogar noch ziemlich über diese

Frage aufgeregt, musste mir hinterher aber eingestehen, dass mich das Thema beschäftigt hat. Also habe ich begonnen, im Internet zu recherchieren. Über japanisches Bondage zum Beispiel, das offenbar ziemlich wehtut, wobei der Schmerz erträglich wird, wenn man erst einmal in einen Rauschzustand gerät.

Eines Tages dachte ich: Ich kann dazu recherchieren, so viel ich will – ich muss praktische Erfahrungen machen. Übers Internet habe ich Kontakt zu einem Dominus aufgenommen. Er wollte, dass ich vor ihm auf die Knie gehe und ihn bitte, etwas sagen zu dürfen. Ich habe ein paar Mal mit ihm gespielt – ein wirklich netter Kerl. Die meisten Domini sind nette, soziale Menschen mit speziellen Phantasien. Sie lieben es, sich im Spiel ausleben zu können. Trotzdem wird ein Dominus nie dasselbe erleben wie ein Sub, der in *subspace* gerät. Er wird ebenfalls Adrenalin ausschütten, aber kein Endorphin. Trotzdem darf man sich als Sub keine Gedanken darüber machen, dass der Dominus zu kurz kommen könnte. Auch wenn man anschließend miteinander kuschelt – es sind nun mal zwei vollkommen verschiedene Welten, und einer ist der Gegenspieler des anderen. Es muss aber eine Wechselwirkung geben: Angenommen, ich werde geschlagen und gebe keinen Mucks von mir, weil ich mir das so vorgenommen habe: Dann gefällt das einem Dominus gar nicht. In so einem Fall stimmt die Chemie nicht, und derjenige muss sich einen anderen Partner suchen: einen Sub, der sehr wohl stöhnt und jammert.

Jemand, der sich unterwerfen will, findet es toll, anderen zu Füßen zu liegen, aber mir hat das nicht viel gebracht. Ich wollte wirklichen Schmerz erleben, der sich allerdings langsam steigern muss. Ich habe also weitergesucht und bin zu einem Verbandstreffen gegangen. Dort habe ich jemanden kennengelernt, mit dem ich lange gespielt habe, zu Hause oder eben bei diesen Verbandstreffen. Dort geht es im Grunde zu wie in einer ganz normalen Kneipe, nur dass alle ein gemeinsames Interesse haben.

Wie reden über alles Mögliche, und wenn man SM praktizieren will, findet sich immer jemand. Ich bin mal auf einen Mann zugegangen und habe ihn gefragt: »Hast du Lust, mich auszupeitschen, zum Beispiel mit einer *bullwhip*?« Aber ich möchte immer erst etwas aufgewärmt werden, sonst ist bei mir nach fünf Schlägen Schluss. Das ist so, wie zum Orgasmus kommen, obwohl das Vorspiel noch nicht mal angefangen hat.

Ich muss dazusagen, dass ich SM-Spiele nicht direkt mit Sex in Verbindung bringe. Alle denken, dass es bei SM nur um Sex geht, aber es ist viel mehr als nur das. Manchmal findet überhaupt kein Sex statt. Ich finde, dass das viel zu wenig betont wird. Außerdem behindert ein Orgasmus den *subspace*. Es gibt alle möglichen Theorien von Fachleuten, warum das so ist. Nachgewiesen ist aber nur, dass es bei *subspace* zu körperlichen Veränderungen kommt. Jeder, der seine Grenzen überschreitet, kennt das. Dieser Zustand ist mehr als nur ein Rausch. Man steckt ein und spürt den Schmerz. Ein gewisser Rhythmus gehört dazu, aber irgendwann spürt man den Schmerz nicht mehr, und dann entsteht im Kopf genau das Gefühl, nach dem man sich so sehnt.

Mein Lieblingsspiel ist eine Mischung aus einem Rollen- und einem Schmerzspiel, mit einem Anfang, einem Ende und sehr viel Humor. Es muss einen richtigen Aufbau haben, trotzdem ist man natürlich davon abhängig, was der Dominus will. Deshalb sollte man ihn nach seinem Charakter und seinen Fähigkeiten auswählen. Danach, ob er beispielsweise mit einer *bullwhip* umgehen kann. So etwas muss man nämlich erst lernen, denn sonst wickelt sich die Peitsche um den Körper und erreicht empfindliche Körperteile wie Brüste oder Nieren. Die Haut kann viel aushalten, vorausgesetzt, der Aufbau stimmt: Wird der Körper aufgewärmt, ist die Haut gut durchblutet.

Es gibt noch andere Instrumente, mit denen man sich Schmerz zufügen kann, aus festerem, dünnerem Material. So etwas wie ein Rohrstock, der einen heftigen stechenden Schmerz verursacht – was sich nicht immer gut anfühlt. Oder ein Paddle oder Lineal. Am liebsten werde ich auf Rücken, Po und Beine geschlagen, aber nicht auf meine Schultern. Ich spüre auch gern den Rohrstock auf meinen Fußsohlen und zwischen den Beinen, und *Spanking*, vor allem mit der bloßen Hand, so richtig fest und ausgiebig, ist einfach herrlich! Ich kann da meist länger durchhalten als mein Partner.

Dass man blutig geschlagen wird, kommt kaum vor. Man zieht sich schon mal kleine Wunden zu, was allerdings meist unabsichtlich geschieht, obwohl es auch Menschen gibt, die es bewusst darauf anlegen. Ich für meinen Teil will, dass meine Haut intakt bleibt. Es gibt aber auch Frauen, die darauf stehen, sich Narben zufügen zu lassen, und sich sogar noch Salz in die offene Wunde reiben lassen. Mir reichen die Schläge. Wenn es gut war, spürt man das noch am nächsten Tag – vor allem beim Sitzen. Der Po ist mit Striemen bedeckt, für mich ist das ein angenehmes Gefühl. Blaue Flecken haben für mich eine ganz andere Bedeutung als für Leute, die kein SM praktizieren. Wenn ich sie mir anschließend ansehe, denke ich: Ach, war das schön! Auch wenn man gebissen wurde, bleiben ziemlich blaue Flecken zurück, wobei nicht ich das Risiko eingehe, sondern der Beißende: Im Speichel ist nämlich kein AIDS-Virus. Aber wegen meiner Arbeit möchte ich blaue Flecken an Armen und Beinen vermeiden. Piercings und Tätowierungen passen ebenfalls nicht zu meinem Beruf. Weil es bei SM schon mal bluten kann, lasse ich mich zwei Mal im Jahr ärztlich untersuchen, die meisten von uns tun das regelmäßig. Wenn ich ungeschützten Sex hatte, lasse ich mich auf Geschlechtskrankheiten untersuchen. Ich möchte nicht, dass sich jemand bei mir ansteckt. Deshalb wird auch geraten, kein fremdes Spielzeug zu benutzen.

Ich bin jetzt schon seit ein paar Jahren dabei, und da wird einem die Welt schnell zu klein. Die Anzahl der Leute, die aktiv sind, ist überschaubar. Also erweitert man seinen Horizont, sucht Gleichgesinnte im Ausland oder besucht Fetisch-Partys, zu denen sehr viel mehr Leute kommen. Mein Freund ist Fetischist, manchmal begleite ich ihn auf seine Partys. Ich habe mir extra für zweihundert Euro einen Latexanzug anfertigen lassen, aber ich leiste ihm eher wegen der Atmosphäre Gesellschaft, nicht weil ich unbedingt so rumlaufen will. Während vielleicht hundertfünfzig zu einem Fest kommen, das die BDSM-Webseite organisiert, erscheinen zu Fetisch-Partys bestimmt vierhundert Leute. Aber selbst die kennt man mit der Zeit. Ich kann noch nicht einmal zu einer SM-Party in einer dreihundert Kilometer entfernten Stadt fahren und mir einbilden, dass mich dort niemand kennt. Fehlanzeige. Wir sind einfach eine einzige große inzestuöse Familie, die BDSM heißt.

35 Die schmerzhaften Jahre
Chronischer Schmerz bei älteren Menschen

Aufgrund des demographischen Wandels und der
damit einhergehenden Überalterung der Gesellschaft
wird Schmerz bei Senioren in Zukunft ein wichtiges
Thema sein. Ältere Menschen haben oft Durchblu-
tungsstörungen und weniger Fettgewebe. Sie empfin-
den Schmerz anders und bekommen häufig zu hoch-
dosierte Schmerzmedikamente. Lange dachten Ärzte,
dass Schmerz einfach zum Altwerden dazugehöre.
Aber inzwischen begreifen viele Mediziner, dass
Schmerzen im Alter nicht als selbstverständlich
hingenommen werden müssen.

Man nennt sie auch »die stumme Generation«, die Männer
und Frauen, die zwischen 1930 und 1945 geboren wurden. Wie
schon die Generation davor wurde sie so erzogen, dass man
nicht jammern darf. Die Religion tat ihr Übriges. Viele fanden
Trost und Hoffnung im Glauben, der ihrem persönlichen Leid
einen Sinn gab. Nach dem Motto: Der Mensch muss im Dies-
seits leiden, um es später im Jenseits besser zu haben. Und auch
jetzt, wo eine extreme Verweltlichung der Gesellschaft stattgefunden hat, kommen viele Angehörige dieser Generation gar
nicht auf die Idee, sich bei ihrem Hausarzt durchzusetzen, wenn
sie wieder mal zu hören bekommen, Schmerzen gehörten nun
mal zum Altwerden dazu. Noch immer gibt es Ärzte, die ältere
Patienten mit dieser Binsenweisheit abspeisen – zur großen Ver-
ärgerung des Neurologen und Schmerzspezialisten Jacob Patijn,
der an der Uniklinik Maastricht arbeitet und viel über Schmerz
im Alter geforscht hat. »Ich finde solche Äußerungen heute

schlicht nicht mehr zeitgemäß«, sagt er empört. Er fordert seit langem ein Umdenken, in Teilbereichen sei das inzwischen auch geschehen: »Musste früher ein fünfundsechzigjähriger Patient am Herzen operiert werden, hat sich das ganze Team gefragt, ob das überhaupt noch zu verantworten ist. Jetzt operieren wir Patienten, die weit älter sind.«

Glaubt man Patijn, ist eine gute Diagnostik für Senioren so wichtig, weil man selbst im höheren Alter noch etwas gegen die Ursachen von Beschwerden tun kann. Außerdem rät er, bei älteren Menschen schneller Schmerzblockaden durchzuführen, statt Medikamente zu verschreiben: Weil die Wirkstoffe aufgrund von Stoffwechselveränderungen anders abgebaut würden, komme es vermehrt zu Nebenwirkungen. Nichtsteroidale Entzündungshemmer wie Diclofenac und Ibuprofen linderten zwar den Schmerz, führten bei älteren Menschen aber auch rasch zu Magenblutungen. Außerdem schluckten sie ohnehin oft zahlreiche Medikamente, sodass man sich schon frage, ob man ihnen noch mehr verschreiben dürfe.

Wenn man sich trotzdem dafür entscheidet, so Patijn, sollte man auf jeden Fall niedriger dosieren, als auf dem Beipackzettel angegeben, ja vielleicht höchstens die Hälfte geben: »Da muss der Schmerztherapeut ganz schön rumprobieren, zumal Medikamente meist an Personen zwischen achtzehn und fünfundsechzig getestet werden. Für Kinder gibt es eigene Tests, aber nicht für Senioren.«

Auch Richard Faaij (Jahrgang 1969), klinischer Geriater in Utrecht, hält ein Umdenken für dringend notwendig. Auf einem Symposium einer niederländischen Interessenvertretung von Krankenhäusern wurde 2008 die Frage gestellt, mit wie vielen Punkten auf einer Skala von eins bis zehn Fünfzigjährige ihr Leben bewerten würden. Die Teilnehmer sollten schätzen, vergaben im Schnitt acht Punkte, was sich mit dem Ergebnis einer Meinungsumfrage unter Fünfzigjährigen deckte. Dann wurde gefragt, welche Punktzahl sie bei Achtzigjährigen ansetzen würden. Im Saal einigte man sich auf sechs. Tatsächlich hatten die befragten Achtzigjährigen ebenfalls acht Punkte angegeben. Faaij schloss daraus, dass Ältere sich dieselbe Lebensqualität wünschen wie Jüngere und keineswegs der Meinung sind, dass Altwerden zwangsläufig mit einer Verschlechterung der Lebensqualität – zum Beispiel durch Schmerzen – einhergehen muss.

Es bleibt jedoch eine Tatsache, dass die Schmerzbehandlung bei Senioren in jeder Hinsicht unzureichend ist. Sowohl was das Angebot angeht als auch die Qualität: »Im Grunde weiß man nur sehr wenig über Schmerzen im Alter«, so Faaij. »Senioren sind eine vernachlässigte Gruppe.« Um seine Aussage zu illustrieren, erzählt er, wie Herzmedikamente getestet werden: »Nämlich hauptsächlich an Männern um die vierzig, die allerdings selten Herzprobleme haben. In Wirklichkeit sind die Patienten viel älter, was diese Studien gar nicht berücksichtigen. Man weiß also gar nicht, wie diese Medikamente bei Senioren wirken. Außerdem werden die vielen Begleiterkrankungen nicht berücksichtigt: Über Fünfundsechzigjährige haben normalerweise zwei Krankheiten, und über Achtzigjährige vier oder noch mehr. Aber das ist so gut wie nicht erforscht.«

Ein hartnäckiger Irrtum

In seinem Buch *The Chronic Pain Solution* zählt der amerikanische Arzt James N. Dillard die häufigsten Fehler bei der Schmerzbehandlung alter Menschen auf: Ein geringerer Körperfettanteil sowie Stoffwechselveränderungen führen schnell zur Übermedikation. Viele Senioren fühlen sich schon bei niedrigen Schmerzmitteldosierungen benommen. Dillard warnt davor, starke Benommenheit und andere heftige Nebenwirkungen als unvermeidlich zu betrachten. Es liege eigentlich auf der Hand, einfach eine niedrigere Dosis zu verschreiben.

Ein weiterer großer Fehler, der allerdings bei den Senioren selbst liege, sei, dass sie sich nicht mehr genügend bewegen: Ein Leben im Sitzen verstärke die Schmerzen. Menschen, die allein oder in einem Pflegeheim leben, bekämen außerdem zu wenig Körperkontakt. Hier könnte man mit Massagen gegensteuern. Auch die Deutsche Seniorenliga e.V. empfiehlt Bewegung als »wichtigen Bestandteil fast jeder Schmerztherapie«. Während Ärzte früher auf Schonung setzten, raten sie heute oft genau das Gegenteil. Untersuchungen bestätigen, dass körperliche Aktivität sehr viele Schmerzen nicht nur lindern, sondern diesen auch vorbeugen kann. Auf der Webseite der Seniorenliga heißt es:

Bewegung regt den Stoffwechsel an, schmiert die Gelenke, löst Verhärtungen und Verspannungen. Trainierte Muskeln wirken unnatürlichen Schonhaltungen entgegen und verhindern so, dass es an den Gelenken durch die ständige Fehlbelastung zu schmerzhaften Verschleißerscheinungen kommt. Doch körperliche Aktivität kann noch mehr: Ein Körper, der in Bewegung ist, baut Stress ab und schüttet schmerzlindernde »Glückshormone« aus. Eine aktuelle Studie hat sogar gezeigt, dass Bewegung die Schmerzschwelle heraufsetzt. Wer regelmäßig Sport treibt, spürt Schmerzen nicht so intensiv wie körperlich inaktive Personen.

Aber wie soll man in Bewegung bleiben, wenn jeder Schritt, jeder Handgriff wehtut? »Damit sich die Patienten wieder bewegen können, muss der Schmerz zunächst auf ein erträgliches Maß reduziert werden«, sagt der Privatdozent Matthias Schuler, Experte für Alters- und Schmerzmedizin am Diakoniekrankenhaus Mannheim, auf der Webseite der Liga. Er meint, dass wirksame Schmerzmedikamente in Kombination mit physikalischen Maßnahmen oftmals die Voraussetzung dafür sind, dass Bewegung überhaupt wieder möglich wird. Erst dann kann ein Patient wieder zu regelmäßiger, dem Gesundheitszustand angepasster körperlicher Aktivität motiviert werden.

Laut Faaij haben alte Menschen allerdings das Problem, dass sie den Schmerz schlecht in Worte fassen können. Sie äußern sich oft ganz anders über ihre Beschwerden als Jüngere – nicht zuletzt weil sie seltener an akuten Schmerzen leiden. Während ein junger Mensch sagt: »Hier auf der Brust tut es weh«, machen Senioren nur sehr vage Angaben. Eine ältere Patientin, so Faaij, habe ihm gegenüber einmal über Knieschmerzen geklagt, die bis in den Knöchel ausstrahlten. Daraufhin verschrieb er ihr ein passendes Schmerzmittel – und stellte erst am nächsten Tag zufällig fest, dass ihre Hüfte gebrochen war.

Eine andere Frau klagte über Schmerzen, nachdem sie wenige Tage zuvor im Lift umgeknickt war. Faaij stellte fest, dass sie infolge von Osteoporose einen Wirbelkörpereinbruch erlitten hatte, der normalerweise einen akuten, stechenden Schmerz verursacht, als würde dem Betroffenen ein Messer in den Rücken gerammt. Aber sie hatte nichts dergleichen gespürt.

Hinter vielen Klagen, so meinen manche Ärzte, stecke ein allgemeines Unwohlsein, sprich Schmerzen. Der Allgemeinmediziner Andreas Kopf von der Klinik für Anästhesiologie und operative Intensivmedizin der Charité Berlin berichtete 2007 auf einem Kongress, dass in Pflegeheimen etwa 45 bis 80 Prozent aller Bewohner über anhaltende Schmerzen klagten, aber nur 20 Prozent mit Schmerzmitteln behandelt würden. Die häufigsten Schmerzursachen älterer Patienten seien Wirbelsäulendegenerationen, Arthrose und Arthritis, diabetische Nervenschädigungen, Schmerzen nach einer Gürtelrose und Tumorerkrankungen. »Viele Ärzte und Pfleger sind sich der Häufigkeit von Schmerzen und der Notwendigkeit ihrer Behandlung nicht bewusst«, erläuterte Andreas Kopf die Gründe für die unzureichende

Schmerztherapie. »Hinweise auf Schmerzen werden im Patientengespräch oft nicht wahrgenommen.« Dies läge auch daran, dass bei älteren Patienten neben der eigentlichen Erkrankung durchschnittlich noch fünf Nebendiagnosen mit durchschnittlich sieben Medikamenten behandelt würden. »Eine derart komplexe Therapie verstellt oft den Blick auf den Schmerz«, so Kopf.

Eine Umfrage unter holländischen Hochbetagten ergab, dass 75 Prozent der über Fünfundsiebzigjährigen an chronischen Schmerzen leiden – bei der Hälfte davon in mehreren Körperregionen, ein Drittel klagte sogar über starke Schmerzen. Chronische Schmerzen bei dieser Gruppe führen zu einer schlechteren Kondition, zu Schwierigkeiten beim Laufen, zu Stürzen, verlangsamten Heilungsreaktionen, kognitiven Störungen und Unterernährung. Bei Männern und Frauen über fünfundsechzig sind Gelenkschmerzen mit 71 Prozent die Hauptursache für chronischen Schmerz, gefolgt von Kopfschmerzen (50 Prozent), Rückenschmerzen (49 Prozent) und Muskelschmerzen (42 Prozent).

In vielen Fällen wird zudem untertherapiert, das heißt die Beschwerden werden gar nicht oder nur unzureichend behandelt, was mehrere Gründe hat. Erstens liegt das an den Patienten selbst: Oft nehmen sie ihre Medikamente nicht ein, zum Beispiel weil sie sich einen Rest Unabhängigkeit bewahren wollen. Oder weil sie ohnehin schon so viele Pillen schlucken, dass es ihnen reicht. Zweitens wissen die Pfleger oft gar nicht, dass die Bewohner Schmerzen haben, denn in Altenheimen ist das Personal oft nicht so gut ausgebildet wie in Kranken- und Pflegeheimen. Und drittens haben die Ärzte Angst vor den Nebenwirkungen weiterer Medikamente.

In einem Buch über Schmerzbehandlung führt der Rheumatologe Peter Dubbeld unter anderem den »Irrtum« an, der sich bei einem Teil der Ärzteschaft hartnäckig halte: ältere Menschen spürten weniger Schmerzen, ja bestimmte Krankheiten würden bei ihnen schmerzfrei verlaufen. Dieses Missverständnis sei vor allem auf fehlende Fachkenntnisse zurückzuführen. Ein Arzt, der mit einem älteren Patienten spricht, sollte sich standardmäßig nach Schmerzen erkundigen – schließlich wirken sich ständige Schmerzen äußerst negativ auf die Lebensqualität aus.

Ärzte sollten auch nicht vergessen, dass psychischer Stress eine wichtige Rolle bei Schmerzen spielt. Ältere Patienten haben schon ein langes Leben mit Schmerzerfahrungen hinter sich, was sich auch auf ihr Schmerzempfinden auswirkt. Dazu können auch depressive Verstimmungen gehören, die ältere Menschen sensibler auf körperliche Beschwerden reagieren lassen. Oft ist es gar nicht so leicht festzustellen, wie stark ein Schmerz tatsächlich ist – vor allem bei Menschen, die an Demenz, Parkinson, Sprachstörungen und Hirnverletzungen leiden. Gerade bei ihnen kommt es häufig zu einer Unterbehandlung, weil sie im Vergleich zu Altersgenossen mit denselben Erkrankungen seltener Schmerzmittel verschrieben bekommen.

Bei einer Vergleichsstudie zwischen nicht-dementen und dementen Senioren, die sich noch ansatzweise über ihren Schmerz äußern konnten, schienen Patienten mit einer vaskulären Demenz mehr Schmerz zu spüren als Nicht-Demente. Bei dieser Form der Demenz sterben bestimmte Hirnregionen infolge einer gestörten Durchblutung ab. Alzheimerpatienten und Menschen mit einer frontotemporalen Demenz scheinen jedoch weniger Schmerzen zu spüren. Studien haben auch ergeben, dass Schmerzen bei dementen Senioren häufig zu einem aggressiven Verhalten führen können.

Ärzte haben mehrere Möglichkeiten, um herauszufinden, ob diese Patienten unter Schmerzen leiden. Eine besteht darin, die bereits vorgestellte Oucher-Skala zur Schmerzmessung heranzuziehen – die Skala mit den Gesichtern, die man auch bei Kindern benutzt. Ein anderes Messinstrument ist die »Pain Assessment Checklist for Seniors with Limited Ability to Communicate«, kurz PACSLAC. Letztere enthält vierundzwanzig Punkte in drei Kategorien. Eine Krankenschwester überprüft einen nach dem anderen und kontrolliert beispielsweise, ob der Patient die Brauen zusammenzieht, Grimassen schneidet oder ob er mögliche Schmerzpunkte berührt oder abschirmt. Darüber hinaus wird auf körperliche Aggressionen geachtet wie Kratzen, Schlagen, Treten, Aufstampfen, das sich Wehren gegen die Pflege, aber auch auf die Stimmung des Patienten: Ist er unwirsch, ruhelos, reizbar, schreit oder kreischt er? Lässt er andere in seine Nähe?

»Ungesunde Jahre«

Eine Erkrankung, die hauptsächlich ältere, postmenopausale Frauen betrifft, ist Osteoporose bzw. Knochenschwund. Nach Angaben des Kuratoriums Knochengesundheit e.V. leiden in Deutschland 26 Prozent der über Fünfzigjährigen an Osteoporose, insgesamt 7,8 Millionen Menschen: 6,5 Millionen Frauen und 1,3 Millionen Männer. Aufgrund des demographischen Wandels werden in zehn Jahren knapp 40 Prozent der Bevölkerung über fünfzig betroffen sein. Von den Patienten erleiden jedes Jahr 4 bis 5 Prozent eine Fraktur. Die Krankheitskosten der Osteoporose werden auf 5,4 Milliarden Euro pro Jahr hochgerechnet; allein die Versorgung von Knochenbrüchen verschlingt davon über 60 Prozent (3,3 Mrd. Euro). Osteoporose gehört damit zu den teuersten Volkskrankheiten.

Normalerweise nimmt die Knochendichte nach dem dreißigsten Lebensjahr langsam ab, aber bei Osteoporose verläuft dieser Prozess zu schnell bzw. neue Knochenmasse wird zu langsam aufgebaut. Die Knochen werden poröser, das Risiko für Knochenbrüche steigt. An und für sich hat man bei Osteoporose keine Schmerzen. Die Wirbeleinbrüche verursachen allerdings sehr wohl Schmerzen, weil dadurch Nerven eingeklemmt wer-

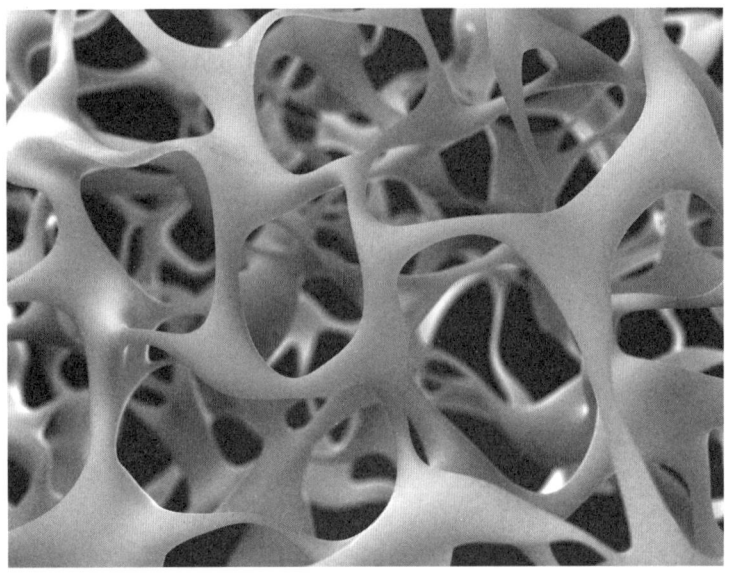

Ein entkalkter Knochen. Trotz der starken Vergrößerung
sind die Löcher überproportional groß.

den. Manchmal kommt es innerhalb eines Jahres zu Einbrüchen
bei sämtlichen Wirbeln, sodass der Betroffene auf einmal zehn
Zentimeter kleiner ist. Solche Patienten bekommen dann Probleme mit den inneren Organen, auch die Lunge wird eingeengt.
Früher erhielt der Betroffene dann ein Korsett. Aber das hat
wiederum Druckgeschwüre verursacht. Es musste so stramm
sitzen, dass der Oberkörper stabilisiert wird. Heute kann man
Zement in die Wirbel einspritzen, doch aufhalten lässt sich der
Prozess dadurch nicht.

Da die Menschen immer älter werden, wird die Anzahl der
von Altersbeschwerden Betroffenen weiter zunehmen. Es ist zu
befürchten, dass die durch die gestiegene Lebenserwartung hin-
zugewonnene Zeit zu einem großen Teil aus »ungesunden Jahren« mit chronischen Schmerzen bestehen wird: »Die Gewich-
tung zwischen gesunden und ungesunden Jahren verschiebt sich

zu unseren Ungunsten«, so eine Prognose des niederländischen Gesundheitsministeriums. Zahlen aus dem Ministerium belegen, dass sich die Krankheitskosten bei Frauen und Männern zwischen 1999 und 2005 verdoppelt haben. Wie es weitergehen soll, weiß niemand.

Laut Faaij realisieren die Ärzte erst jetzt, was da medizinisch auf sie zukommt: »Die durchschnittliche Lebenserwartung eines Mannes betrug 1901 35 Jahre, die einer Frau 37 Jahre. 1980 hatte sie sich beim Mann auf 72 und bei der Frau auf 76 Jahre erhöht. 2011 waren es schon 76 bzw. 80 Jahre. Gleichzeitig kommen jede Menge Krankheiten dazu. Bei Patienten mit Tachykardie, einer Herzrythmusstörung, ist die Hälfte älter als fünfundsiebzig. Bis 1980 gab es solche Patienten kaum. Da muss noch eine ganz neue Generation von Ärzten nachkommen, denen das bewusst ist.«

36 »Mein Ziel: eine halbe Stunde gerade gehen«

Eine Frau mit Osteoporose über den langen Weg zur richtigen Therapie

Wie viele Schmerzpatienten hatte auch Marianne Z.
(Jahrgang 1947) eine regelrechte Ärzteodyssee hinter
sich, bis ihr Leiden endlich richtig diagnostiziert
wurde. Zur Linderung ihrer chronischen Rücken-
schmerzen stellte sie ihr Leben komplett um. Sie
tritt heute kürzer und hört mehr auf ihren Körper.

Eigentlich hatte ich mir das anders vorgestellt. Ich hatte geplant, beruflich langsam kürzerzutreten. Später wollte ich dann frei-beruflich weiterarbeiten und schreiben, was mir großen Spaß macht. Letztlich habe ich eine gute Vorruhestandsregelung aus-handeln können, aber es ist trotzdem schade, dass ich aufhören musste zu arbeiten. Ich darf mich einfach nicht zu sehr stressen und muss darauf achten, genügend Schlaf zu bekommen. Trotz-dem hatte ich gestern wieder starke Schmerzen, Nervenschmer-zen, die vom oberen Rücken und Nacken bis in den Kopf aus-strahlten und vom unteren Rücken bis in die Beine. Man nimmt dann Schmerzmittel, aber was die so alles anrichten, weiß man nicht.

Seit meinem 19. Lebensjahr habe ich Rückenschmerzen, so-wohl im unteren wie im oberen Rücken. Ich war als Kind sehr mager, und Osteoporose kommt vor allem bei Menschen mit niedrigem Körpergewicht vor. Als ich noch zur Grundschule ging, gab es Ferienlager, in denen man aufgepäppelt wurde, aber ich habe mich mit Händen und Füßen dagegen gewehrt. Bis ich fünfzig war, wog ich 45 Kilo, bei einer Größe von 1,68 m.

Ich hatte immer öfter Schmerzen, aber wenn ich zum Hausarzt ging, sagte der nur: »Sie haben eben einen anstrengenden Alltag.« Und das stimmte: Da waren die Familie und der Job, für den ich viel unterwegs war. Ich hatte eine phantastische Stelle in einer Marketingagentur. Für Schmerz war da kein Platz. Schon damals war ich bei einem Physiotherapeuten in Behandlung, und ein paar Mal ging ich zu einem Chiropraktiker. Außerdem nahm ich Schmerzmittel wie Aspirin und Paracetamol. Aber nichts half, und der Schmerz strahlte aus dem Rücken immer weiter in Richtung Oberschenkel aus. Weil ich nicht mehr über mehrere Stunden am Computer sitzen und bei Empfängen nicht lange stehen konnte, bekam ich beruflich Probleme. Irgendwann ging ich zu meinem Vorgesetzten und sagte: »Ich kündige. Meine Schmerzen sind zu groß, es geht so nicht mehr weiter.« Daraufhin sagte er: »Das können wir nicht akzeptieren, Sie sind schon lange bei uns. Lassen Sie sich erst mal richtig untersuchen. Wird etwas festgestellt, steht Ihnen eine Rente zu. Oder Sie arbeiten weniger, nur zweiunddreißig statt vierzig Wochenstunden.« Ich freute mich, dass die Firma mich so gut behandelte, und nahm den Rat meines Chefs an. Einen Monat später reduzierte ich meine Wochenarbeitszeit auf zweiunddreißig Stunden.

Doch es wurde nicht besser. Eines Tages sah mich der Personalchef anhumpeln kommen und sagte, er habe eine Fernsehsendung über eine Frau in meinem Alter und mit meiner Figur gesehen, die Knochenschwund habe. Knochenschwund? Ich hatte immer gedacht, so etwas bekämen nur alte Menschen. Auch der Hausarzt ging davon aus, dass meine Schmerzen eine andere Ursache hätten. Er sagte, ich hätte Arthrose. »Ihre Knorpel verschleißen.« Als ich nicht lockerließ, machte er eine Röntgenaufnahme. Auf der sah man, dass meine Wirbelsäule krumm war: Wie so viele Menschen habe auch ich eine Skoliose. Doch das konnte nicht der Grund für meine Schmerzen sein. Der

Hausarzt entschied, eine Knochendichtemessung vorzunehmen. Ich bin nicht so firm, was medizinisches Vokabular angeht, aber ich verstand, dass man bei einem Messwert bis −2,5 Osteopenie hat, das heißt eine verminderte Knochendichte. Bei einem Wert, der unter −2,5 liegt, spricht man von Osteoporose. Als ich den Hausarzt anrief, um nach dem Ergebnis zu fragen, sagte er: »Sie müssen sofort anfangen, Medikamente zu nehmen, Sie leiden an starkem Knochenschwund.« Er verschrieb mir ein Biphosphonat, ein Mittel zur Prävention und Behandlung von Knochenschwund.

Wenn man vor dem Frühstück so eine Tablette einnimmt, muss man eine halbe Stunde lang aufrecht sitzen bleiben. Denn die Nebenwirkungen können erheblich sein: Schmerzen in der Speiseröhre und im Magen, Übelkeit, Schmerzen in den Knochen. Deshalb setzen viele Leute das Medikament bald wieder ab. Osteoporose-Patienten werden zu wenig aufgeklärt und wissen oft nicht, warum sie sich diese Nebenwirkungen antun sollen. Mir hat es in den fünf Jahren, die ich es eingenommen habe, wenig gebracht. Die Knochendichte nahm weiter ab. Immerhin gab es bei mir keine Nebenwirkungen. Ich hatte weder Magenprobleme noch andere Schwierigkeiten damit.

Mein Hausarzt verschrieb mir anschließend so gut wie alle Schmerzmittel, die auf -in oder -pam enden: angefangen von Diazepam bis hin zu Amitriptylin. Als er mir Amitriptylin verschrieb, sagte er: »Nicht erschrecken! Das ist eigentlich ein Antidepressivum, wirkt aber auch gegen Schmerzen.« Auf seinen Rat hin ging ich in eine spezielle Rückenschule und machte so viele Übungen wie möglich mit. Eine Weile bekam ich außerdem wöchentlich Kortikosteroide in den Rücken gespritzt, was sehr schmerzhaft war.

2007 wurde ich an eine Schmerzklinik überwiesen und bekam gegen meine Nackenschmerzen drei Mal eine Radiofrequenz- oder auch Thermoläsion, eine höchst unangenehme Behandlung. Als das nichts half, fragte der Anästhesiologe, ob mein Nacken eigentlich schon einmal geröntgt worden sei. Der Nacken war tatsächlich noch nie geröntgt worden, und als dies nun geschah, stellte sich heraus, dass ich beim vierten und fünften Nackenwirbel keine Knorpel mehr hatte. Das muss man sich einmal vorstellen! Mein Vertrauen in die Ärzte der Schmerzklinik war erschüttert, und ich brach die Behandlung dort ab.

Danach probierte ich alles Mögliche aus: Yoga, verschiedene Arten von Akupunktur und Kortisonspritzen in Triggerpunkte. Aber mit Kortison muss man vorsichtig sein, das ist nicht ohne. Ich testete ein TENS-Gerät zur elektromedizinischen Reizstromtherapie und kaufte mir anschließend selbst eines. Aber diese Geräte helfen nur gegen geringe Schmerzen und nicht bei chronischem Schmerz. Dasselbe gilt für den »Backnobber«, den ich von einem Masseur bekam: Das ist ein gebogener Stock, mit dem man sich selbst den Rücken massieren kann.

Vor zwei Jahren war ich an einem Punkt, an dem ich nicht mehr weiterwusste. Ich beschloss, alle Medikamente abzusetzen, und warf das ganze Zeug in den Müll. Ich musste dringend mal in Ruhe nachdenken, einen Gang runterschalten und mein Gleichgewicht finden. Ich gab viele meiner Gewohnheiten und Hobbys auf, zum Beispiel das Bridge-Spielen. Von nun an wollte ich nur noch eine Sache pro Tag machen. Mein Ziel war es, wieder eine halbe Stunde gerade gehen zu können.

Seitdem nehme ich nur noch ein entzündungshemmendes Schmerzmittel mit Magenschutz und bekomme zusätzlich einmal im Halbjahr eine Spritze mit einem Medikament, das die Knochen kräftigen soll, damit sie nicht so anfällig für Brüche sind. Der Anlass für die Spritzen war ein Unfall, der letztes Jahr passiert ist: Im September stolperte ich über einen Karton und konnte am nächsten Tag fast nicht mehr laufen. Ich hatte ein ganz dickes Bein und humpelte nur noch. Der Hausarzt diagnostizierte eine Entzündung im Unterschenkel. Sie ging nicht mehr weg. Ich lief sogar an Krücken, und auch mein Physiotherapeut machte sich Sorgen. Aber mein Hausarzt bestand auf seiner Diagnose und hielt Röntgen für überflüssig. Erst nach knapp drei Monaten schickte er mich zu einem Rheumatologen, der mein Bein schließlich doch röntgen ließ. Anschließend fragte er mich: »Hatten Sie nicht unheimlich starke Schmerzen?« – »Ja«, sagte ich, »furchtbare Schmerzen.« Daraufhin eröffnete er mir: »Ihr Bein war gebrochen.« Ich war fassungslos.

Wie sich herausstellte, war der Knochen in der Zwischenzeit wieder gut zusammengewachsen. Im Nachhinein ärgere ich mich, dass ich bei meinem Hausarzt nicht auf eine Röntgenaufnahme bestanden habe. Ich musste mir noch bis März das Bein bandagieren, wechselte den Hausarzt und bekomme seitdem die halbjährlichen Spritzen.

Trotz der Schmerzen habe ich immer funktioniert. Mein Mann kennt mich nur mit Rückenschmerzen, und so, wie ich immer Verständnis für seinen Gastronomiejob gehabt habe, hat er Verständnis für meine Schmerzen. Erst seit ein paar Jahren kann ich nicht mehr alles machen. Ich trage ein Korsett, das mich zwingt, ganz aufrecht zu sitzen. Wenn wir unsere Kinder oder Bekannte besuchen, nehme ich immer mein eigenes Auto, um früher wieder nach Hause zu können. Und wenn ich abends Freunde zum Essen einlade, ziehe ich mich gegen zehn zurück. Meine Freunde wissen: Wenn es nicht mehr geht, geht es eben nicht mehr. Dasselbe gilt fürs Autofahren. Zwanzig Kilometer schaffe ich noch, aber nicht mehr 120.

Es kann schlimme Folgen haben, wenn man zu sehr mit anderen Dingen beschäftigt ist und nicht auf seinen Körper hört. Ich habe früher leidenschaftlich Tennis gespielt und bin gern Schlittschuh gelaufen, aber das geht alles nicht mehr. Wie viele Osteoporose-Patienten habe ich große Angst zu stürzen und mir etwas zu brechen. Schließlich braucht man nur einmal zu stolpern, und schon ist etwas passiert. Der Körper ist unzuverlässig geworden.

37 Die Schmerzfreie Stadt
Ein revolutionäres Projekt in Münster

Schon bald wird niemand mehr Schmerzen leiden müssen – da waren sich Anästhesisten und Psychiater in den 1970er-Jahren ganz sicher: Doch das hat sich als Utopie erwiesen. Trotzdem wird heute in Deutschland viel unternommen, um diese Utopie Wirklichkeit werden zu lassen. Anscheinend durchaus mit Erfolg.

»Schmerzfreies Krankenhaus« – eigentlich klingt das überflüssig, wenn nicht sogar selbstverständlich. Doch wenn man Jürgen Osterbrink, Co-Leiter der gleichnamigen Studie und Professor für Pflegewissenschaft, glaubt, ist ein Krankenhaus, in dem niemand mehr Schmerzen leidet, alles andere als selbstverständlich.

Nirgendwo haben Menschen so viele unnötige Schmerzen wie im Krankenhaus. Das ergab eine Studie, die er 2003 an viertausend Patienten in 25 Krankenhäusern und Kliniken in ganz Deutschland durchführen ließ: Allen wunderbaren Schmerzprotokollen zum Trotz sagten 55 Prozent der Befragten, sie seien mit der Schmerzbehandlung höchst unzufrieden. Mehr als die Hälfte der Patienten gab an, unerträgliche Schmerzen zu haben, und bei zwei Dritteln trat der schlimmste Schmerz nach den normalen Arbeitszeiten des Krankenhauspersonals auf. Außerdem schien es sich bei 80 Prozent der Betroffenen um postoperative Schmerzen zu handeln. Osterbrink bemerkt dazu zynisch: »Der deutsche Patient erwartet Schmerz. Etwas, worin ihn Ärzte und Pflegende nicht enttäuschen.« Viele Krankenpflegende würden so tun, als wäre es eine Gnade, ein Schmerzmittel verabreicht zu bekommen. Wenn ein Patient um Schmerzmedikamente bitte, so bekomme er laut Osterbrink häufig zu hören, die vorgeschriebene Zeit sei noch nicht vorbei, er müsse sich eben gedulden.

Besonders deutlich machte die Studie, dass 50 bis 60 Prozent der Krankenhauspatienten offenbar an *vermeidbaren* Schmerzen leiden. Ärzte und Pflegende scheinen jedoch zu glauben, dass Schmerz einfach dazugehört, und haben unzureichende Kenntnisse in effektiver Schmerzbehandlung. Die Wissensmängel entstehen auch durch Kommunikationsprobleme: »Wir haben festgestellt, dass Ärzte nur selten miteinander über dieses Thema sprechen«, so Osterbrink in einem Interview. »Mit dem Pflegepersonal, das sich seinerseits auch nicht darüber austauscht, reden sie ebenfalls kaum über Schmerzbehandlung. Das liegt auch daran, dass Schmerzmedizin in der Ausbildung beider Berufsgruppen bis vor Kurzem nicht vorkam, sie stand bis vor etwa einem Jahr nicht im Lehrplan. Das ist im Krankenhausalltag deutlich spürbar.«

Nachdem Ärzte in dieser Hinsicht jahrelang versagt hätten, findet Osterbrink – selbst ehemaliger Krankenpfleger –, dass das Pflegepersonal in Sachen Schmerzbehandlung die Initiative ergreifen sollte. Krankenpflegerinnen und -pfleger haben nämlich den großen Vorteil, 24 Stunden am Tag Kontakt zu den Patienten zu haben.

Das Interesse für Schmerz war bei Osterbrink durch eine Weiterbildung in Anästhesie und anschließendem Studium der Pflegewissenschaften geweckt worden. Er hatte während seiner Zeit als Krankenpfleger festgestellt, dass Patienten nach einer Operation im Aufwachraum nicht gut betreut wurden. Dadurch dauerte der Krankenhausaufenthalt länger als nötig. Auch während seines Master-Studiums im schottischen Glasgow stieß er auf gravierende Probleme bei der Schmerzversorgung. Im Rahmen einer Untersuchung zu Schmerz und Schmerzbehandlung an 150 ehemaligen Krankenhauspatienten wurde offensichtlich, dass 40 Prozent nach der Entlassung noch so starke Schmerzen hatten, dass ihr Alltag erheblich davon beeinträchtigt wurde. Häufig hatten die Patienten Atemprobleme und konnten keine längeren Strecken mehr zu Fuß zurücklegen. Osterbrink merkte, dass nicht nur die Behandlung im Krankenhaus große Mängel aufwies, sondern auch eine Strategie für die Zeit nach dem Klinikaufenthalt fehlte.

Um das Thema Schmerz weiter vertiefen zu können, entschied er sich, Gesundheits- und Pflegewissenschaft an der katholischen Universität im belgischen Löwen zu studieren. Er war noch Gastprofessor für Pflegewissenschaft an der Universität Witten/Herdecke, als er 2004 gemeinsam mit Christoph Maier das Projekt »Schmerzfreies Krankenhaus« ins Leben rief. Das Projektteam entwickelte hierfür eine standardisierte Schmerzbehandlung, die an den 25 teilnehmenden Krankenhäusern eingeführt wurde. Dazu wurden sogenannte *quality circles*, in denen Ärzte, Pflegende und Pharmakologen sich über die Schmerzbehandlung austauschten, gegründet. Das Projekt wurde von mehreren einflussreichen Organisationen unterstützt, darunter auch von der Deutschen Gesellschaft zum Studium des Schmerzes, die mit 3000 Mitgliedern der größte Schmerzverband Europas ist. Als Osterbrink im Dezember 2010 in einer Fachzeitschrift Bilanz zog, überraschte der Pflegewissenschaftler die Fachwelt mit der Erkenntnis, dass es bei fast jeder Operation und bei fast jeder Form von Schmerz möglich ist, diesen in den Griff zu bekommen.

Ein maßgeschneiderter Plan

Dieses Krankenhausprojekt war nur ein erster Schritt, eine Art Fingerübung gewesen. Danach initiierte Osterbrink (seit 2007 Professor an der Paracelsus Medizinische Privatuniversität in

Salzburg) ein noch umfangreicheres Vorhaben: Die »Schmerz-freie Stadt.« Für dieses Projekt suchte er nach einer typischen deutschen Stadt mit einer stabilen Bevölkerungsentwicklung, einem ausgeglichenen Geschlechterverhältnis und entsprechenden Altersstrukturen. Außerdem sollten die soziodemographischen Entwicklungen den Statistiken für die Bundesrepublik entsprechen.

Acht Städte kamen in die nähere Auswahl, bis man sich schließlich für Münster entschied. Die mittelgroße Stadt hat rund 300 000 Einwohner und liegt mitten im Versorgungsgebiet Westfalen. Viel Unterstützung bekam Osterbrink anfangs nicht, doch mit der Zeit gelang es ihm, immer mehr Menschen und Institutionen zu überzeugen. Im März 2010 begann das auf mehrere Jahre ausgelegte Aktionsbündnis »Schmerzfreie Stadt Münster«. Zu den Teilnehmern gehören sechs städtische Krankenhäuser (von neun), 14 Pflegedienste (von 30), 13 Pflegeheime für Senioren (von 32), zwei Hospize, zwei Schmerzpraxen und 77 Hausärzte. Das Aktionsbündnis besteht aus einer Projektgruppe medizinischer Fachleute für Schmerztherapie und Palliativmedizin, aus Pflegewissenschaftlern der Paracelsus Medizinischen Privatuniversität, aber auch aus Soziologen, Kommunikations- und Gesundheitswissenschaftlern sowie Gesundheitsökonomen. Die Projektleitung wird vom Bundesministerium für Gesundheit und von der Stadtverwaltung Münster unterstützt.

Zu Beginn ermittelte das Projektteam, was die am Projekt teilnehmenden Institutionen bereits zur Schmerzbekämpfung unternahmen. Unter anderem wurden 436 Bewohner von Pflegeheimen ausführlich befragt. Wie zuvor bei der Studie zum Schmerzfreien Krankenhaus war das Ergebnis alles andere als zufriedenstellend. Die meisten Heimbewohner gaben an, ständig Schmerzen zu haben, 45 Prozent der Betroffenen litten vor allem beim Laufen unter unerträglichen Beschwerden. Viele hatten gleichzeitig in mehreren Körperregionen Schmerzen. Glaubte man den Angaben der Institutionen, war in den Pflegeheimen für eine gute Schmerzbehandlung gesorgt, aber wenn kein Arzt da war, geschah nach Aussage der Bewohner überhaupt nichts.

Bei der Befragung der Pflegedienste und ihrer Patienten ergab sich ein ähnlich besorgniserregendes Bild: Es stellte sich heraus, dass die Hälfte des Pflegepersonals gar nicht mit ihren Patienten über Schmerzbehandlungen sprach. Genauso schlecht bestellt war es um die Nachsorge von Krebspatienten, die zusammen mit ihren Angehörigen befragt wurden. Wie vielerorts wurden auch in Münster zahlreiche Krebspatienten am Freitagnachmittag aus dem Krankenhaus entlassen. Da die wenigsten Patienten gleich anschließend einen Termin beim Hausarzt hatten, war eine lückenlose Versorgung der Kranken nicht immer gewährleistet und viele litten bis zum Montag unter starken Schmerzen.

Nach der Erhebung und Analyse der Daten wurde für jede Einrichtung ein maßgeschneiderter Plan ausgearbeitet: Welche Fachkenntnisse fehlten? Welche Fortbildungen waren notwendig? Welche Strukturen mussten aufgebaut werden? Die Projektgruppe gab vor, auf welche Problemfelder sich das Schmerzmanagement der einzelnen Teilnehmer konzentrieren sollte: bei den Krankenhäusern war es akuter Schmerz nach Operationen, bei den Pflegeheimen chronischer und akuter Schmerz, bei den Pflegediensten und Hospizen Schmerz bei Krebs und bei den Schmerzpraxen chronischer Rückenschmerz.

Im Gegensatz zu vielen anderen Projekten, bei denen die Ärzte im Mittelpunkt standen, legte Osterbrink – ausgehend von seiner Herangehensweise bei dem Projekt »Schmerzfreies Krankenhaus« – den Schwerpunkt auch auf die generelle Weiterbildung der Pflegekräfte und die Ausbildung spezieller pflegerischer Schmerzexperten. Seitdem wurden in Münster hundert Pflegekräfte in einem zehnwöchigen Kurs zur *Pain Nurse* weitergebildet. In Absprache mit dem behandelnden Arzt gehen sie nun selbstständig auf die Patienten zu und überwachen die Schmerz-behandlung. Die pflegerischen Schmerzexperten haben dabei Zugang zu Informationsplattformen, die sie über die neuesten wissenschaftlichen Erkenntnisse auf ihrem Fachgebiet informie-ren. Auf diese Weise werden sie in die Lage versetzt, Schmerz-protokolle zu aktualisieren und Patienten, deren Angehörige, aber auch Kollegen zu beraten. Osterbrink legt großen Wert da-rauf, dass die pflegerischen Schmerzexperten den Patienten gut zuhören und sich trauen, über den eigenen Tellerrand hinauszu-schauen:

Ein Krankenhaus muss auch für die Erfahrungen anderer Pflegeeinrichtungen offen sein. Spricht man mit Kollegen aus Pflegeheimen und Hospizen, bekommt man eine viel bessere Vorstellung von dem, was der Patient mitmacht, sobald er das Krankenhaus verlässt. Ich rate allen Pflegenden, sich ein Pfle-geheim anzuschauen. Natürlich sagen sie dann: Dafür haben wir keine Zeit. Niemand hat Zeit, doch meine Standardant-wort darauf lautet: Wenn man die Situation besser einschät-zen kann, spart man Zeit!

Ein ganz simples Hilfsmittel, das im Rahmen des Projekts »Ak-tionsbündnis Schmerzfreie Stadt Münster« eingeführt wurde, ist das Schmerztagebuch. Alle Krebspatienten und Senioren sollten es bei der Krankenhausentlassung mit nach Hause be-kommen. Darin können sie täglich notieren, wie der Schmerz morgens oder abends war, welche Nebenwirkungen die Medika-mente hatten und wie der Schmerz ihr Leben beeinträchtigt hat. Die Erfahrung zeigt, dass Schmerzerinnerungen nicht länger als 72 Stunden andauern. Das Tagebuch hält die Informationen fest, bevor sie vergessen werden.

Nach dem Auslaufen des Projekts wird man alle diese Infor-mationen auswerten. In Münster sollen die Ergebnisse der einzelnen Erhebungen dazu verwendet werden, das Schmerzmanagement in den teilnehmenden Einrichtungen zu verbessern. Ziel ist es, bis Ende 2013 alle Ärzte und Pflegende in Münster in die Lage zu versetzen, selbstständig eine interdisziplinäre Schmerzbehandlung durchzuführen. Obwohl natürlich niemand eine hundertprozentige Schmerzfreiheit gewährleisten kann, wie Osterbrink betont. Er hofft jedenfalls, dass sein Modell Schule machen wird.

Nachwort

Mit meinem Magendurchbruch, der darauffolgenden Notoperation und dem daraus resultierenden Entschluss, ein Buch zu schreiben, begann meine Entdeckungsreise in das »Land des Schmerzes« – jenes komplexe Gefüge aus Menschen und Institutionen, die auf irgendeine Weise mit Schmerz zu tun haben: Patienten und deren Angehörige, Schulmediziner und alternative Schmerztherapeuten, Krankenhäuser, Rehakliniken, Krankenversicherer und die Pharmaindustrie. Überall fand ich interessante Gesprächspartner, in großen Unikliniken genauso wie in entlegenen Dörfern. Immer wieder taten sich für mich neue, überraschende Erkenntnisse auf. Manche waren faszinierend, andere verstörend. So hat mir meine »Reise« auch die Augen über alternative Therapien geöffnet, von denen ich lange dachte: Selbst wenn sie nicht helfen mögen, schaden sie wenigstens nicht. Inzwischen weiß ich, dass viele Strohhalme, nach denen Betroffene in ihrer Verzweiflung greifen, keineswegs Alternativen sind, sondern Quacksalberei, die mehr Schaden anrichtet, als man denkt. Und damit meine ich nicht nur sogenannte Heiler, die Betroffenen raten, der Schulmedizin ganz den Rücken zu kehren.

Gleichzeitig muss man sich fragen, ob die Schulmedizin nicht trotzdem versagt hat: Viele chronische Schmerzpatienten haben das Gefühl, sie würden einfach ihrem Schicksal überlassen. Weil zu wenig in diesem Bereich geforscht wird, weil sie zu oft als »Simulanten« abgestempelt werden. So, wie wir das mit meiner Mutter gemacht haben. Wir Kinder hatten stets den Eindruck, dass sie nur simuliert. Erst bei der Arbeit an diesem Buch bin ich zu der Überzeugung gelangt, dass sie wirklich gelitten hat. Die Gespräche mit chronischen Schmerzpatienten haben mir klargemacht, wie groß das Unverständnis ist, mit dem Ärzte und auch das Umfeld mancher Betroffener Schmerzpatienten begegnen.

Eine besonders heftige Reaktion erlebte ich selbst: Ich war auf einer Hochzeitsfeier eingeladen und kam mit einem Anästhesiologen ins Gespräch. Voller Begeisterung erzählte ich ihm von meinen Recherchen, überzeugt, bei ihm auf ähnlich großes Interesse zu stoßen. Die Antwort war harsch: Schmerz würde ihn kein bisschen kümmern, meinte der Anästhesiologe. Als ich überrascht nachfragte, warum, erklärte er mir, die meisten Schmerzpatienten seien lästige Neurotiker, die immer wieder mit dem gleichen Problem ankämen. Für so etwas hätte er keine Geduld. Ich war schockiert und empört – sollten doch Anästhesiologen laut Melzack aufgrund ihrer Ausbildung eigentlich diejenigen sein, die am meisten von der Schmerzbehandlung verstehen.

Natürlich gibt es Mediziner, die sich sehr wohl Zeit für ihre Patienten nehmen und ihnen zuhören. Eine Bekannte hatte das Glück, einen Hausarzt zu haben, der sie nach Kräften unterstützte, als sie schwer krank wurde. Sie bekam Gesichtsrose, eine Infektion mit dem Herpes-Zoster-Virus, die normalerweise harmlos ist und innerhalb von ein bis vier Wochen spontan wieder ausheilt. Aber manchmal kommt es zu Komplikationen, die chronische Schmerzen zur Folge haben können. Postherpetische Neuralgie nennt man dieses Syndrom. Die rechte Wange der Frau wurde rotviolett, es bildeten sich wässrige Blasen und offene Wunden, schließlich kamen noch Lähmungserscheinungen im Gesicht dazu. Sie traute sich wochenlang nicht mehr aus dem Haus, und als die Bläschen endlich verschwunden waren, konnte sie wegen stechender Nervenschmerzen kaum noch schlafen. Tagsüber war sie völlig erschöpft. Weil Schmerzmittel nicht halfen, versuchte sie es mit Akupunktur – ohne Erfolg. Ihr Hausarzt unterstützte sie nach Kräften und sprach ihr immer wieder Mut zu. Seine Aussage, dass ihr nichts anderes übrig bleibe, als die Sache geduldig »ausheilen zu lassen«, habe sich im Nachhinein als goldrichtig erwiesen. Auch wenn sie im ersten Moment dachte, der Satz sei banal. Aber: »Wenn man niemanden hat, der sich um einen kümmert, kommt man auf die schrägsten Ideen. Und er hat sich wirklich gekümmert und stets ein offenes Ohr für mich gehabt.«

Aufmerksamkeit und Verständnis sind die eine Seite. Auf der anderen sollten Einrichtungen stehen, die sich gezielt um Schmerzpatienten kümmern. Gerade hier müsste und könnte deutlich mehr getan werden. Die langen Wartelisten für Schmerzpolikliniken sprechen eine deutliche Sprache. Für die Betroffenen heißt das, viel kostbare Zeit zu verlieren. Denn hat sich der akute Schmerz erst einmal zu chronischen Beschwerden weiterentwickelt, ist die Aussicht auf einen Behandlungserfolg erheblich geringer.

Eine Sache, die alles verändern würde, wäre die Erfindung eines Wundermittels, einer »magic bullet«, die uns ein für allemal von Schmerz befreien würde. Aber ist das überhaupt im Bereich des Möglichen? Hier scheiden sich die Geister. Ein pensionierter Anästhesiologe, mit dem ich mich darüber unterhalten habe, versicherte mir, dass man irgendwann ein Mittel finden werde, das die Schmerzsignale im Gehirn löscht. »Ein Mittel, das jenen Teil der Hirnrinde blockieren kann, in dem der Schmerz sitzt. Wie das genau funktioniert, müssen wir letztlich gar nicht wissen. Bei Wirkstoffen wie Lachgas und Pentothal (ein Barbiturat, das zur Vollnarkose benutzt wird) wissen wir das auch nicht. Doch auf pharmakologischer Ebene werden wir so einen Wirkstoff finden.«

Eine gewagte Aussage. Aber vieles, was uns vor einigen Jahrzehnten noch als völlig utopisch galt, ist heute Wirklichkeit geworden. Warum sollte das also nicht auch für den Bereich

Schmerz gelten? Als ich den Neurologen und Schmerzspezialisten Jacob Patijn auf diese »Vision« ansprach, reagierte er entrüstet: »Woher soll ich das denn wissen? Ich bin schließlich kein Wahrsager! Und schon gar nicht größenwahnsinnig.« Er sei davon überzeugt, dass es eine Welt ohne Schmerzen niemals geben werde. »Schmerz gehört dazu, wir können ihn lindern, aber nicht abschaffen. Schon allein deshalb nicht, weil er eine natürliche Funktion hat. Er signalisiert, dass etwas nicht stimmt, und ist insofern nicht nur negativ.«

Auch bei anderen Ärzten, die ich nach dem »Wundermittel« befragte, biss ich auf Granit. Niemand fand dieses Zukunftsszenario realistisch. Ein Neurochirurg konnte sich zwar durchaus vorstellen, dass die Wissenschaft irgendwann in ferner Zukunft entdeckt, welcher »Chip« im Gehirn für Schmerz verantwortlich ist. Oder aber welches Netzwerk. Sollte es jemandem gelingen, das zu durchschauen, könnte es möglich sein, wenigstens ein Instrument zur objektiven Schmerzmessung zu entwickeln. Aber: Es gebe so viele verschiedene Schmerzarten, und es sei längst nicht gesagt, dass die sich alle auf demselben »Chip« befänden. Insofern sei die Sache mit dem »Aus-Schalter« oder dem Wundermittel seiner Meinung nach tatsächlich nicht zu bewerkstelligen.

Hier kam ich also nicht weiter. Bis ich eines Tages zufällig las, dass es dieses Wundermittel offenbar längst gibt: Heroin. Laut einigen Schmerztherapeuten sei es – bei richtiger Dosierung – bei weitem das beste Schmerzmittel. Seit 2009 ist es in Deutschland unter dem Namen Diacetylmorphin als Medikament zugelassen. Allerdings ist es bislang ausschließlich der Behandlung von Schwerstheroinabhängigen vorbehalten, bei Patienten mit chronischen Schmerzen kommt es (noch) nicht zum Einsatz.

Doch was ist wirklich dran? Taugt Heroin als Wundermittel? Schon Wall und Melzack haben in ihrem Buch *The Challenge of Pain* darauf hingewiesen, dass bei einer Doppelblindstudie über den Einsatz von Heroin und Morphin Ersteres keineswegs überlegen gewesen sei. Die Überprüfung des Wirkungsgrades ergab sogar, dass Morphin bei Männern deutlich besser anschlägt als Heroin und auch weniger stark mit Depressionen einhergeht. Einziger Vorteil bei männlichen Probanden war, dass Heroin bei intravenöser Gabe in kleineren Mengen verabreicht werden kann, um dieselbe Wirkung zu erzielen wie mit Morphin.

Für chronische Schmerzpatienten heißt das: fürs Erste werden sie auf die verfügbaren Medikamente angewiesen bleiben – und vor allem auf eine gehörige Portion Lebensfreude und Durchsetzungsvermögen. Es gibt jede Menge positive Beispiele dafür, dass Menschen trotz enormer Einschränkungen und Schmerzen ein erfülltes, aktives Leben führen können. Einige von ihnen haben wir in diesem Buch kennengelernt: Rhea R. etwa, die seit ihrem Motorradunfall im Jahr 1973 ständig Schmerzen in ihrem gelähmten linken Arm und ihrem zertrümmerten Knie hat und in ihrem Heimatort als Ehrenamtliche trotzdem zahlreiche Funktionen bekleidet. Für ihr Engagement wurde sie ausgezeichnet. »Es gibt nach wie vor Leute, die auf Menschen mit einer Behinderung herabschauen, und so etwas ist für mich schwer auszuhalten«, erzählt sie. »Doch der Orden ist der Beweis, dass man trotzdem ein nützliches Mitglied der Gesellschaft sein kann.«

Oder Rob Z., der MS hat und seit Jahren an den Rollstuhl gefesselt ist. Zwar leidet er sehr unter der ewigen Abhängigkeit, trotzdem lässt er nicht locker. Er nimmt Projekte wie Bücher und Ausstellungskonzepte in Angriff, außerdem berät er Behörden, Museen und Non-Profit-Organisationen. Und auch Chedwa M. gab nach ihrem Unfall, bei dem sie ein Bein verlor, nicht auf: Im November 2008 machte sie den Master in Hebräischen Sprach- und Kulturwissenschaften und 2011, nachdem ihr ein äußerst schmerzhaftes Neurom am Beinstumpf operativ entfernt worden war, sattelte sie den Bachelor in Deutschen Sprach- und Kulturwissenschaften obendrauf.

All diese Menschen, denen ich auf meiner »Reise« begegnet bin, haben mich sehr beeindruckt – vor allem ihre Zähigkeit und ihr eiserner Wille, trotz ihrer Einschränkungen etwas aus ihrem Leben zu machen. Der Satz »ich *habe* eine Krankheit, aber ich *bin nicht* die Krankheit« bringt das vielleicht am eindrücklichsten auf den Punkt. Schmerz ist ein dominantes Gefühl. Aber es darf nicht zum alles Beherrschenden werden. Die Medizin und die Gesellschaft sind hier gefordert, ihren Beitrag zu leisten und die Betroffenen nicht länger alleinzulassen.

Danksagung

Dass ich dieses Buch schreiben konnte, habe ich der Unterstützung vieler zu verdanken. Zuallererst möchte ich mich bei Frank Wille und Pepijn van den Munckhof bedanken, weil sie mir erlaubt haben, einen Blick hinter die Kulissen zu werfen. Dann bei meinen beiden Mitlesern Jan van der Meer, emeritierter Professor für Innere Medizin, und Rien Vermeulen, emeritierter Professor für Neurologie. Sie haben mir viele wertvolle Tipps gegeben. Außerdem danke ich Elly Roetering-van Geenhuizen von der Selbsthilfeorganisation Pijn-Hoop.

Dank gebührt auch Piet Admiraal, Charles Boissevain, Jacques Bruijn, Ben Crul, Betty van Dam, Patricia Eekers, Richard Faaij, Jan van Gijn, Jan Gybels († 2011), John Loeser, Ronald Melzack, Ada van Mourik-Noordenbos, Corinne Noordenbos, Jacob Patijn, Eddy Reynders, Maarten Schutte, Ruud Selles, Tom J. Snijders, Doreen Vermeulen-Cranach († 2011), Arine Vlieger und last but not least meiner Frau Maria. Und natürlich allen, die ich über ihr Schmerzempfinden interviewen durfte. Darunter Menevse, jene junge Frau, die ohne Schmerzsinn geboren wurde und trotz ihrer schweren Behinderungen allein wohnt. Ohne die Verdienste meiner anderen Gesprächspartner schmälern zu wollen, war sie mir eine wichtige Inspirationsquelle beim Schreiben dieses Buches.

Die Patienten, die ich im Diakonissenkrankenhaus Utrecht kennengelernt habe, habe ich nicht mit ihren Klarnamen genannt. Ebenso die Teilnehmer des Kurses »Lernen, mit dem Schmerz zu leben«. An einigen anderen Stellen habe ich ein paar persönliche Details abgeändert, um die Anonymität der Betroffenen zu gewährleisten.

Anhang

Medizinische Fachbegriffe

A∂-Nervenfasern (gesprochen: A-delta-) dicke, schnell leitende Fasern, die bei einer Verletzung als Erste ein elektrisches Signal ans Rückenmark senden.

Akupunktur jahrhundertealte chinesische Therapie mit Nadeln, die die Lebensenergie wieder zum Fließen bringen sollen. Der Begriff »Akupunktur« stammt vom niederländischen Arzt Willem ten Rhijne (1647–1700), er ist abgeleitet vom lateinischen *acus* für »Nadel« und *pungere* für »stechen«.

Alzheimer-Krankheit degenerative Erkrankung des Gehirns, die in der Regel nach dem fünfundsechzigsten Lebensjahr auftritt. Sie ist nach dem deutschen Psychiater und Neuropathologen Alois Alzheimer (1864–1915) benannt. Der Patient wird dabei ziemlich rasch dement. Von den 24 Millionen Dementen weltweit leiden rund 60 Prozent an dieser speziellen Form. In Deutschland leiden derzeit rund 1,4 Millionen Menschen an Demenz, ihre Zahl wird sich Schätzungen zufolge bis zum Jahr 2050 verdoppeln; bei zwei Dritteln von ihnen wird Alzheimer die Ursache sein.

Anaesthesia dolorosa wörtlich »schmerzhafte Gefühllosigkeit«. Dieses Symptom tritt auf, nachdem beispielsweise ein Nerv des zentralen Nervensystems durchtrennt oder bei einem Unfall schwer geschädigt wurde.

Aneurysma Erweiterung oder Aussackung einer Arterie. Das Platzen oder Reißen eines solchen Aneurysmas kann lebensbedrohlich sein.

Autonomes Nervensystem Dieses nicht bewusst steuerbare Nervensystem (auch vegetatives Nervensystem genannt) hält die lebenswichtigen Funktionen aufrecht und wirkt sich auf alle Organe aus.

Autosom Chromosom, das nichts mit der genetischen Festlegung des Geschlechts zu tun hat.

Axon langer Ausläufer einer Nervenzelle.

Biopsychosoziales Krankheitsmodell Erklärung des chronischen Schmerzsyndroms anhand von biologisch-medizinischen, psychologischen und sozialen Faktoren.

Chordotomie Eingriff, bei dem die Nervenbahn, die vom Rückenmark zum Thalamus führt (*Tractus spinothalamicus*), durchtrennt wird.

Cluster-Kopfschmerz eine unerträgliche Form von Kopfschmerzen, bei der die Schmerzen gehäuft, also in sogenannten Clustern, auftreten.

CRPS Abkürzung für *Complex Regional Pain Syndrome*. Komplexes regionales Schmerzsyndrom, früher auch posttraumatische Dystrophie, Reflex-Dystrophie oder Morbus Sudeck genannt: Nach einer Verletzung oder Operation an Arm oder Bein kommt es zu schweren Entzündungen, Durchblutungsstörungen, Hautveränderungen, Schmerzen, Bewegungseinschränkungen und langfristig zu einem »Verkümmern« des betroffenen Körperteils.

CT Abkürzung für Computertomographie. Untersuchungsmethode, bei der Röntgenstrahlen um den Körper geführt werden. Aus der Durchlässigkeit des Gewebes für Röntgenstrahlen erstellt (erechnet) der Computer ein (Schnitt-)Bild. Diese Technik wurde 1971 erstmals bei einer Gehirnuntersuchung angewendet.

chronische Dystrophie s. CRPS

Dämmerschlaf Zu Beginn des 20. Jahrhunderts entwickelte Methode, mit der man Frauen durch die gleichzeitige Gabe von

Schmerz- und Beruhigungsmitteln die Geburt erleichtern wollte: Sie blieben so bei Bewusstsein, spürten aber keine Schmerzen. Im englischen Sprachraum unter dem Begriff *twilight sleep* bekannt.

Dendrit kurzer Ausläufer einer Nervenzelle.

Demenz allmählicher Verlust der geistigen Fähigkeiten (s. Alzheimer-Krankheit, s. frontotemporale Demenz, s. vaskuläre Demenz).

Dopamin ein Neurotransmitter, auch »Glückshormon« genannt.

Endorphine Neuropeptide mit morphinähnlicher Wirkung, die der Körper selbst produziert.

Enkephaline mit den Endorphinen verwandte Pentapeptide, die für die körpereigene Schmerzhemmung eine wichtige Rolle spielen.

Epiduroskopie endoskopisches Verfahren, bei dem eine Kamera in den Epiduralraum eingebracht wird; gleichzeitig können etwaige Verklebungen beseitigt und Medikamente verabreicht werden.

Epikritischer Schmerz wörtlich: »entscheidender Schmerz«. Veralteter Begriff.

Facettenblockade Betäubung oder Unterbrechung der Schmerzfasern in den Facetten- oder kleinen Wirbelgelenken.

Failed Back Surgery Syndrom s. Postnukleotomie-Syndrom

Fentanyl-Pflaster Pflaster mit dem Schmerzmittel Fentanyl, einem Opioid.

Fibromyalgie auch Muskel-Faser-Schmerz: Syndrom, das mit Schmerzen in Muskeln und Gelenken einhergeht; hinzukommen starke Erschöpfung und andere Beschwerden. Die Ursache ist unbekannt.

Frontotemporale Demenz Erkrankung des vorderen Teils des Gehirns, des Frontal- oder Stirnlappens. Anders als Alzheimer beginnt diese Demenz schon in recht frühen Jahren, oft zwischen vierzig und fünfzig. Früher wurde die Erkrankung auch

Pick-Krankheit genannt. Schätzungen zufolge leiden drei bis neun Prozent dementer Senioren daran.

Gamma-Knife Werkzeug mit Gamma-Strahlung, das eingesetzt wird wie ein Skalpell. Bei der Behandlung wird der Kopf des Patienten in einen stereotaktischen Rahmen gespannt. Auf diese Weise kann jeder beliebige Punkt im Gehirn angesteuert und das kranke Gewebe zielgenau bestrahlt werden.

»Gate Control«-Theorie nach dieser von Patrick Wall und Ronald Melzack entwickelten Theorie treffen sich die dicken A∂-Nervenfasern und die dünnen C-Nervenfasern im Rückenmark. Dort soll sich ein Tormechanismus befinden, der die Schmerzsignale – je nach Situation und Erfordernis – abschwächt oder verstärkt, ehe sie ins Bewusstsein gelangen.

Gliazellen Stützzellen im zentralen Nervensystem.

Herpes zoster Gürtelrose, eine Viruserkrankung.

Hereditäre sensorische und autonome Neuropathie (HSAN) eine seltene erbliche Nervenerkrankung, die zu Schmerzunempfindlichkeit führt. Von diesem Syndrom gibt es fünf Haupt- und zwei Subtypen.

Hochfrequenzablation s. RFA.

Implantierbarer Pulsgenerator Gerät, das bei der Rückenmarks- und Tiefenhirnstimulation für die Impulse sorgt, die die Nervenaktivität wieder in geordnete Bahnen lenken soll.

Integrative Medizin Alternativmediziner verwenden diesen Begriff für eine Kombination aus Schul- und Alternativmedizin.

Intrathekale oder spinale Morphinpumpe Pumpe für die computergesteuerte Verabreichung von Morphin in den Liquorraum, den mit Flüssigkeit gefüllten Raum um das Rückenmark.

Komplexes regionales Schmerzsyndrom s. CRPS.

Lidocain Betäubungsmittel, das bei kleineren Eingriffen verwendet wird.

Lobotomie (auch Leukotomie) Eingriff, bei dem ein Chirurg den

Frontallappen vom Rest des Gehirns trennt. Er wurde bis in die 1960er-Jahre vor allem an Patienten mit Depressionen, Wahnvorstellungen und Angstzuständen durchgeführt.

Lumbal die Lende betreffend.

MAS multisynaptisches afferentes System im Rückenmark: ein Komplex aus aufsteigenden Nervenfasern, die über Synapsen oder Kontaktstellen miteinander verbunden sind.

Meridiane Begriff aus der Akupunktur; Kanäle, durch die die Lebensenergie Qi fließen soll.

Morbus Crohn chronisch-entzündliche Darmerkrankung. Diese oft erbliche Autoimmunerkrankung kann auch andere Organe angreifen. Benannt wurde sie nach dem amerikanischen Arzt Burrill Crohn (1884–1983). In Deutschland leiden etwa 320 000 Personen daran.

Motorisch die Bewegung betreffend.

Motorischer Kortex (auch Motorkortex) Gehirnareal, das für die Ausführung und Planung von Bewegungen zuständig ist.

Moxibustion Behandlungsmethode der Traditionellen Chinesischen Medizin, bei der eine Art Zigarre aus getrockneten Beifußblättern angezündet und über Akupunkturpunkte gehalten wird.

MRI-Scan Abkürzung für *magnetic resonance imaging*. Auch Kernspintomographie oder Magnetresonanztomographie genannt. Bildgebendes Verfahren, bei dem der menschliche Körper in Schnittbildern dargestellt wird. Das geschieht mithilfe eines starken Magnetfelds und Radiowellen, die die Wasserstoffkerne im Gewebe in Schwingungen versetzen. Der erste MRI-Scanner wurde 1977 konstruiert.

Myelin fettreiche Eiweißsubstanz um die schnell leitenden Nervenfasern.

Myofasziale Triggerpunkte oder Myogelosen druckschmerzhafte Muskelverhärtungen infolge von Überlastung, Unfällen,

Stress oder schlechter Ernährung. Die Verhärtungen kommen vor allem in Rücken- und Gesäßmuskeln vor.

Neurolytische Blockade Eingriff, bei dem man eine stark ätzende Substanz wie Alkohol oder Phenol in einen Nervenknoten spritzt.

Neurom oder Neurinom Knotenbildungen von Nervenenden im Stumpf nach einer Amputation.

Neuromatrix-Modell Diese von Ronald Melzack entwickelte Theorie bezieht sich vor allem auf Gehirnprozesse, die mit der Bewusstwerdung von Schmerz einhergehen. Laut dieser Hypothese ist Schmerz eine multidimensionale Erfahrung, die durch typische Nervenreizmuster verursacht wird und in der sogenannten Neuromatrix im Gehirn entsteht.

Neuromodulation Schmerzlinderung durch elektrische Stimulation, Vibration oder Morphin.

Neuron Nervenzelle.

Neuronale Plastizität die Fähigkeit von Nervenzellen und Nervensystem, sich anzupassen.

Neuropathischer Schmerz körperliche Beschwerden infolge einer (krankhaften) neurologischen Veränderung.

Neurotransmitter chemischer Botenstoff, der Informationen von einer Nervenzelle zur anderen weiterleitet.

Nozizeptor freie Nervenenden, die Verletzungen signalisieren.

NRS: Numeric Rating Scale numerische Bewertungsskala für Schmerz: 0 steht für kein Schmerz, 10 für den stärksten vorstellbaren Schmerz.

NSAID nichtsteroidaler Entzündungshemmer, zum Beispiel Ibuprofen, Diclofenac und Aspirin.

Onkologie Wissenschaft, die sich mit Krebs befasst.

Oxytocin Hormon und Neurotransmitter. Vom altgriechischen *okytokíne* für »schnelle Geburt«. Regt die Gebärmutter bei der Geburt zu Kontraktionen an und stimuliert den Milchfluss. Auch im weiblichen Orgasmus werden große Mengen

Oxytocin freigesetzt. Als Gegenspieler von Adrenalin wird dieser Stoff mit einem Gefühl von Vertrauen und Verbundenheit assoziiert – deshalb auch der Name »Kuschelhormon«. Oxytocin sorgt auch für die Normalisierung von Puls und Kreislauf.

Palliativmedizin Medizin, die nicht auf Heilung, sondern auf Schmerzlinderung ausgerichtet ist.

Parasympathisches Nervensystem Teilsystem des vegetativen oder autonomen Nervensystems, das nach einer Anstrengung zur Erholung des Körpers beiträgt.

Parkinson-Krankheit früher auch Schüttellähmung genannt: eine Erkrankung des Gehirns, bei der die Nervenzellen langsam degenerieren. Benannt wurde sie nach dem englischen Chirurgen und Apotheker James Parkinson (1755–1824). Sie entsteht durch einen Mangel an Dopamin, wodurch vor allem die Motorik beeinträchtigt wird: Arme und Beine zittern (Tremor), und auch andere Funktionen sind betroffen. Weitere Symptome sind Depressionen, Halluzinationen, Erschöpfung und kognitive Einschränkungen. In Deutschland leiden etwa 300 000 bis 400 000 Menschen an Parkinson.

Periaquäduktales Grau ein Gebiet im Stammhirn, das sowohl für die Schmerzunterdrückung als auch für die Angst-und-Flucht-Reaktion eine wichtige Rolle spielt.

Peripheres Nervensystem verbindet Gehirn und Rückenmark mit Haut, Muskeln, Organen, Sinnesorganen und Drüsen.

PET-Scan Abkürzung für Positronen-Emissions-Tomographie, ein bildgebendes Verfahren, das Durchblutung und Stoffwechsel von Gewebe und Organen registriert, indem die Strahlung eines in die Blutbahn gespritzten schwach radioaktiven Kontrastmittels gemessen wird. Positronen sind die Antiteilchen von Elektronen und haben dieselbe Masse, aber eine positive Ladung. Die Technik ist seit 1950 bekannt und wird seit 1970 zu medizinischen Zwecken genutzt.

Phantomschmerz Schmerz in einem Körperteil, der nach einer Amputation gar nicht mehr vorhanden ist.

Pick-Krankheit s. Frontotemporale Demenz.

Placebo (lateinisch für »ich werde gefallen«) ist ein Mittel, das keinen Wirkstoff enthält, sich aber aus irgendeinem Grund trotzdem wie ein Arzneimittel verhält. Das Gegenteil eines Placebos ist ein Nocebo – lateinisch für »ich werde schaden« –, das einen schädlichen oder nachteiligen Effekt hat, obwohl es ebenfalls keinerlei Wirkstoff enthält.

Plexus Geflecht aus Blutgefäßen oder Nervenfasern.

Polymodale Nozizeptoren Rezeptoren oder Sensoren, die jede Gewebeschädigung melden, gleich welcher Art der Reiz war.

Postherpetische Neuralgie chronisches Schmerzsyndrom, das als Komplikation einer Gürtelrose (*Herpes zoster*) auftritt.

Postnukleotomie-Syndrom zusammenfassende Bezeichnung für Schmerzen und Beschwerden, die trotz einer Bandscheibenoperation weiter bestehen bleiben oder nach einer solchen Operation neu auftreten.

Präpartale Psychoprophylaxe Methode, bei der Geburtsschmerz durch psychische und körperliche Übungen gelindert wird. Dazu gehören auch gymnastische Entspannungsübungen und eine entsprechende Aufklärung vor der Geburt.

Protopathischer Schmerz »Erstschmerz«, veralteter Begriff.

Qi oder Chi Lebensenergie in der Akupunktur.

Reflexdystrophie s. CRPS.

Rezeptor Gebilde aus Sinneszellen, das als Sensor fungiert und unter anderem Temperatur, mechanische Reize und chemische Veränderungen registriert und in Nervensignale umwandelt.

RFA Abkürzung für Radiofrequenzablation oder auch Hochfrequenzablation. Betäubung oder Blockade eines Nervs durch das Verabreichen von hochfrequentem Strom über eine Nadel.

Sakralwirbel Kreuzbeinwirbel.

Schmerzschwelle Untergrenze für Schmerz, die unabhängig vom Schmerzreiz bei jedem ungefähr gleich ist. In Bezug auf die Wärmeempfindlichkeit der Haut liegt sie bei 45 °C. Oberhalb dieser Grenze unterscheidet sich die Schmerzwahrnehmung von Mensch zu Mensch.

Schmerztoleranzgrenze Grenzwert, ab dem der Schmerz unerträglich wird und der sich von Mensch zu Mensch unterscheidet.

Selbstverletzung Autoaggressives Verhalten, bei dem sich die Betroffenen absichtlich Wunden oder Verletzungen beibringen.

Sensorisch die Sinnesorgane betreffend.

Serotonin Neurotransmitter, der bei der Verarbeitung von Schmerzreizen eine Rolle spielt.

Skoliose vom altgriechischen *skolios* für »krumm«. Eine seitliche Verkrümmung der Wirbelsäule, die eine Bewegungseinschränkung nach sich ziehen und manchmal auch die Lungenfunktion einschränken kann.

Slender-Training Bewegungstherapie mithilfe eines von sechs Elektromotoren betriebenen Tischs, der zehn Minuten lang die Muskeln von Unter-, Oberschenkeln, Hüften, Bauch, Brust und Oberarmen stimuliert.

Spezifitätstheorie Theorie, die davon ausgeht, dass Schmerz eine Sinneserfahrung mit einem ganz eigenen Leitungs- und Wahrnehmungssystem ist.

Spiegelneuronen Zellen, die 1991 zufällig von den italienischen Neurophysiologen Giacomo Rizzolatti und Vittorio Gallese von der Universität Parma entdeckt wurden, als diese das Gehirn von Makaken untersuchten. Sie stellten fest, dass manche Gehirnzellen nicht nur aktiv wurden, wenn die Affen selbst etwas taten, sondern auch, wenn sie anderen bei etwas zusahen.

Spiegeltherapie eine von dem indischstämmigen amerikanischen

Neurologen Vilayanur Ramachadran entwickelte Therapie gegen Phantomschmerz. Durch das Spiegeln der gesunden Hand oder des gesunden Beins wird die Illusion erzeugt, das Phantomglied würde bewegt. Diese Therapie findet auch bei CRPS, Nervenverletzungen und nach einem Schlaganfall Anwendung.

Spitzfuß Fuß, der so nach unten zeigt, als ginge man auf Zehenspitzen. Er kann infolge langer Bettlägerigkeit, aber auch aufgrund einer Muskelerkrankung, einer Nervenstörung oder CRPS entstehen.

Spondylodese Eingriff, bei dem Wirbel mit Schrauben, Muttern und Platten fixiert werden.

Sympathisches Nervensystem Teilsystem des vegetativen oder autonomen Nervensystems, das dafür sorgt, dass der Körper sich an Anstrengungen und Stresssituationen anpassen kann, ja in Alarmbereitschaft versetzt wird.

Synapse Kontaktstelle zwischen Nervenzellen.

Tachykardie eine Herzrhythmusstörung, bei der das Herz unregelmäßig und zu schnell schlägt. Ursache ist eine gestörte elektrische Erregungsleitung im Herzen. Ein anderer Begriff dafür ist Vorhofflimmern.

Thalamus Hirnregion, die früher zu Unrecht als Schmerzzentrum galt.

Tomographie bildgebendes Verfahren, mit dem Schnittbilder des Körpers gemacht werden. Ein Computer errechnet daraus ein dreidimensionales Gesamtbild. Zu den Tomographien zählen Echographie, MRI-, PET-Scan und CT.

Traktotomie Durchtrennung einer Nervenbahn (lateinisch *tractus*).

Trigeminusneuralgie auch Gesichtsschmerz oder *Tic douloureux* genannt, weil bei einem Anfall die Gesichtsmuskeln zucken. Das Syndrom geht mit starken stechenden Schmerzen in einer Gesichtshälfte einher. Die Ursache ist unbekannt.

Twilight sleep s. Dämmerschlaf.

Ulcus diabeticum Geschwür, meist an Füßen von Diabetikern.

Visuelle Analogskala (VAS) Messinstrument zur Schmerzbestimmung mit Hilfe einer 100 mm langen horizontalen oder vertikalen Linie, an deren Enden »kein Schmerz« und »stärkste vorstellbare Schmerzen« stehen.

Vaskuläre Demenz Erkrankung, bei der infolge von Durchblutungsstörungen Hirnareale absterben. Diese Form von Demenz tritt zwischen dem fünfundsechzigsten und dem fünfundsiebzigsten Lebensjahr auf und ist die zweithäufigste Form der Demenz nach Alzheimer.

Vegetatives Nervensystem veralteter Begriff, s. Autonomes Nervensystem.

Viszeraler Schmerz Schmerz aufgrund von Schäden an den inneren Organen. Dieser dumpfe Schmerz ist sehr schwer zu lokalisieren.

Yin und Yang entgegengesetzte, aber gleichwertige Begriffe in der Lehre des Daoismus. Das weibliche Yin steht unter anderem für kalt, schwarz und den dunklen Mond; das männliche Yang für warm, weiß und die helle Sonne.

Zentraler Schmerz Schmerz infolge neurologischer Schäden oder Veränderungen des zentralen Nervensystems, zum Beispiel bei Multipler Sklerose oder Tumoren in Gehirn und Rückenmark.

Nützliche Links und Adressen

Deutsche Fibromyalgie-Vereinigung e. V.
   (**www.fibromyalgie-fms.de**)
Deutsche Gesellschaft für Schmerztherapie (DGS) e.V.
   (**www.stk-ev.de**)
Deutsche Krebshilfe e. V. (**www.krebshilfe.de**)
Deutsche Migräne- und Kopfschmerzgesellschaft (DMKG) e.V.
   (**www.dmkg.de**)
Deutsche Rheuma-Liga Bundesverband e.V.
   (**www.rheuma-liga.de**)
Deutsche Schmerzgesellschaft e.V. (**www.dgss.org**)
Deutsche Schmerzliga e.V. (**www.schmerzliga.de**)
Deutsche Stiftung Patientenschutz, vormals Deutsche Hospiz
   Stiftung (**www.stiftung-patientenschutz.de**)
Deutsche Vereinigung Morbus Bechterew e.V.
   (**www.bechterew.de**)
Deutsches Grünes Kreuz e.V. (**www.dgk.de**)
Forum Schmerz (**www.forum-schmerz.de**)
Lupus Erythematodes Selbsthilfegemeinschaft e.V.
   (**www.lupus.rheumanet.org**)
Selbsthilfegruppe Fibromyalgie (**www.fibromyalgiehilfe.de**)

Literaturverzeichnis

Aalten, Anna et al., *Het verhaal van pijn: pijnbeleving bij dansers*. Rotterdamse Dansacademie, Rotterdam 2008.

Acker, R.E.H. van, *Fantoompijn* (Dissertation). Gemeente Universiteit van Amsterdam 1985.

Bala, Malgorzata, Trudy Bekkering, Rob Riemsma, Julie Harker, Frank Huygen, Jos Kleijnen, *Epidemiology of Chronic Pain in the Netherlands*. Kleijnen Systematic Reviews Ltd., York, Erasmus Medisch Centrum, Rotterdam 2011.

Benedetti, Fabrizio, *Placebo Effects: Understanding the Mechanism in Health and Disease*. Oxford University Press, New York 2008.

Bloch, Marc, *Die wundertätigen Könige*, C. H. Beck, München 1998.

Bohnhorst, Brigitte, *Leben mit chronischem Schmerz*. Deutscher Taschenbuch Verlag, München 1997.

Boissevain, A.G.H., *Hyperaesthesia Following Nerve Injury* (Dissertation). Drukkerij Elinkwijk, Utrecht 1972.

Bouman, L.N. und J.A. Bernards, *Medische fysiologie*. Bohn Stafleu Van Loghum, Houten/Diegem 2001.

Brand, Paul und Philip Yancey, *Pain: The Gift Nobody Wants*. Harper-Collins Publishers, New York 1993.

Bril, Martin, *Het evenwicht*. Prometheus, Amsterdam 2011.

Brouwers, Aurelia, *Het meisje met de schaar*. Just Publishers, Meppel 2011.

Bruijn, K.J., *Quality of Life and Psychological Functioning in Observational and Intervention studies in childhood Migraine* (Dissertation). Erasmus Universiteit Rotterdam 2010.

Butler, David S. und G. Lorimer Moseley, *Schmerzen vestehen*. Springer, Berlin 2009.

Buytendijk, F. J. J., *Over de pijn*. Het Spectrum, Utrecht/Antwerpen 1957.

Carroll, Lewis, *Alice's Adventures in Wonderland*. Alexander Macmillan, London 1865, deutsch: *Alice im Wunderland*, Suhrkamp, Frankfurt 1973.

Chapin, Alice, *365 beloften voor mensen met pijn*. Barnabas, Heerenveen 1997.

Cranenburgh, Ben van, *Inleiding in de toegepaste neurowetenschappen* (Teil 3: *Pijn*). De Tijdstroom, Lochem 1989.

Cranenburgh, Ben van, *Pijn: vanuit een neurowetenschappelijk perspectief*. Elsevier gezondheidszorg, Maarssen 2009.

Crul, B. J. P., *Neemt u maar een paracetamolletje* (Abschiedsrede als Professor für Schmerzmedizin am UMC St.-Radboud, am 22. September 2006).

Crul, B. J. P., *Mens en pijn*. Valkhof Pers, Nijmegen 2007.

Crul, B. J. P. (red.), *Neuropathische pijn*. Bohn Stafleu Van Loghum, Houten 2007.

Darwin, Charles, *The Expressions of the Emotions in Man and Animals*. D. Appleton & Co., New York, 1872, deutsch: *Der Ausdruck der Gemüthsbewegungen bei dem Menschen und den Thieren*. Aus dem Englischen übersetzt von J. Victor Carus. E. Schweizerbart'sche Verlagshandlung (E. Koch), Stuttgart 1872.

Dearborn, George Van Ness, »*A Case of Congenital Pure Analgesia*«. In: *The Journal of Nervous and Mental Disease*, 75: S. 612-615, 1932.

Dennett, Daniel C., *Brainstorms*. MIT Press, Cambridge (Massachusetts)/London 1981.

Dick-Read, Grantly, *Mutterwerden ohne Schmerz. Die natürliche Geburt*. Hoffmann und Campe, Hamburg 1989.

Didion, Joan, *Das weiße Album*. Rowohlt, Hamburg 1997.

Dillard, James N., *Het pijnboek*. Archipel, Amsterdam 2002, englisch: *The Chronic Pain Solution: Your Personal Path to Pain Relief*. Bantam, New York 2003.

Driessen, Henk, *Pijn en cultuur*. Wereldbibliotheek, Amsterdam 2002.

Duijn, P. van (red.), *Pijn bij mens en dier*. Pudoc, Wageningen 1980.

Favazza, Armando R., *Bodies under Siege*. John Hopkins University Press, Baltimore 1987.

Frederiks, J.A.M., G.W. Bruyn und P. Eling (Hrsg.), *History of Neurology in the Netherlands*. Boom, Amsterdam 2002.

Frentrop, Paul, *Tegen het idealisme. Een biografie van Pierre Vinken*. Prometheus, Amsterdam 2007.

Gijn, Jan van, *Lijf en leed. Geneeskunde voor iedereen*. Atlas, Amsterdam/Antwerpen 2011.

Groen, J.J., »Het syndroom van de onbehandelbare pijn«. *Nederlands Tijdschrift voor Geneeskunde*, 1979.

Gybels, J.M. und W.H. Sweet, *Neurosurgical Treatment of Persistent Pain* (Teil ii: *Pain and Headache*). S. Karger, Basel 1989.

Hassink-Franke, L.J. A. und R.J. Hassink, »Acupunctuur bij lage rugpijn … pak een tandenstoker?« In: *Nederlands Tijdschrift voor Geneeskunde*, März 2010.

Hennis, P.J. und J.A. Leusink (Hrsg.), *Anesthesiologie*. Bohn Stafleu Van Loghum, Houten/Mechelen 2002.

Hilgard, Ernest R., *Divided Consciousness Reconsidered*. A. Wiley, New York 1977.

Houtveen, Jan, *De dokter kan niets vinden*. Prometheus, Amsterdam 2009.

Huygen, Frank J.P.M., *Pijn is van iedereen en van niemand* (Antrittsrede an der Erasmus Universiteit Rotterdam am 18. Februar 2011).

Karmel, Marjorie, *Thank You, Dr. Lamaze*. J.B. Lippincott & Co., Philadelphia 1959.

Keizer, Bert, *Onverklaarbaar bewoond*. Balans & vu Uitgeverij, Amsterdam 2010.

Keppel Hesselink, J.M., *Beelden in de mist*. Erasmus Publishing, Rotterdam 1994.

Keppel Hesselink, J.M. und Dr. Kopsky. *Met het oog op de naald*. Ankh-Hermes, Deventer 2008.

Kesey, Ken, *One Flew over the cuckoo's Nest*. Erstauflage, Viking, New York, 1962, deutsch: *Einer flog über das Kuckucksnest*. Rowohlt, Hamburg 1982

Kleef, M. van (e. a., Hrsg.), *Handboek pijnbestrijding*. Tijdstroom, Leusden 2000.

Kommer, Caroline van den, *De kracht van de aanpassing*. Uitgave van Orthopedietechniek De Hoogstraat, Utrecht 2009.

Kluveld, Amanda, *Pijn. De terugkeer naar het paradijs en de wens er weer uit te ontsnappen*. De Arbeiderspers, Amsterdam/Antwerpen 2007.

Krabbé, Tim, *Das Rennen*. Reclam, Ditzingen 2008.

Lange, J.J. de (e. a., Hrsg.), *Van aether naar beter. Veertig jaar Nederlandse Vereniging voor Anesthesiologie 1948-1988*. Wetenschappelijke uitgeverij Bunge, Utrecht 1988.

Lange, J.J. de (e. a., Hrsg.), *Maar het kan nog beter. Vijftig jaar Nederlandse Vereniging voor Anesthesiologie 1948–1998*. Elsevier/Bunge, Maarssen 1998.

Leriche, Réné, *Chirurgie des Schmerzes*. Johann Ambrosius Barth Verlag, Leipzig 1949.

Linda (in Zusammenarbeit mit Ruth Kolba), *Wie is er bang voor Linda*. Just Publishers, Hilversum 2010.

Lingen, Richard van, *Pain Assessment and Analgesia in the Newborn: An Integrated Approach* (Dissertation). Erasmus Universiteit Rotterdam 2000.

Megchelen, Pieter van und Marten Dooper, *Over pijn gesproken. Deskundige visies*. Mark Two Communications B.V., Leusden 2003.

Melzack, Ronald, *Das Rätsel des Schmerzes*. Hippokrates Verlag, Stuttgart 1993.

Melzack, Ronald, und Patrick Wall (Hrsg.), *Handbook of Pain Management*. Churchill Livingstone, London 2003.

Menges, L.J., *Over pijn gesproken*. Kok, Kampen 1992.

Metz, W., *Het verschijnsel pijn. Methode en mensbeeld der geneeskunde*. De Erven F. Bohn, Haarlem 1964.

Metz, W., *Pijn, een teer punt*. Callenbach, Nijkerk 1975.

Mitchell, Silas Weir, *Injuries of the Nerves and their consequences*. 1872 erschienen und 1965 neu aufgelegt von Dover Publications Inc., New York.

Moerman, Daniel E., *Meaning Medicine and Placeboeffects*. Cambridge University Press, Cambridge 2007.

Mukherjee, Siddharta, *Der König aller Krankheiten: Krebs – eine Biographie*. DuMont, Köln 2012.

Neal, Helen, *The Politics of Pain*. McGraw Hill, New York 1978.

Noordenbos, Willem, *Pain*. Elsevier, Amsterdam 1958.

Noordzij, P.G., M. Klimek und A. J. Stamer (Hrsg.), *Klinische Anesthesiologie*. De Tijdstroom, Utrecht 2010.

Oderwald, Arko, Koos Neuvel und Cees Hertogh (Hrsg.), *Pijn. Over literatuur en lijden*. De Tijdstroom, Utrecht 2004.

Parks, Tim, *Die Kunst stillzusitzen: Ein Skeptiker auf der Suche nach Gesundheit und Heilung*. Goldmann, München 2012.

Payer, Lynn, *Andere Länder, andere Leiden: Ärzte und Patienten in England, Frankreich, den USA und hierzulande*. Campus, Frankfurt 1993.

Perquin, Christel, *Chronic Pain in children and Adolescents: Observational studies* (Dissertation). Erasmus Universiteit Rotterdam 2002.

Ramachandran, V.S. und S. Blakeslee, *Die blinde Frau, die sehen kann: Rätselhafte Phänomene unseres Bewusstseins*. Rowohlt, Hamburg 2002.

Ramachandran, V. S. und Eric L. Altschuler, »The use of visual feedback, in particular mirror visual feedback, in restoring brain function.« In: *Brain. A Journal of Neurology*, 24. April 2009.

Réage, Pauline, *Histoire d'O*. Editions Pauvert, Paris 1954, deutsch: *Die Geschichte der O und Rückkehr nach Roissy*. Herbig, München 1997.

Renckens, C. N. M., *Genezen is het woord niet*. Stichting SKEPSIS 2001.

Rieger, Berndt, *Die Schmerzmittel-Lüge. Das Märchen von der allzeit wirksamen Pille*. Herbig, München 2004.

Van Riel, Paul (Hrsg.), *Reuma, bestaat dat nog?* Mark Two Communications, Leusden 2010.

Romijn, Herms, *Hersenen en Geest*. Swets & Zeitlinger, Amsterdam/Lisse 1991.

Sacks, Oliver, *Der Mann, der seine Frau mit einem Hut verwechselte*. Rowohlt, Hamburg 2009.

Schadé, J. P., *De functie van het zenuwstelsel*. Aula-boeken, Utrecht/Antwerpen 1967.

Siebelink, Jan, *Pijn is genot*. J. M. Meulenhoff, Amsterdam 1992.

Singh, Simon und Edzard Ernst, *Gesund ohne Pillen. Was kann die Alternativmedizin?* Hanser, München 2008.

Spaink, Karin, *Het strafbare lichaam: de orenmaffia, kwakdenken en het placebo-effect*. Muntinga, Amsterdam 1992.

Sternbach, Richard A., *Pain. A Psychophysiological Analysis*. Academic Press, New York/London 1968.

Suy, Raphael und Inge Fourneau, *Philip Verheyen 1648–1710: hoogleraar in anatomie aan de Oude Universiteit van Leuven*, 2010.

Swaab, Dick. *Wij zijn ons brein*. Contact, Amsterdam/Antwerpen, 2010.

Thomassen, Ilona, *De tweede pijn*. Elmar B. V., Rijswijk 1999.

Tokarczuk, Olga, *Unrast*. Btb, München 2011.

Tousignant, Noémi, »The Rise and Fall of the Dolorimeter.« In: *Journal of the History of Medicine and Allied sciences*, 27. April 2010.

Tucker, M. M. B. und A. F. H. M. Schuivens (Hrsg.), *Het KOP Formularium kennis en kunde over palliatie*. Bohn Stafleu Van Loghum, Houten 2010.

Ver Beck, Hanna Rion, *The Truth about Twilight Sleep*. McBride, Nast & Company, New York 1915.

Vertosick, Frank T., *Pijn. De wetenschap van het lijden*. Contact, Amsterdam/Antwerpen 2000, englisch: *Why We Hurt: The Natural History of Pain*. Harcourt Brace & Co, New York 2001.

Wall, Patrick, *The Science of Suffering*. Weidenfeld & Nicolson, London 1999.

Weille, J. R. de und D. J. Wester, *Pijn en acupunctuur*. Mirananda, Wassenaar 1979.

Winter, Frits, *De pijn de baas*. Distributie Ruitenberg Groep, Soesterberg 2003.

Witte, Dorith, *Dokter Van der Upwich. Pionier in de natuurgeneeskunde*. Ankh-Hermes, Deventer 1989.

Wolters, E. Ch und H. J. Groenewegen, *Neurologie*. Bohn Stafleu Van Loghum, Houten/Diegem 2001.

Woollerton, Henry und Colleen J. M. McLean, *Acupunctuur-Energie*. De Driehoek, Amsterdam 1981.

Zuurmond, W.W.A., *Altijd pijn: wat is hieraan te doen?* Inmerc, Wormer 2007.

Zundert, Jan van (e. a.), *Praktische richtlijnen anesthesiologische pijnbestrijding, gebaseerd op klinische diagnosen*. Pijn Kennis Centrum, Maastricht 2009.

Internetquellen

www.arznei-telegramm.de

www.bvsm.de

www.circumscript.net/philip-verheyen-project

www.csicop.org

www.eborfoundation.com

www.gwup.org

www.ncahf.org

www.oucher.org

www.quackwatch.com

www.rickpijl.wordpress.com

www.schmerzfreies-krankenhaus.de

www.schmerzfreie-stadt.de

www.thefactsofpainlesspeople.com

Françoise Héritier
Das ist das Leben!
C'est la vie!

Begeistert Euch!
Der Nr.1-Bestseller aus Frankreich

Françoise Héritier begeistert den Leser mit einer ebenso kurzen wie unvergesslichen Erzählung über die schlichte Frage, was eigentlich unser Leben ausmacht.

Eine Feier des Glücks der kleinen Dinge, ein Zeugnis von der Schönheit des Lebens.

Ein unvergessliches Buch.

»Was Héritier über das Leben zu sagen hat, ist derart wertvoll und schön, man möchte die ganze Welt daran teilhaben lassen.«
Marie Claire

»Ein kleines, anrührendes Buch.«
Brigitte Woman

Françoise Héritier
Das ist das Leben!
C'est la vie!
Knaus Verlag
112 Seiten
978-3-8135-0527-6

Dr. med. Gunter Frank
Schlechte Medizin

Es ist besser, wenn Sie krank sind – für unser Gesundheits-
system. Zur Not werden Sie für krank erklärt.

Ein Hausarzt klagt an: Inzwischen werden in Deutschland
massenweise Patienten falsch behandelt. Und zwar systematisch. Gunter Frank zeigt, wie an den verschiedenen Stellen des
Medizinbetriebs aus Gier und Eigeninteresse Medikamente und
Therapien durchgesetzt werden, die nach Maßgabe von Wissenschaft und Vernunft vor allem eines sind: schlechte Medizin.

»Ein gutes Buch, das hoffentlich mehr Menschen dazu ermuntert,
kritisch zu hinterfragen, welche Therapien gerade angesagt sind.«
NDR Info

Dr. med. Gunter Frank
Schlechte Medizin
Ein Wutbuch

Knaus Verlag
288 Seiten
978-3-8135-0473-6